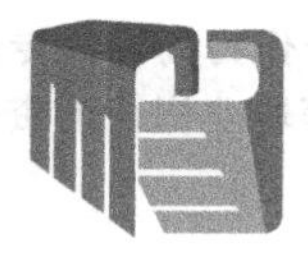

"十二五"职业教育国家规划教材
经全国职业教育教材审定委员会审定

食品营养与健康

第二版

王宇鸿　丁原春　主　编

化学工业出版社
·北京·

《食品营养与健康》(第二版)结合公共营养师岗位要求与高职高专技能型人才培养目标，将食品营养与健康分为营养调查、营养诊断、食材选择、营养配餐和跟踪服务五大主体内容，其中融入了食谱制作、社区营养、营养强化食品、保健功能食品等与营养师资格认证相关的内容，意在使读者能够对不同的消费人群进行营养配餐或营养咨询。本书将现代食品营养知识与中国传统饮食保健特点相结合，通过任务导入、任务分析、案例实操等内容引出各任务所需知识，注重实践性与技能培养。

《食品营养与健康》(第二版)概念清晰、准确，文字简练、易懂，适合作为高职高专食品类专业学生的教材，也可作为大中专院校营养知识普及的公选课教材。本书对营养师等职业岗位的资格考试具有很好的参考价值，也适合作为科普图书供广大读者阅读。

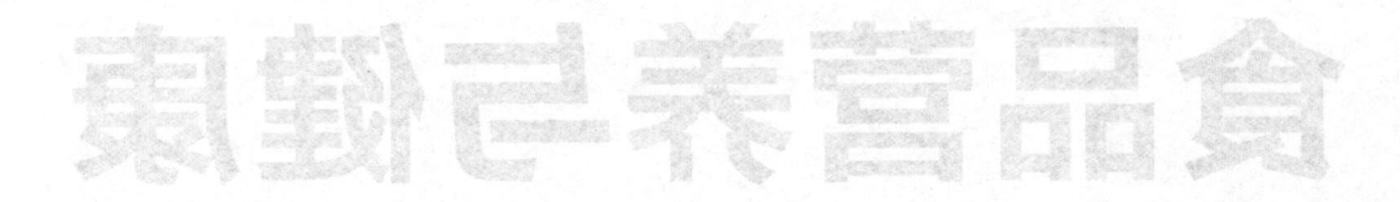

图书在版编目（CIP）数据

食品营养与健康/王宇鸿，丁原春主编．—2版．北京：化学工业出版社，2016.4（2022.4重印）
“十二五”职业教育国家规划教材
ISBN 978-7-122-25935-6

Ⅰ．①食…　Ⅱ．①王…②丁…　Ⅲ．①食品营养-关系-健康-高等职业教育-教材　Ⅳ．①R151.4

中国版本图书馆CIP数据核字（2015）第316000号

责任编辑：梁静丽　迟　蕾　　　文字编辑：何　芳
责任校对：程晓彤　　　装帧设计：张　辉

出版发行：化学工业出版社（北京市东城区青年湖南街13号　邮政编码100011）
印　　装：北京天宇星印刷厂
787mm×1092mm　1/16　印张16　字数421千字　2022年4月北京第2版第6次印刷

购书咨询：010-64518888　　　售后服务：010-64518899
网　　址：http://www.cip.com.cn
凡购买本书，如有缺损质量问题，本社销售中心负责调换。

定　　价：45.00元

《食品营养与健康》(第二版) 编审人员

主　　编　王宇鸿　丁原春

副主编　马　勇　李应华　梁　青　徐　英

编写人员　(按照姓氏汉语拼音排列)

陈珊珊　(黄河水利职业技术学院)

丁原春　(黑龙江职业学院)

郭春梅　(济宁职业技术学院)

郭　芸　(山西药科职业技术学院)

雷湘兰　(海南职业技术学院)

李　臣　(浙江农业商贸职业学院)

李应华　(漯河职业技术学院)

梁　青　(河南省财税学校)

贾洪信　(广东环境保护工程职业学院)

马　勇　(河南质量工程职业学院)

王宇鸿　(海南职业技术学院)

吴先辉　(宁德职业技术学院)

徐　英　(云南农业职业技术学院)

余慧琳　(商丘职业技术学院)

詹忠根　(浙江经贸职业技术学院)

张春艳　(黑龙江职业学院)

主　　审　易美华　(海南大学)

前 言

随着国民经济的发展，人民生活水平的逐步提高，饮食营养问题越来越引起人们的关注。营养教育作为一种大众营养改善与促进的手段，在世界范围内日益受到营养学界的重视和推崇，也是指导人们科学合理地选择平衡膳食及建立健康生活方式的重要途径。

本教材在原来第一版教材基础上进行修订，以《国家职业标准——公共营养师（试行）》标准为指导，结合高职学生认知规律，融合岗位群职业能力需要，以培养公共营养师为目标，依据《教育部关于全面提高高等教育质量的若干意见》的精神，突出教学过程的实践性、开放性、职业性，融“教、学、做”为一体。打破“章、节”编写模式，以公共营养师工作过程为导向，设计项目化教学，以行动体系为框架，每项任务由相关案例进行驱动教学，紧紧围绕着学生关键能力的培养组织教材的内容。

《食品营养与健康》第二版教材的修订由学校与企业共同完成，海南嘉艺坊食品有限公司工作人员韩翔、孙其玲在生产中依据食品营养标签的使用要求提供教材修订的实践内容标准。

本书主要作为高职高专类院校食品营养专业使用教材，也可以作为高校营养知识普及使用的教材，或作为公共营养师考试的参考书等。

全书由海南职业技术学院王宇鸿、黑龙江职业学院丁原春担任主编。海南大学食品科学与工程学院教授、中国食品科学技术学会理事、国家食品药品监督管理总局保健食品评审专家、中国绿色食品咨询专家易美华教授审稿。

本书在编写过程中得到化学工业出版社的大力支持，对此表示衷心感谢。由于笔者学识水平有限，疏漏在所难免，恳请读者指正，并提出修改意见，以便进一步完善。

编者

2015 年 11 月

第一版前言

近年来，随着国民经济的发展，人民生活水平的逐步提高，饮食营养问题越来越引起人们的关注。营养教育作为一种大众营养改善与促进手段，在世界范围内日益受到营养学界的重视和推崇，也是指导人们科学合理地选择平衡膳食及建立健康生活方式的重要途径。

《中国营养改善行动计划》中提出要加强对营养与健康方面的人才培养及研究机构和科技队伍的建设，同时加强对各类人员的营养知识培训，促进人力资源的开发。要培养高素质的应用型营养人才，在教学上应该侧重基础理论知识的掌握及基本技能的应用。

本教材是将现代食品营养理论与中国长期传承下来的饮食保健理论相结合，在介绍营养学理论知识的基础上，结合中国传统饮食保健理论介绍膳食平衡在日常生活中的具体应用。本书主要作为高职高专食品营养专业的教材，也可以作为高校营养知识普及使用的教材，或作为营养师考试的参考图书等。

本教材在内容选择和编排顺序上尽可能结合食品营养专业的实际需要，按照食品营养学与保健学各自的理论体系及两者间的有机结合，力求做到简明扼要、由浅入深、循序渐进、实用有效。每章前有［学习目标］，结束时有相关的思考题，并在各章后附有相关文献，便于读者查阅。在理论章节后安排了相应的实验实训内容，在思考题、实验实训内容的编写上强调对学生的操作技能的培养，引导学生联系实际问题，学以致用，将理论转化为解决实际问题的技术。

食品营养与保健内容广泛，与人们日常生活息息相关，本书编委在内容安排上进行了深入的讨论，注重精选与教学相关的内容，力求概念清晰、准确，语言文字简练、易懂。

全书由王宇鸿负责大纲编写、统稿并对各章节进行多次修改。在本书编写过程中，得到了呼和浩特职业学院、浙江经贸职业技术学院、漯河职业技术学院、苏州农业职业技术学院、山东济宁职业技术学院、湖北轻工职业技术学院、黄河水利职业技术学院、平顶山工业职业技术学院、宁德职业技术学院、武汉生物工程学院、河南质量工程职业学院、商丘职业技术学院、湖北大学知行学院、海南职业技术学院 14 所院校老师的大力协助和支持。本书还得到了内蒙古蒙牛集团公司高级工程师邓欣、内蒙古神州生物科技有限责任公司高级工程师苗建清等企业技术人员的指导，使本教材更加贴近实际生产，较好地突出了高职高专教育工学结合的特点。海南大学食品学院食品科学与工程系教授、中国食品科学技术学会理事、国家食品药品监督管理局保健食品评审专家、中国绿色食品咨询专家易美华教授应邀承担本书的主审工作。在此，对这些单位和老师深表感谢。

本书在编写过程中得到了化学工业出版社的大力支持，同时还参考了部分编者的文献，在此，一并表示衷心感谢。由于编者学识水平有限，疏漏和不足之处在所难免，恳请读者提出批评意见，以便进一步修改。

编者
2008 年 6 月

目　录

绪　论

一、饮食与健康

人体主要通过饮食从外界环境中获取赖以生存的营养与能量，膳食营养是人类生存的基础，也是人口素质三要素（遗传、营养、训练）的重要组成部分。明代医学家李时珍提出“饮食者，人之命脉也。”古人认为，人的身体中，阴阳的运行，五行的相生，无不是由于饮食的作用。食物进入人体后就会谷气充盈，谷气充盈就会血气旺盛，血气旺盛人也就精力充沛了。

饮食不仅满足于吃饱肚子，还必须考虑合理调配，保证人体所需的各种营养素的摄入平衡且充足，并且能被人体充分吸收利用。随着社会的发展，人们生活水平的不断提高，人们越来越注重饮食保健。健康的身体来自于健康的饮食。想要拥有健康的身体，必须改变原来的一些错误观念，对健康饮食有正确的认知。

健康是一个动态的概念，不同时期，人们赋予健康的内涵不尽相同。健康在词典里的定义是：人体生理机能正常，没有缺陷和疾病。这是“单纯的生物医学模式下”的健康定义。

世界卫生组织把“健康”定义为：不仅是指不生病，而且还包括以积极的态度去认真对待任何事情的精神、肉体和社会适应状态。由此可知，“健康”既包括体能健康，也包括精神健康，即人的健康不仅是躯体的健全和不虚弱、在生理上没有疾病、在心理和精神方面保持平衡状态，还包括人对社会的良好适应、与社会和谐相处。新的健康概念把人的躯体与精神结合、个体与社会结合，是对健康的全面定义。

过去人们认为，只有疾病才是健康的杀手。其实，以饮食和起居为主要因素的不良生活习惯才是健康的最大威胁，对健康的影响比疾病更大。高脂肪饮食、嗜烟酗酒、不充分休息、作息时间不规律等，都会成为健康隐患，直接导致健康状况下降。

食物中各种营养成分与人体健康有着非常密切和复杂的关系，随着饮食营养与健康研究的不断深入，这些成果为人类的合理膳食、延年益寿和提高生命质量提供科学依据。中国一贯流传着“药补不如食补”的习惯，这都说明了食物营养对人体健康的重要意义。

二、中国居民营养与健康发展现状

国民营养与健康状况是反映一个国家或地区经济与社会发展、卫生保健水平和人口素质的重要指标。良好的营养和健康状况既是社会经济发展的基础，也是社会经济发展的重要目标。世界上许多国家，尤其是发达国家，均定期开展国民营养与健康状况调查，及时颁布调查结果，并据此制定和评价相应的社会发展政策，以改善国民营养和健康状况，促进社会经济的协调发展。

我国在1989年首次发布了《中国居民膳食指南》，继1997年和2007年分别进行了修订后，中国营养学会于2014年2月启动了第三次修订。《中国居民膳食指南》是根据平衡膳食理论制定的饮食指导原则，是合理选择与搭配食物的指导性文件，目的在于优化国民的饮食结构，减少与膳食失衡有关疾病的发生，提高全民健康素质。

近年来，经过营养工作者的不懈努力，《中国居民膳食指南》逐渐得到普及，在引导消费、指导食品工业生产、改善居民膳食结构和健康状况、改善青少年儿童营养状况、促进营养标准和营养政策的发展等方面起到了作用，我国居民营养与健康状况发生了很大变化，这些变化包括动物油脂和饱和脂肪酸的摄入量下降，盐的摄入量下降，蔬菜、水果摄入水平趋于稳定，蛋类、水产类摄入量有所上升，儿童青少年生长发育水平稳步提高，学龄前儿童营养不良率进一步降低，贫血患病率显著下降，低出生体重率显著下降，全民增加身体活动的比例显著提高，对膳食和营养的认识显著提高。随着城市化速度加快，与膳食营养相关的慢性疾病对我国居民健康的威胁将更加突出；同时，贫困地区营养不良的问题依然存在。我国居民的膳食结构仍然不尽合理，营养不良和营养缺乏在贫困地区依旧较高，孕妇、学龄前儿童贫血率依旧较高，不健康生活方式较为普遍，肥胖和营养相关慢性病对城市居民健康造成的威胁越发严重。

2014 年 1 月，国务院办公厅印发了《中国食物与营养发展纲要（2014～2020 年）》，其中特别指出实现目标的政策基础包括：加强营养和健康教育；研究设立公众“营养日”；发布适宜不同人群特点的膳食指南；发挥主要媒体的主渠道作用，增强营养知识传播的科学性。

“有健康才有将来”，无论是一个国家、一个城市、一个家庭，体质强健才是发展的根本。加强营养教育，普及营养知识，使人们形成科学健康的饮食理念，可以减少各种营养性疾病的发生，使人民群众的身体素质得到增强。

三、食品营养与营养教育

1. 食品营养学的概念

摄取食物是人与动物的本能，而正确合理地摄取和利用食物则是一门科学。营养是指人体摄取、消化、吸收和利用食物中营养物质以满足机体生理需要的生物学过程。营养学就是研究膳食、营养与人体健康关系的科学。

营养学分为临床营养学和食品营养学。临床营养学主要研究疾病与营养的关系，人体在病理条件下对各种营养物质的需要及满足需要的措施。食品营养学主要研究食物营养与人体生长发育和健康的关系，以及提高食品营养价值的措施。

食品营养学的研究内容可概括为：①人体对热量和各种营养素的需要，称营养学基础；②各种条件下不同人群对营养的合理需要，称合理营养；③各种食物营养价值与食物资源的开发和利用，称食物营养。

食物中能被人体消化、吸收和利用的有机物质及无机物质称为营养素。目前所知，人体必需的营养素有 40 种以上，归纳起来主要分为碳水化合物、脂肪、蛋白质、矿物质、纤维素以及水等几大类。它们在人体内都有各自的独特功能，任何单一营养素的摄入都不能满足人体每日新陈代谢的需要，这也是强调要合理搭配膳食、均衡营养的原因所在。

2. 公众营养与营养教育

公众营养是指一个国家或地区居民食物营养的供给和保障水平以及与其相应的体格、智力生长发育和健康的总体状况。公众营养改善行动是由政府统一领导、社会各界参与的一系列涉及公众营养改善活动的总称。

食品营养与健康的研究可以为人们提供及时、准确、可操作的营养配餐方案，同时为某些患病人群提供对疾病有辅助治疗作用的合理化膳食建议。通过营养教育提高社区居民对营养与健康的认识，使其掌握和利用营养科学知识，结合当地具体条件纠正营养缺乏和不平衡，使国民的营养健康状况和生活质量有所改善。

四、本课程的特点及学习方法建议

1. 本课程的主要内容及特点

食品营养与健康的学习以公共营养师工作流程作为导向，用工作任务进行驱动教学，穿插介绍基础营养知识，学习合理利用食物的物性，应用于人体日常膳食调节中，指导人们实现健康生活，掌握提高机体生理机能的实践操作技能，具有一定的实用性、技巧性。

2. 本课程的学习方法

本课程涉及食品分析、食品微生物、食品生物化学、营养学、中医保健学、食品工艺学、药膳食疗等多学科内容，知识点多，信息量大，在学习过程中一方面掌握基础理论知识，另一方面应该积极联系实际，学习前人已有的经验，掌握实用技术。

项目一 人体营养状况的调查与评价

学习目标

1. 掌握膳食调查的方法，会设计记账法、24 小时回顾法、食物称重法、食物频率法以及化学分析法膳食调查表。

2. 营养状况调查应做好组织工作，除调查设计外，要明确调查对象、规模、目的、内容和方法。

3. 了解中国居民膳食指南和平衡膳食宝塔的内容，能够对膳食调查结果进行正确评价。

4. 了解食物成分表的基本内容，掌握食物成分表的使用方法并熟悉食物营养成分的折算方法。

5. 掌握成人、儿童、婴幼儿的体格测量方法及测量标准，并对体格测量结果进行正确评价。

6. 掌握头发、尿液、粪便、血液等样品的收集与保存方法，对营养不足或营养过剩有初步判断。

任务一 膳食调查与评价

【任务导入】 膳食调查既是营养调查的一个组成部分，它本身又是一个相对独立的内容。单独的膳食调查结果就可以成为对所调查人群进行改善营养咨询指导的依据。

【任务分析】 膳食调查的目的是要了解不同地区、不同生活条件下某人群或某个人的饮食习惯、饮食日构成的优缺点，了解存在的主要问题，研究常吃的食物种类和数量，再根据食物成分表计算出每人每日各种营养素的平均摄入量，根据目前营养学知识和体格测量、临床体征检查和营养状况的实验室检验等结果，评定不同人群的营养状况，从而改善饮食的调配，并为国家食物计划和改进人民营养状况提供科学依据。

【案例一】 **膳食调查技能**

营养师应该具备对不同顾客的生活习惯进行调查的技能，以期对顾客的营养状况有较为全面的了解，并能够自行设计膳食调查表。

【操作内容】 一位家长带领一名儿童来到营养咨询中心，说自己 7 岁的儿子不长个儿，最近由于腹泻身体更加虚弱，他希望营养师能够指导他如何喂养孩子，并准确指出现在的食物摄取能否满足孩子的需要。

【操作要求】 作为营养师应该做到以下几点。

① 尽快确定膳食调查方法，获得该儿童较为准确的膳食情况。请列出必要的记录表、评价反馈表（包括调查内容、开展工作的步骤、注意事项等）。

② 通过上述调查自制膳食调查表、评价反馈表。

③ 书写综合营养健康膳食推荐报告。

【必备知识一】 膳食调查方法

运用专业的调查检验手段，准确了解某一人群或个体各种营养指标的水平的过程称为人体营养状况调查与评价。对居民营养水平进行评价可以发现膳食中存在的问题，为改善人们营养状况、设计合理膳食方案提供依据，为诊断、治疗和预防营养失调所引起的疾病提供依据，为制定各地区的营养素供给量标准或修订全国的营养素供给量标准提供依据。

根据膳食调查研究目的，选择具有代表性的人群或个体。膳食调查时间一般为 3～7d。根据调查方法不同，可选择 3d、5d 或 7d。应当包括春、夏、秋、冬四季，至少应在夏、秋或春、冬各进行一次。食物成分表是膳食调查的必备工具，否则膳食计算将无从谈起。

根据具体情况，膳食调查可采用记账法、食物称重法、24 小时回顾法、食物频率法及化学分析法等五种方法。营养工作者必须选择一个能正确反映个体或人群当时食物摄入量的方法，必要时可并用两种方法。

一、记账法

1. 特点

记账法是最早、最常用的方法。这种方法是由被调查对象或研究者称量记录一定时期内的食物消耗总量，研究者通过查阅这些记录并根据同一时期进餐人数，计算每人每日各种食物的平均摄入量。在集体伙食的单位如果不需要个人的数据，只要平均值（如托幼单位、学校和部队），可以不称量每人摄入的熟重，只称量总的熟食量，然后减去剩余量，再被进餐人数平均，即可得出平均每人的摄入量。

2. 方法

（1）食物消耗量的记录　开始调查前称量家庭结存或集体食堂库存的所有食物，然后详细记录每日购入的各种食物和每日各种食物的废弃量，如有多少食物喂给动物、多少食物因变质或其他原因被丢弃等。在调查周期结束后称量剩余的食物（包括库存、厨房及冰箱内食物）。为了记录的准确性，调查中应对食物的品牌及主要配料详细记录。记录液体、半固体及碎块状食物的容积，可用标准量的杯和匙、盘、碗定量；糖或包装饮料可采用食品标签上的重量或容积；对各种糕点可记录食物的重量。将每种食物的最初结存或库存量，加上每日购入量，减去每种食物的废弃量和最后剩余量，即为调查阶段该种食物的摄入量。在调查过程中，注意要称量各种食物的可食部。如果调查的某种食物为市品量（毛重），计算食物营养成分应按市品计算。根据需要也可以按食物成分表中各种食物的可食百分比转换成可食部数量，表 1-1-1 是食物消耗量调查记录。调查期间，不要疏忽各种小杂粮和零食的登记，如绿豆、蛋类、糖果等。

（2）进餐人数登记　家庭或单位调查要记录每日每餐进食人数，然后计算总人日数。为了对调查对象所摄入的食物及营养素进行评价，还要了解进餐人的性别、年龄、劳动强度及生理状态，如孕妇、乳母等，见表 1-1-2。对于有伙食账目的集体食堂等单位，可查阅过去一定时间食堂的食物消费量，并根据同一时期的进餐人数，计算每人每日各种食物的摄入量，再按照食物成分表计算这些食物折合营养素的数量。

表 1-1-1 食物消耗量

食物名称	大米	玉米	猪肉	虾	鱼类	白菜	萝卜	……
结存数量								
购入食物量 ××月××日 ××月××日								
剩余数量								
废弃数量								
实际总消耗								
备注								

表 1-1-2 调查期间总人日数登记

项目	男 早 中 晚	女 早 中 晚	平均每人每日总人日数
成人 PAL 轻 中 重			
60 岁以上 PAL 轻 中 重			

注:PAL 为日常活动量。

3. 说明

这种方法可以调查较长时期的膳食，如 1 个月或更长。有些研究为了了解慢性病与饮食的关系，可采用长达一年的膳食记录方法，时间长短根据要研究的项目需求而定。该法适合于家庭调查，也适用于托幼机构、中小学校或部队等集体单位的调查。如果食物消耗量随季节变化较大，不同季节内多次短期调查的结果比较可靠。

食物记账法的主要优点：能测定食物份额的大小或重量，获得可靠的食物摄入量。常把称重结果作为标准，评价其他方法的准确性。摄入的食物可量化，能计算营养素摄入量，能准确地分析每人每日食物摄入变化状况，是个体膳食摄入调查的较理想方法。

食物记账法的局限：此法对调查人员的技术要求高，而且被调查对象必须有文化且能很好地配合，这可能会产生应答偏倚，因为受教育较高的个体（他们对膳食与健康较关注）所占的比例会过大。其他缺点包括：在外就餐消耗的食物汇报的准确性差；食物记录过程可能影响或改变其日常的饮食模式；随记录天数的增加，记录的准确性可能降低，而且经常发生低报现象，大量的低报估计多发生在一些特定人群（如肥胖人群）；长期记录时会给被调查者带来较多的麻烦，有时甚至拒绝合作，影响应答率，不适合大规模调查。

食物记账法的应用：2d 或更多天的食物记录可提供有关个体或个体间每日膳食摄入量的变异的数据；多天的食物记录有可能根据被调查对象通常摄入量对个体进行分类。在一年中断续地进行 1d 或 2d 食物记录，可能对个体日常摄入量进行估计。

二、24 小时回顾法

1. 特点

24 小时回顾法可用于家庭中个体的食物消耗状况调查，近年来我国全国性的住户调查中个体食物摄入状况的调查均采用此方法，即采用 24 小时回顾法对所有家庭成员进行连续

3 d个人食物摄入量调查，记录消耗的所有食物量（在外用餐也包括在内），计算每人营养素的摄入量，可以得到比较准确的结果。

2. 方法

受试者尽可能准确地回顾调查前一段时间，如前一日至数日的食物消耗量。询问调查前一天的食物消耗情况，称为24小时膳食回顾法。在实际工作中，一般选用3d连续调查的方法（每天入户回顾24h进餐情况，连续进行3d）。连续3个24h回顾所得结果经与全家食物称重记录法相比较，差别不明显。不管是大型的全国膳食调查还是小型的研究课题，都可采用这一方法来估计个体的膳食摄入量。

24h一般是指从最后一餐吃东西开始向前推24h。食物量通常用家用量具、食物模型或食物图谱进行估计。具体询问获得信息的方式有多种，可以通过面对面询问、使用开放式表格或事先编码好的调查表通过电话、录音机或计算机程序等进行。

3. 说明

典型的方法是用开放式调查表进行面对面询问。负责24h回顾的调查员一定要认真培训，因为信息是通过调查员引导性提问获得的。24小时回顾法经常要建立一种特定的引导方法以帮助应答者记住一天内所消耗的所有食物。有时在回顾后要用一个食物清单核对表，因为一些食物或快餐很容易被遗忘。

该法虽适合一些散居的特殊人群调查，但由于调查主要依靠应答者的记忆能力来回忆、描述他们的膳食，因此不适合年龄在7岁以下的儿童与年龄在75岁以上的老人。24小时回顾法也适合于描述不同组个体的平均摄入量。调查时一周中每天都应该平等对待——当然，这也不太现实，这时就应该报告回顾的是一周的哪些天，有时在哪个季节也要报告。调查时建议不要事先通知被调查者是否要或在什么时候来询问其食物摄入。尽管事先通知会有助于一些被调查者的回忆，但是许多人会因此改变他们的日常膳食。

24小时回顾法对调查员的要求较高，需要掌握一定的调查技巧，如要了解市场上主副食供应的品种和价格，食物生熟比值和体积之间的关系，即按食物的体积能准确估计其生重值；在家庭就餐时，一般是一家人共用几盘菜肴，因而在询问时要耐心询问每人摄入的比例，这样在掌握每盘菜所用原料的基础上，即能算出每人的实际摄入量。在询问过程中，要求调查人员不但要有熟练的专业技巧，还要有诚恳的态度，才能获得较准确的食物消耗资料。24小时回顾法调查表举例见表1-1-3。

表1-1-3　24小时回顾法调查表

姓名		性别		年龄	
职业		调查时间			
居住地址					
餐次	进餐时间	食物名称	原料组成	备注	
早餐					
加餐或零食					
午餐					
加餐或零食					
晚餐					
加餐或零食					

24小时回顾法一般需要15～40min即可完成；可以面对面进行调查，应答率较高；对

于所摄入的食物可进行量化估计；2d 或更多天的回顾可提供个体的和个体间的膳食摄入量变异的数据，开放式询问可得到摄入频率较低的食物的信息；一年中还可多次回顾，提供个体日常食物的消费情况，以便与个体健康状况、职业、教育水平进行比较；能得到个体的膳食营养素摄入状况，便于与其他相关因素进行分析比较，这种调查结果对于人群营养状况的原因分析也是非常有价值的。但这种方法也有一定的局限性，如果回顾膳食不全面，可能对结果有很大的影响，当样本较大、膳食相对单调时，误差将被分散。对调查者要严格培训，不然调查者之间的差别很难标准化。24 小时回顾法常用来评价全人群的膳食摄入量。

三、食物称重法

1. 特点

称重法是运用日常的各种测量工具对食物量进行称重或估计，从而了解被调查家庭当前食物消耗的情况。通常由调查对象或看护者（如母亲为孩子做记录）在一定时间内完成。

2. 方法

在进行食物称重记录法时，研究者要指导被调查对象在每餐食用前及时对各种食物进行称量并记录，吃完后也要将剩余或废弃部分称重加以扣除，从而得出准确的个体每种食物摄入量。调查时还要注意三餐之外所摄入的水果、糖果、点心、花生、瓜子等零食的称重记录。

在大多数膳食调查时并非所有东西都要称量。当称量可能会影响被调查对象正常的饮食习惯时，对其所食用消耗的食物量进行描述也是可以接受的。例如营养研究者在对食用快餐或在饭店内吃饭的人进行膳食调查时，由于食物品种多，研究者只能靠被调查者描述来估计食物量。这种方法不同于食物估计记录法。后者是被调查对象不使用有度量衡的量具，但对食物仍保持记录，对其食用的所有食物按照份额大小进行记录。份额大小可以描述为在家庭中常常使用的各种器皿，如碗、杯等。

实际调查时记录膳食的天数，要根据研究目的与研究者关注的营养素摄入在个体的与个体间的变异来决定。实际上很少调查能连续超过 3～4d，因为调查时间过长，会使被调查对象厌倦而放弃参加调查。特别是在那些食物品种少、季节变化不明显的地区，甚至仅调查 1d 就可以说明问题。但当每日膳食食物不同时，要获得可靠的食物消耗量，就要考虑增加调查天数，但通常每次调查不超过 1 周。不同地区、不同季节的人群膳食营养状况往往有明显差异，为了使调查结果具有良好的代表性和真实性，最好在不同季节分次调查，这样准确性较高。一般每年应进行 4 次（每季一次），至少应在冬春季和夏秋季各进行一次。调查对象的选择和样本量的大小应有足够的代表性。

3. 说明

膳食摄入记录的表格常用记录册的形式，可以是非开放式和开放式的。非开放式膳食记录表将所有通常食用的食物按照特定份额大小、单位与营养素成分，形成一系列事先进行编码的食物表。这种食物表考虑到快速编码，但是可能并不充分，因为它要求被调查对象按照已定义的单位来描述吃过的食物，而被调查对象对这种单位并不熟悉。开放式膳食记录表更为常用，可以提供一些食用频率不是很高的食物信息。膳食记录表应该在小范围研究中进行预调查试验。

当对习惯性饮食进行评价时，调查日常膳食会影响被调查对象，例如他（她）可能会限制能量摄入。为了避免这种应答偏倚，应该对所研究的营养素不要过多解释。膳食记录也可以由别人而非被调查对象本人完成。例如，10 岁以下儿童需要其看护者（常常为母亲）来帮助完成。

被调查对象一定要经过培训，掌握膳食记录的方法、需要记录的详细程度、需要充分描述的食物和消耗的食物量，还包括食物名称（可能有商标名称）、制作方法和食谱等。在膳食记录完成前，调查者要仔细核对记录，并对被调查对象表示感谢。这些记录应该尽可能及时编码，以供计算机分析时使用，必要时可以再次与被调查对象联系。

研究者需要准确掌握两方面的资料：一是厨房中每餐所用各种食物的生重，即烹调前每种食物原料可食部的重量和烹调后熟食的重量，得出各种食物的生熟比值；二是称量个人摄入熟食重量，然后按上述生熟比值算出所摄入各种食物原料的生重，以饺子的生熟比值换算为例（表1-1-4），再通过食物成分表计算摄入的各种营养素。研究人员还应了解被调查地区的食物供应情况，了解市场主副食品种、供应情况及单位重量。食物的生重、熟重、体积等之间的关系，这三者之间的概念要明确。如500g大米煮成多少米饭、生熟之间的比值等，要根据当地煮饭习惯做好调查。调查中使用的食物编码与记录食物量的食物名称要保持一致。如使用米饭的编码，记录的食物量应是熟米饭的量。换算比例搞清楚，才能对一定量的熟食（如一碗米饭、一个馒头）估计出其原料的生重。对于当地市售食品的单位重量（如一块饼干、一块蛋糕、一个面包的质量和街头食品、油饼、包子、面条等熟食）及所用原料重量均需了解清楚。

表1-1-4 称重食物生熟比值换算法

原料	饺子5000g所用原料/g	原料比值	吃500g饺子相当原料量/g
白菜	2500	0.5	250
肉	500	0.1	50
面粉	1000	0.2	100
油	100	0.02	10
盐	25	0.005	2.5

目前由于我国的食物成分表以食物原料为基础，因而在称重记录时调查多数食物要利用生熟比值换算成原料量，以便计算各种营养素摄入量。但我国食物成分表也分析了一些熟食成品的食物成分含量，如馒头、面条、米饭、糕点及包装食品等，这类食物可直接利用熟食的重量进行调查和分析。

四、食物频率法/食物频数法

1. 特点

食物频率法/食物频数法是估计被调查者在指定的一段时期内吃某些食物的频率的一种方法。这种方法以问卷形式进行膳食调查，以调查个体经常性的食物摄入种类，根据每日、每周、每月甚至每年所食各种食物的次数或食物的种类来评价膳食营养状况。在实际使用中，可分为定性、定量和半定量的食物频率法。该法近年来被应用于了解一定时间内的日常摄入量，以研究既往膳食习惯和某些慢性疾病的关系。

2. 方法

食物频率法的问卷应包括两方面：一是食物名单；二是食物的频率，即在一定时期内所食某种食物的次数。食物名单的确定要根据调查的目的，选择被调查经常食用的食物、含有所要研究营养成分的食物或被调查者之间摄入状况差异较大的食物。如要进行综合性膳食摄入状况评价，则采用被调查对象常用食物；研究与营养有关的疾病和膳食摄入的关系，则采用与相关疾病有关的几种食物或含有特殊营养素的食物。

定性的食物频率法调查，通常是指得到每种食物特定时期内（如过去1个月）所吃的次数，而不收集食物量、份额大小的资料。调查期的长短可从几天、1周、1个月或是3个月到1年以上。被调查者可回答从1周到1年的各种食物摄入次数，从每月吃1次到每天1次或更多。食物频率调查表可由调查员填写，或是有一定文化水平的被调查者填写。

定量的食物频率法调查，可以得到不同人群食物和营养素的摄入量，并分析膳食因素与疾病的关系。定量方法要求受试者提供所吃食物的数量，通常借助于测量辅助物。采用半定量方法时，研究者常常提供标准（或准确）的食物份额大小的参考样品，供被调查者在应答时作为估计食物量的参考。如果一个调查是为了了解某些营养素（如钙、维生素A）的摄入量，就要调查富含这种营养素的食物。为了计算这些营养素的摄入量，需要列出含这些营养素丰富的食物，通过估计平均食物份额大小来计算摄入量。

3. 说明

在过去几十年里，食物频率法得到了广泛的应用。在流行病学研究膳食与慢性病关系时，可以用食物频率法得到的数据结果，根据被调查者特定食物摄入情况，对个体进行分级或分组。食物频率法对调查员与被调查者的负担较小，工作量也小。使用食物频率法，因为调查表是标准化的，这大大减小了不同调查员之间调查的偏倚。如果采用邮寄食物频率调查表进行调查，一定要附带填写说明书。

食物频率问卷随着所列食物的不同、参考时间的长短、指定频率间隔的不同、估计食物份额的方法不同、食物频率法的管理方式的不同而有所差别。

食物频率法的主要优点是能够迅速得到日常食物摄入种类和摄入量，反映长期营养素摄取模式；可以作为研究慢性病与膳食模式关系的依据；其结果也可作为在群众中进行膳食指导宣传教育的参考；在流行病学研究中可以用来研究膳食与疾病之间的关系。

食物频率法的缺点是需要对过去的食物进行回忆，应答者的负担取决于所列食物的数量、复杂性以及量化过程等。与其他方法相比，对食物份额大小的量化不准确。另外，编制、验证食物表会需要一定时间和精力；该法不能提供每天之间的变异信息；具有特定文化习俗地区人群的食物具有特殊性，在所列食物表中没有，因此对不同亚群组的人群该法的适用性是有疑问的；较长的食物表、较长的回顾时间经常会导致摄入量偏高；回答有关食物频率问题的认知过程可能十分复杂，比那些关于每日食物模式的问题要复杂得多；当前的食物模式可能影响对过去的膳食回顾，从而产生偏倚，准确性差。

在实际工作中估计膳食摄入量时三种膳食调查方法会产生一些差异，这些误差的主要来源见表 1-1-5。

表 1-1-5 三种膳食调查方法在估计膳食摄入量时的误差来源

误差来源	食物称重法	24 小时回顾法	食物频率法
随时间增加的变异应答误差	+	+	−
遗漏食物	+	+	
增多食物	−	+	+
估计食物量	−	+	+
估计食物消耗频率	NA	NA	+
改变真实膳食	+	+/−	−
向营养素转化时产生的误差			
食物成分表	+	+	+
编码	+	+	−

注：+为可能产生误差；−为不可能产生误差；NA 为不可用。

五、化学分析法

1. 特点

化学分析法的优点是能够最可靠地得出食物中各种营养素的实际摄入量。缺点是操作复杂，目前已很少单独使用，常与其他收集食物消耗量的方法（如称重法）结合使用。由于代价高，仅适于较小规模的调查。如营养代谢试验，仅能了解某种或几种营养素的体内吸收及代谢状况等。

2. 方法

将调查对象所食同样分量的全部熟食，在实验室中进行化学分析，测出其中的热量和各种营养素含量。

3. 说明

化学分析法的主要目的不仅是收集食物消耗量，而且要在实验室中测定调查对象一日内全部食物的营养成分，准确地获得各种营养素的摄入量。样品的收集方法有两种，最准确的是双份饭菜法，即制作两份完全相同的饭菜，一份供食用，另一份作为分析样品。要求收集的样品在数量和质量上一定与实际食用的食物一致。也可采用收集相同成分的方法，收集整个研究期间消耗的各种未加工的食物或从当地市场上购买相同食物作为样品。

【案例二】膳食调查结果计算

【操作内容】 某6.5岁女孩，食欲差，消瘦，要求进行膳食指导。

【操作要求】

（1）膳食调查　食谱见表1-1-6。依据该食谱，请评价该女孩的食谱及膳食营养状况。

（2）撰写综合膳食评价报告并且提出改进措施。通过膳食调查，依据调查结果对顾客的营养状况做出评价。书写膳食调查结果的报告。

表1-1-6　某6.5岁女孩一日食谱

早餐食物量/g	午餐食物量/g	晚餐食物量/g
大米粥100	米饭150	米饭150
馒头100	猪肉(瘦)30	猪肉(瘦)30
	油菜100	小白菜100
全日烹调用油40g		

【必备知识二】膳食调查结果计算与评价

一、平均每日食物摄入量的计算

1. 就餐人日数的计算

人日数是代表被调查者用餐的天数。一个人吃早、午、晚三餐为1个人日。总人日数是指全体全天个人总餐之和。

个人人日数＝早餐餐次总数×早餐餐次比＋午餐餐次总数×午餐餐次比＋晚餐餐次总数×晚餐餐次比

在现场调查中，不一定能收集到整个调查期间被调查者的全部进餐次数，应根据餐次比（早、午、晚三餐所摄入的食物量和能量占全天摄入量的百分比）来折算。若规定餐次比是早餐占20%，午餐、晚餐各占40%，如家庭中某一成员仅询问到早、午两餐，其当日人日数为 1×20%+1×40%=0.2+0.4=0.6(人日)。在做集体膳食调查时，例如在某托儿所调查，如果三餐能量比各占 1/3，早餐有 20 名儿童进餐，午餐有 30 名，晚餐有 25 名，则总人日数等于(20+30+25)×(1/3)=25(人日)；若该托儿所三餐能量分配比例为早餐 20%、午餐 40%、晚餐 40%，则人日数计算为 20×0.2+30×0.4+25×0.4=26（人日）。

例：已知某机关某日用餐人数和能量消耗如表 1-1-7，请计算该日就餐人日数。

表 1-1-7　某机关某日用餐人数和能量消耗

用餐时间	用餐人数/人	消耗能量/kcal
早	60	43200
午	80	76800
晚	45	28800
合计	185	148800

计算步骤如下。

步骤 1：计算平均每人每日消耗能量=各餐能量消耗量÷各餐人数

依据表 1-1-7 计算：　　早餐每人消耗能量=43200÷60=720kcal

午餐每人消耗能量=76800÷80=960kcal

晚餐每人消耗能量=28800÷45=640kcal

平均每人每日消耗能量总量是 2320kcal。

某机关某日人均能量消耗见表 1-1-8。

表 1-1-8　某机关某日人均能量消耗

用餐时间	用餐人数/人	消耗能量/kcal	人均能量消耗/kcal
早	60	43200	720
午	80	76800	960
晚	45	28800	640
合计	185	148800	2320

步骤 2：计算三餐餐次比

早餐餐次比=720÷2320×100%=31%

午餐餐次比=960÷2320×100%=41.4%

晚餐餐次比=640÷2320×100%=27.6%

某机关某日餐次比见表 1-1-9。

表 1-1-9　某机关某日餐次比

用餐时间	人均能量消耗/kcal	餐次比
早	720	31%
午	960	41.4%
晚	640	27.6%
合计	2320	100%

步骤 3：计算人日数=早餐餐次总数×早餐餐次比+午餐餐次总数×午餐餐次比+晚餐

餐次总数×晚餐餐次比＝60×0.31＋80×0.414＋45×0.276＝18.6＋38.12＋12.42＝69.14

某机关某日人日数见表1-1-10。

表1-1-10 某机关某日人日数

用餐时间	用餐人数/人	人均能量消耗/kcal	餐次比	人日数
早	60	720	31%	18.6
午	80	960	41.4%	38.12
晚	45	640	27.6%	12.42
合计	185	2320	100%	69.14

结论：该日的人日数为69.14。

2. 平均每日食物摄入量的计算

平均每日食物摄入量即是将调查对象在调查期间所消耗的各种食物量被人日数除所得的平均食物摄入量，要求算成千克数，以便用食物成分表计算平均能量及营养素的摄入量。

工作中影响调查对象每人每天各种食物平均摄入量的因素有：调查时间、调查人数和调查期间各种食物的消耗总量，因此它的基本计算公式如下。

调查对象每人每天各种食物平均摄入量＝调查期间各种食物的消耗总量÷人日数

由于调查对象可能是个体，也可能是群体；有可能是均匀群体（同一特征的人），也有可能是混合群体（不同特征的人），这样使计算公式中的分母变得复杂，一般说来有以下几种情况。

（1）调查对象是个体调查的相关计算

① 个体每天各种食物平均摄入量＝调查期间各种食物的消耗总量÷个人人日数

② 个人人日数＝Σ(各餐餐次总数×相应的餐次比)

③ 餐次比通常按照一天三餐能量分配百分比计算，如早餐0.3、午0.4、晚餐0.3；也可以根据实际情况确定。不过三餐的和应该为1。

（2）均匀群体的相关计算

每人每天各种食物平均摄入量＝调查期间各种食物的消耗总量÷个人人日数之和(总人日数)

（3）调查对象是混合群体的相关计算

标准人每人每天各种食物平均摄入量＝调查期间各种食物的消耗总量÷标准人日总数＝每人每天各种食物平均摄入量÷混合系数

标准人日总数＝Σ(各类标准人系数×相应的人日数)

标准人系数(折合系数)＝各类人群能量供给的RNI[1]÷标准人能量供给的RNI

标准人：体重为60kg、从事轻体力劳动的成年男子，其能量供给的RNI为2400kcal(可查RNI表)。

每人每天各种食物平均摄入量＝调查期间各种食物的消耗总量÷个人人日数之和

混合系数＝Σ(各类标准人系数×相应的人日数)÷个人人日数之和

（4）注意事项

① 如果采用记账法调查，调查期间的食物消耗量要考虑市售食物的可食百分比。

② 如果采用称重法调查，则要求将调查对象所吃各种熟食物通过生熟比逐一换算为其生食物的重量。计算公式如下。

---

[1] RNI，recommended nutritional intake，膳食营养素推荐摄入量。

某生食物生熟比＝某食物熟重÷该食物生重

某生食物重量＝某膳食实际摄入重量÷该食物生熟比

计算全家食物实际消耗量。

全家食物实际消耗量＝食物结存量＋每日购进食物量－每日废弃食物总量－剩余总量

平均每人每日各种食物摄入量＝实际消耗量(kg)/家庭总人日数

3. 各类食物的进食量

在进行食物归类时应注意有些食物要进行折算才能相加，如计算乳类摄入量时，不能将鲜乳与奶粉直接相加，应按蛋白质含量将奶粉算出一个系数，相乘折算成鲜乳量再相加。其他类食物如各种豆制产品也同样进行折算后才能相加。常用食物分类方法可参照表 1-1-11。

表 1-1-11　常用的食物分类

食物类别	米及其制品	面及其制品	其他谷类	干豆类	豆制品	蔬菜	腌菜	水果	干果	猪肉	其他畜肉	动物内脏	禽肉	乳及乳制品	蛋及其制品	鱼虾	植物油	淀粉及糖	食盐	酱油
重量/g																				

二、平均每日营养素摄入量的计算

营养素是一类对人体生长和健康有益的物质。我们通常所说的营养素是指食物中存在的物质，如蛋白质、维生素、钙、铁等都是营养素。食物中有多种化学物质，但并不是所有的物质都是营养素。营养素通常具有以下几个特点。

① 人体生长发育所必需的成分。如特别明显的例子是孕妇妊娠后，将一个肉眼看不见的受精卵孕育成体重约 3.2kg 的新生儿；少年期儿童身高急速增长、骨骼和生殖器官性征的迅速发育等。

② 人体生理功能所必需的成分。如肌肉收缩、呼吸中氧气的传送等，甚至人类大脑的思维能力、妇女的生育能力等都与营养素有关。

③ 抵抗疾病的能力所必需的成分。

④ 可以经体内循环代谢排出，如每天吃进食物，食物中的营养素可以通过尿、粪便、汗水、唾液、月经排出体外。

1. 平均每人每日营养素摄入量的计算

平均每人每日营养素摄入量是根据食物成分表中各种食物的能量及营养素的含量来计算的。计算时要注意调查食物是生重还是熟重，若食物编码表中有熟食编码，尽量采用，注意食物的重量也要按熟重记录。还要注意调查的食物是净重还是市品（毛重）。如为市品先按食物成分表中各种食物的“可食部”换算成净重。食物成分表中查不到的食物可用近似食物的营养成分代替，但要注明。

$$可食部(EP)=\frac{食品重量(W)-废弃部分重量(W_1)}{食物重量(W)}$$

2. 营养素摄入量计算

每人每天某营养素摄入总量＝Σ(每人每日各种食物平均摄入量×该营养素含量百分比)

3. 能量来源与蛋白质、脂肪的食物评价

从表1-1-12可以看出调查对象的基本食物结构，能量的食物来源可分为谷类、豆类、薯类、其他植物性食物、动物性食物及纯能量食物共6组。蛋白质的食物来源分为谷类、豆类、动物性食物和其他食物4组。能量的营养素来源分为蛋白质和脂肪2组。

表1-1-12　能量、蛋白质、脂肪的食物来源分布

项目	食物种类	摄入量	占总摄入量/%
能量的食物来源	谷类		
	豆类		
	薯类		
	其他植物性食物		
	动物性食物		
	纯能量食物		
能量的营养素来源	蛋白质		
	脂肪		
蛋白质的食物来源	谷类		
	豆类		
	动物性食物		
	其他食物		
脂肪的食物来源	动物性食物		
	植物性食物		

根据《中国居民膳食营养素参考摄入量》和《中国居民膳食指南》，可以对上述结果进行评价。

三、膳食结构分析

1. 膳食结构的概念

膳食结构是指膳食中各类食物的数量及其在膳食中所占的比例。一般可以根据各类食物所能提供的能量及各种营养素的数量和比例来衡量膳食结构的组成是否合理。一个地区膳食结构的形成与当地生产力发展水平，文化、科学知识水平以及自然环境条件等多方面的因素有关。不同历史时期、不同国家或地区、不同社会阶层的人们，膳食结构往往有很大的差异。膳食结构不仅反映人们的饮食习惯和生活水平高低，同时也反映一个民族的传统文化、一个国家的经济发展和一个地区的环境与资源等多方面的情况。从膳食结构的分析上也可以发现该地区人群营养与健康、经济收入之间的关系。由于影响膳食结构的这些因素是在逐渐变化的，所以膳食结构不是一成不变的，通过适当的干预可以促使其向更利于健康的方向发展。但是这些因素的变化一般是很缓慢的，所以一个国家、民族或人群的膳食结构具有一定的稳定性，不会迅速发生重大改变。

2. 世界典型的膳食结构类型

膳食结构类型的划分有许多方法，但最重要的依据仍是动物性和植物性食物在膳食构成中的比例。根据膳食中动物性、植物性食物所占的比例，以及能量、蛋白质、脂肪和碳水化合物的供给量作为划分膳食结构的标准，可将世界不同地区的膳食结构分为以下四种类型。

（1）动植物食物平衡的膳食结构　该类型以日本为代表。膳食中动物性食物与植物性食物比例比较适当。其特点是：谷类的消费量为年人均约94kg；动物性食品消费量为年人均约63kg，其中海产品所占比例达到50%，动物蛋白占总蛋白的42.8%；能量和脂肪的摄入量低于以动物性食物为主的欧美发达国家，每天能量摄入保持在2000kcal左右。营养素供能比例为：碳水化合物57.7%，脂肪26.3%，蛋白质16.0%。

该类型的膳食能量既能够满足人体需要，又不过剩。蛋白质、脂肪、碳水化合物的供能比例合理。来自于植物性食物的膳食纤维和来自于动物性食物的营养素如铁、钙等比较充足，同时动物脂肪又不高，有利于避免营养缺乏病和营养过剩性疾病，促进健康。此类膳食结构已成为世界各国调整膳食结构的参考。

（2）以植物性食物为主的膳食结构　大多数发展中国家如印度、巴基斯坦、孟加拉和非洲一些国家等属此类型。膳食构成以植物性食物为主，动物性食物为辅。其膳食特点是：谷物食品消费量大，年人均为200kg；动物性食品消费量小，年人均仅10～20kg，动物性蛋白质一般占蛋白质总量的10%～20%，低者不足10%；植物性食物提供的能量占总能量近90%。该类型的膳食能量基本可满足人体需要，但蛋白质、脂肪摄入量均低，来自于动物性食物的营养素如铁、钙、维生素A摄入不足。营养缺乏病是这些国家人群的主要营养问题，人的体质较弱、健康状况不良、劳动生产率较低。但从另一方面看，以植物性食物为主的膳食结构，膳食纤维充足，动物性脂肪较低，有利于冠心病和高脂血症的预防。

（3）以动物性食物为主的膳食结构　是多数发达国家如美国、西欧和北欧诸国的典型膳食结构。其膳食构成以动物性食物为主，属于营养过剩型的膳食。以提供高能量、高脂肪、高蛋白质、低纤维为主要特点，人均日摄入蛋白质100g以上，脂肪130～150g，能量高达3300～3500kcal。食物摄入特点是：粮谷类食物消费量小，人均每年60～75kg；动物性食物及食糖的消费量大，人均每年消费肉类100kg左右，乳和乳制品100～150kg，蛋类15kg，食糖40～60kg。与植物性为主的膳食结构相比，营养过剩是此类膳食结构国家人群所面临的主要健康问题。心脏病、脑血管病和恶性肿瘤已成为西方人的三大死亡原因，尤其是心脏病死亡率明显高于发展中国家。

（4）地中海膳食结构　该膳食结构以地中海命名是因为其特点是居住在地中海地区的居民所特有的，意大利、希腊可作为该种膳食结构的代表。膳食结构的主要特点是：①膳食富含植物性食物，包括水果、蔬菜、马铃薯、谷类、豆类、果仁等；②食物的加工程度低，新鲜度较高，该地区居民以食用当季、当地产的食物为主；③橄榄油是主要的食用油；④脂肪提供能量占膳食总能量比值在25%～35%，饱和脂肪所占比例较低，为7%～8%；⑤每天食用适量奶酪和酸乳；⑥每周食用适量鱼、禽，少量蛋；⑦以新鲜水果作为典型的每日餐后食品，甜食每周只食用几次；⑧每月食用几次红肉（猪肉、牛肉和羊肉及其产品）；⑨大部分成年人有饮用葡萄酒的习惯。此膳食结构的突出特点是饱和脂肪摄入量低，膳食含大量复合碳水化合物，蔬菜、水果摄入量较高。

地中海地区居民心脑血管疾病发生率很低，已引起了西方国家的注意，并纷纷参照这种膳食模式改进自己国家的膳食结构。

四、与中国居民膳食指南比较

膳食指南又称膳食指导方针，是各国营养机构针对本国存在的营养问题而提出的通俗易懂、简明扼要的膳食基本要求。它的形成是以调查研究和科学实验为基础，所以具有针对性、科学性和实用性。通过膳食指南，可以引导人们的食物消费，养成良好的饮食习惯，从而达到提高营养和增进健康的目的。和RDA[1]一样，膳食指南每隔几年要根据人群营养的新问题和营养研究的新进展进行修订。

我国于1989年首次发布了《中国居民膳食指南》，1997年和2007年进行了两次修订，2014年2月21日中国营养学会在北京启动《中国居民膳食指南》第三次修订工作。《中国居民膳食指南》以先进的科学证据为基础，密切联系我国居民膳食营养的实际，对各年龄段

[1] RDA，recommended dietary allowance，每日推荐摄入量。

的居民摄取合理营养、避免由不合理的膳食带来疾病具有普遍的指导意义。

1. 中国居民膳食指南对中国居民膳食的要求

中国居民膳食指南见表 1-1-13。

表 1-1-13　中国居民膳食指南

<table>
<tr><td colspan="3">一般人群膳食指南</td><td>①食物多样，谷类为主，粗细搭配
②多吃蔬菜、水果和薯类
③每天吃乳类、大豆或其制品
④常吃适量的鱼、禽、蛋和瘦肉
⑤减少烹调油用量，吃清淡少盐膳食
⑥食不过量，天天运动，保持标准体重
⑦三餐分配要合理，零食要适当
⑧每天足量饮水，合理选择饮料
⑨如饮酒应限量
⑩吃新鲜卫生的食物</td></tr>
<tr><td rowspan="7">特定人群膳食指南</td><td colspan="2">孕前期妇女膳食指南</td><td>①多摄入富含叶酸的食物或补充叶酸
②常吃含铁丰富的食物
③保证摄入加碘食盐，适当增加海产品的摄入
④戒烟、禁酒</td></tr>
<tr><td colspan="2">孕早期妇女膳食指南</td><td>①膳食清淡、适口
②少食多餐
③保证摄入足量富含碳水化合物的食物
④多摄入富含叶酸的食物并补充叶酸
⑤戒烟、禁酒</td></tr>
<tr><td colspan="2">孕中末期妇女膳食指南</td><td>①适当增加鱼、禽、蛋、瘦肉、海产品的摄入量
②适当增加乳类的摄入
③常吃含铁丰富的食物
④适量身体活动，维持体重的适宜增长
⑤禁烟戒酒，少吃刺激性食物</td></tr>
<tr><td colspan="2">哺乳期妇女膳食指南</td><td>①增加鱼、禽、蛋、瘦肉及海产品摄入
②适当增饮乳类，多喝汤水
③产褥期食物多样，不过量
④忌烟酒，避免喝浓茶和咖啡
⑤科学活动和锻炼，保持标准体重</td></tr>
<tr><td rowspan="2">婴幼儿及儿童青少年膳食指南</td><td>0～6 月龄婴儿喂养指南</td><td>①纯母乳喂养
②产后尽早开乳，初乳营养最好
③尽早抱婴儿到户外活动或适当补充维生素 D
④给新生儿和 1～6 月龄婴儿及时补充适量维生素 K
⑤不能用纯母乳喂养时，宜首选婴儿配方食品喂养
⑥定期监测生长发育状况</td></tr>
<tr><td>儿童青少年膳食指南</td><td>①三餐定时定量，保证吃好早餐，避免盲目节食
②吃富含铁和维生素 C 的食物
③每天进行充足的户外运动
④不抽烟、不饮酒</td></tr>
<tr><td colspan="2">老年人膳食指南</td><td>①食物要粗细搭配、松软、易于消化吸收
②合理安排饮食，提高生活质量
③重视预防营养不良和贫血
④多做户外活动，维持标准体重</td></tr>
</table>

2. 中国居民平衡膳食宝塔

为了使《中国居民膳食指南》帮助我国居民在日常膳食生活中具有可操作性和实践性，中国营养学会的专家委员会进一步提出了食物定量指导方案，并以宝塔状图形表示。它可以直观地告诉居民食物分类的概念及每天各类食物的合理摄入范围，对合理调配平衡膳食进行具体指导，称之为中国居民平衡膳食宝塔，见图 1-1-1。

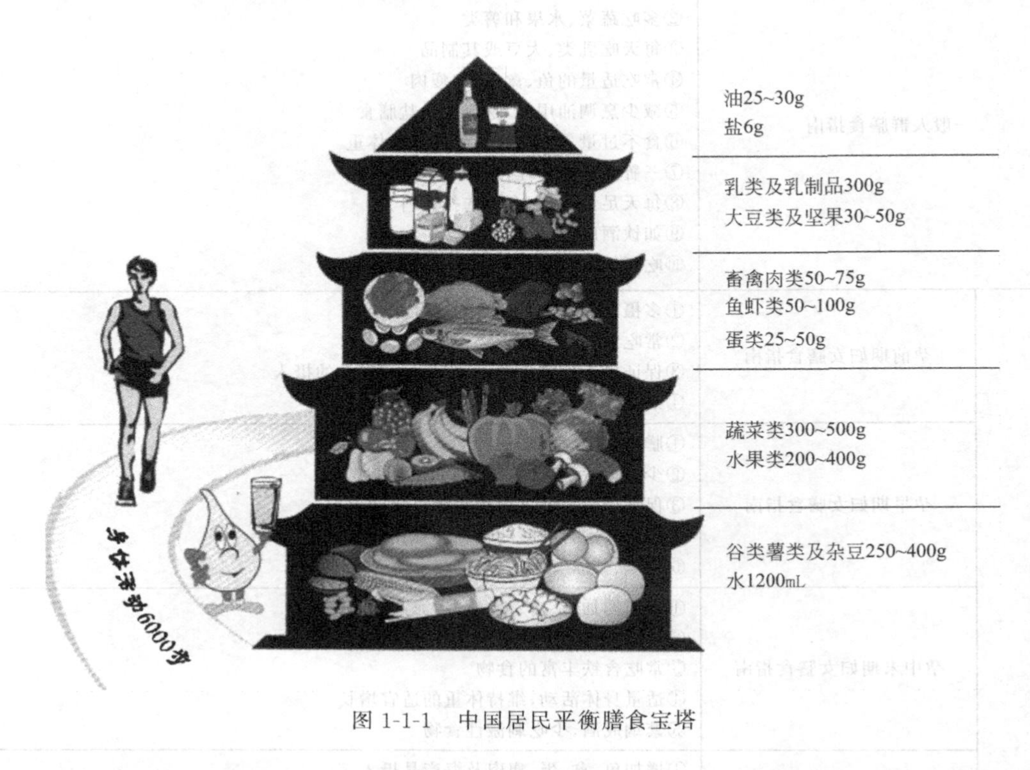

图 1-1-1　中国居民平衡膳食宝塔

中国居民平衡膳食宝塔是根据中国居民膳食指南，结合中国居民的膳食结构特点设计的。它把平衡膳食的原则转化成各类食物的重量，并以宝塔形式直观地表现出来，便于人们理解和在日常生活中应用。

平衡膳食宝塔共分五层，包含我们每天应吃的主要食物种类。宝塔各层位置和面积不同，这在一定程度上反映出各类食物在膳食中的地位和应占的比例。谷类食物位居底层，每人每天应摄入 250～400g；蔬菜和水果占据第二层，每天应摄入 300～500g 和 200～400g；鱼、禽、肉、蛋等动物性食物位于第三层，每天应摄入 125～225g（鱼虾类 50～100g，畜禽肉 50～75g，蛋类 25～50g）；乳类和豆类食物合占第四层，每天应摄入乳类及乳制品 300g 和豆类及豆制品 30～50g；第五层塔尖是油、盐类，油每天不超过 30g，盐每天不超过 6g。

宝塔没有建议食糖的摄入量，但多吃糖有增加龋齿的危险，尤其是儿童、青少年不应吃太多的糖和含糖食品。食盐和饮酒的问题在《中国居民膳食指南》中已有说明。宝塔建议的各类食物的摄入量一般是指食物的生重。各类食物的组成是根据全国营养调查中居民膳食的实际情况计算的，所以每一类食物的重量不是指某一种具体食物的重量。

3. 中国居民平衡膳食宝塔的应用

（1）确定每人每日食物需要　宝塔建议的每人每日各类食物适宜摄入量范围适用于一般健康成人，应用时要根据个人年龄、性别、身高、体重、劳动强度、季节等情况适当调整。表 1-1-14 列出了三个能量水平各类食物的参考摄入量。

表 1-1-14　平衡膳食宝塔建议不同能量膳食的各类食物参考摄入量　　单位：g/d

食物	低能量(约 7527kJ 或 1800kcal)	中等能量(约 10036kJ 或 2400kcal)	高能量(约 11708kJ 或 2800kcal)
谷类	300	400	500
蔬菜	400	450	500
水果	100	150	200
肉、禽	50	75	100
蛋类	25	40	50
鱼虾	50	50	50
豆类及豆制品	50	50	50
乳类及乳制品	100	100	100
油脂	25	25	25

从事轻微体力劳动的成年男子如办公室职员等，可参照中等能量（2400kcal）膳食来安排自己的进食量；从事中等强度的体力劳动者如钳工、卡车司机和一般农田劳动者可参照高能量（2800kcal）膳食进行安排；不参加劳动的老年人可参照低能量（1800kcal）膳食来安排。女性一般比男性的食量小，女性需要的能量也往往比从事同等劳动的男性低 10%左右。一般说来人们的进食量可自动调节，当一个人的食欲得到满足时，他对能量的需要也就会得到满足。

应该注意的是平衡膳食宝塔建议的各种食物摄入量是一个平均值和比例。每日膳食中应当包含宝塔中的各类食物，各类食物的比例也应基本与膳食宝塔一致。但日常生活无需每天都样样照着“宝塔”推荐量吃。

（2）同类食品互换，调配食物原料丰富膳食内容　应用平衡膳食宝塔应当把营养与美味结合起来，按照同类互换、多种多样的原则调配一日三餐。同类互换就是以粮换粮、以豆换豆、以肉换肉。例如大米可与面粉或杂粮互换，馒头可以和相应的面条、烙饼、面包等互换；大豆可与相当量的豆制品或杂豆类互换；瘦猪肉可与等量的鸡肉、鸭肉、牛肉、羊肉、兔肉互换；鱼可与虾、蟹等水产品互换；牛乳可与羊乳、酸乳、奶粉和奶酪等互换。详细的食物互换情况参见项目四“食物交换法配餐”。

（3）合理分配一天食量　我国多数地区居民习惯于一天吃三餐。三餐食物量的分配及间隔时间应与作息时间和劳动状况相匹配，一般以早、晚餐各占 30%，午餐占 40%为宜，特殊情况可适当调整。

此外应该注意依据各地的饮食习惯，因地制宜充分利用当地资源有效地应用平衡膳食宝塔，养成良好的膳食习惯。

五、利用膳食营养素参考摄入量评价

1. 膳食营养素参考摄入量

膳食营养素参考摄入量（dietary reference intakes，DRIs）是在 RDAs 基础上发展起来的一组每日平均膳食营养素摄入量的参考值，包括 4 项内容：平均需要量（EAR）、推荐摄入量（RNI）、适宜摄入量（AI）和可耐受最高摄入量（UL）。

（1）平均需要量（EAR）　EAR 是根据个体需要量的研究资料制定的，根据某些指标判断可以满足某一特定性别、年龄及生理状况群体中 50%个体需要量的摄入水平。EAR 是制定 RNI 的基础。

（2）推荐摄入量（RNI）　RNI 相当于传统使用的 RDA，是可以满足某一特定性别、年龄及生理状况群体中绝大多数（97%～98%）个体需要量的摄入量。RNI 的主要用途是作为个体每日摄入该营养素的目标值（表 1-1-15、表 1-1-16、表 1-1-17、表 1-1-18、表 1-1-19）。

（3）适宜摄入量（AI） 在个体需要量的研究资料不足而不能计算 EAR，因而不能求得 RNI 时，可设定 AI 来代替 RNI。AI 是通过观察或实验获得的健康人群某种营养素的摄入量。例如纯母乳喂养的足月产健康婴儿，从出生到 4～6 个月，他们的营养素全部来自母乳。母乳中供给的营养素量就是他们的 AI 值。AI 的主要用途是作为个体营养素摄入量的目标（表 1-1-15、表 1-1-16、表 1-1-17、表 1-1-18、表 1-1-19）。

（4）可耐受最高摄入量（UL） UL 是平均每日摄入营养素的最高限量（表 1-1-15、表 1-1-16、表 1-1-17、表 1-1-18、表 1-1-19）。这个量对一般人群中的几乎所有个体不致引起不利于健康的作用。但当摄入量超过 UL 而进一步增加时，损害健康的危险性随之增大。UL 并不是一个建议的摄入水平。"可耐受"指这一剂量在生物学中大体是可以耐受的，但并不表示是有益的，健康个体摄入量超过 RNI 或 AI 是没有益处的。

表 1-1-15 中国居民膳食蛋白质、碳水化合物、脂肪等参考摄入量（DRIs）

年龄/岁	蛋白质 RNI/(g/d)		碳水化合物 EAR/(g/d)	亚油酸/(%E②) AI	α-亚麻酸(%E) AI	EPA+DHA /(g/d)AI
	男	女				
0～	9(AI)	9(AI)	60(AI)	7.3(0.15g③)	0.87	0.10
0.5	20	20	85(AI)	6.0	0.66	0.10
1	25	25	120	4.0	0.60	0.10
2	25	25	120	4.0	0.60	—
3	30	30	120	4.0	0.60	—
4	30	30	120	4.0	0.60	—
5	30	30	120	4.0	0.60	—
6	35	35	120	4.0	0.60	—
7	40	40	120	4.0	0.60	—
8	40	40	120	4.0	0.60	—
9	45	45	120	4.0	0.60	—
10	50	50	120	4.0	0.60	—
11	60	55	150	4.0	0.60	—
14	75	55	150	4.0	0.60	—
18	65	55	120	4.0	0.60	—
50	65	55	120	4.0	0.60	—
65	65	55	—	4.0	0.60	—
80	65	55	—	4.0	0.60	—
孕妇(早)	—①	+0	130	4.0	0.60	0.25(0.20④)
孕妇(中)	—	+15	130	4.0	0.60	0.25(0.20④)
孕妇(晚)	—	+30	130	4.0	0.60	0.25(0.20④)
乳母	—	+25	160	4.0	0.60	0.25(0.20④)

① 未制定参考值者用"—"。

② %E 位占能量的百分比。

③ 为花生四烯酸。

④ DHA（引自中国营养学会 Chinese DRIs Handbook 2013）。

表 1-1-16 中国居民膳食维生素的 RNI、AI 及 UL 值（一）

年龄/岁	维生素 A /(μg RAE/d)		维生素 D /(μg/d)		维生素 E /(mg α-TE/d)		维生素 B_1 /(mg/d)	维生素 B_2 /(mg/d)	烟酸 /(mg/d)		维生素 B_6 /(mg/d)	
	RNI	UL	RNI	UL	AI	UL	RNI	RNI②	RNI	UL	AI	UL
0～	300(AI)	600	10(AI)	—①	3	—	0.1(AI)	0.4(AI)	2(AI)	—	0.2(AI)	—
0.5～	350(AI)	600	10(AI)	—	4	—	0.3(AI)	0.5(AI)	3(AI)	—	0.4(AI)	—
1～	310	700	10	20	6	150	0.6	0.6	6	10	0.6	20
4～	360	900	10	20	7	200	0.8	0.7	8	15	0.7	25
7～	500	1500	10	20	9	350	1.0	1.0	11	20	1.0	35
11～												
男	670	2100	5	30	13	500	1.3	1.3	14	25	1.3	45
女	630	2100	5	30	13	500	1.1	1.1	12	30	1.4	45
14～												
男	820	2700	5	45	14	600	1.6	1.5	16	35	1.4	55
女	630	2700	5	45	14	600	1.3	1.2	13	35	1.4	55
18～												
男	800	3000	5	50	14	700	1.4	1.2	15	35	1.4	60
女	700	3000	10	50	14	700	1.2	1.4	12	35	1.4	60
50～												
男	700	3000	15	50	14	700	1.4	1.4	14	35	1.6	60
女	800	3000	15	50	14	700	1.2	1.4	12	35	1.6	60
孕妇												
(早)	+0	3000	+0②	50	+0	700	+0	+0	+0	35	+0.8	60
(中)	+70	3000	+0	50	+0	700	+0.2	+0.2	+0	35	+0.8	60
(晚)	+70	3000	+0	50	+0	700	+0.3	+0.3	+0	35	+0.8	60
乳母	+600	3000	+0	50	+3	700	+0.3	+0.3	+3	35	+0.3	60

① 未制定参考值者用“—”表示。

②“+”表示在同龄人群参考值基础上额外增加量。

注：引自中国营养学会 Chinese DRIs Handbook 2013。

表 1-1-17 中国居民膳食维生素的 RNI、AI 及 UL 值（二）

年龄/岁	叶酸 /(μg/d)		泛酸 /(mg/d)	维生素 B_{12} /(pg/d)	维生素 C /(mg/d)		生物素 /(pg/d)	胆碱 /(mg/d)	
	RNI	UL	AI	RN	RNI	UL	AI	AI	UL
0～	65(AI)	—①	1.7	0.3(AI)	40(AI)	—	5	120	—
0.5～	100(AI)	—	1.9	0.6(AI)	40(AI)	—	9	150	—
1～	160	300	2.1	1.9	640	400	17	200	1000
4～	190	400	2.5	1.2	50	600	20	250	1000
7～	250	600	3.5	1.6	65	1000	25	300	1500
11～	350	800	4.5	1.8	90	1400	35	400	2000
14～									
男	400	900	5.0	2.1	100	1800	40	500	2500
女	400	900	5.0	2.4	100	1800	40	400	2500
18～									
男	400	1000	5.0	2.4	100	2000	40	500	3000
女	400	1000	5.0	2.4	100	2000	40	400	3000
50～									
男	400	1000	5.0	2.4	100	2000	40	500	3000
女	+200	1000	5.0	2.4	100	2000	40	400	3000
孕妇									
(早)	+200	1000	+1.0②	+0.5	+0	2000	+0	+20	3000
(中)	+200	1000	+1.0	+0.5	+15	2000	+0	+20	3000
(晚)	+150	1000	+1.0	+0.5	+15	2000	+0	+20	3000
乳母		1000	+2.0	+0.8	+540	2000	+10	+120	3000

① 未制定参考值者用“—”表示。

②“+”表示在同龄人群参考值基础上额外增加量。

注：引自中国营养学会 Chinese DRIs Handbook 2013。

表 1-1-18　中国居民膳食常量元素的 RNI、AI 及 UL 值

年龄/岁	钙/(mg/d)		磷/(mg/d)		镁/(mg/d)	钠/(mg/d)	钾/(mg/d)
	RNI	UL	RNI	UL	RNI	AI	AI
0～	300(AI)	1000	100(AI)	—①	20(AI)	170	350
0.5～	350(AI)	1500	180(AI)	—	65(AI)	350	550
1～	310	1500	300	—	140	700	900
4～	800	2000	350	—	160	900	1200
7～	800	2000	470	—	220	1000	1500
11～							
男	1000	2000	640	—	300	1200	1900
女	1000	2000	640	—	300	1200	1900
14～							
男	1000	2000	710	—	320	1600	2200
女	1000	2000	710	3500	320	1600	2200
18～							
男	800	2000	720	3500	330	1500	2000
女	800	2000	720	3500	330	1500	2000
孕妇							
(早)	+0	2000	+0②	3500	+40	+0	+0
(中)	+200	2000	+0	3500	+40	+0	+0
(晚)	+200	2000	+0	3500	+40	+0	+0
乳母	+200	2000	+0	3500	+0	+0	+400

① 未制定参考值者用“—”表示。

②“+”表示在同龄人群参考值基础上额外增加量。

注：引自中国营养学会 Chinese DRIs Handbook 2013。

表 1-1-19　中国居民膳食微量元素的 RNI、AI 及 UL 值

年龄/岁	铁/(mg/d)		锌/(mg/d)		硒/(μg/d)		碘/(pg/d)		铜/(mg/d)		氟/(mg/d)		铬/(μg/d)
	RNI	UL	RNI	UL	RNI	UL	RNI	UL	AI	UL	AI	UL	AI
0～	0.3(AI)	—①	2.0(AI)	—	15(AI)	55	85(AI)	—	0.3(AI)	—	0.01	—	0.2
0.5～	10	—	3.5	—	20(AI)	80	115(AI)	—	0.3(AI)	—	0.23	—	4.0
1～	9	25	4.0	8	25	100	90	—	0.3	2	0.6	0.8	15
4～	10	30	5.5	12	30	150	90	200	0.4	3	0.7	1.1	20
7～	13	35	7.0	19	40	200	90	300	0.5	4	1.3	1.7	25
11～													
男	15	40	10.0	28	55	300	110	400	0.7	6	1.5	2.5	30
女	18	40	9.0	35	55	300	110	400	0.7	6	1.5	2.5	30
14～													
男	16	40	11.0	40	60	350	120	500	0.8	7	1.5	3.1	35
女	25	40	8.5	40	60	350	120	500	0.8	7	1.5	3.1	35
18～													
男	12	42	12.5	40	60	400	120	600	0.8	8	1.5	3.5	30
女	20	42	7.5	40	60	400	120	600	0.8	8	1.5	3.5	30
50～	12	42	12.5	40	60	400	120	600	0.8	8	1.5	3.5	30
孕妇													
(早)	+0②	42	+2.0	40	+5	400	+110	600	+0.1	8	+0	3.5	+1.0
(中)	+4	42	+2.0	40	+5	400	+110	600	+0.1	8	+0	3.5	+4.0
(晚)	+9	42	+2.0	40	+5	400	+110	600	+0.1	8	+0	3.5	+6.0
乳母	+4	42	+4.5	40	+18	400	+120	600	+0.6	8	+0	3.5	+7.0

① 未制定参考值者用“—”表示。

②“+”表示在同龄人群参考值基础上额外增加量。

注：引自中国营养学会 Chinese DRIs Handbook 2013。

制定DRIs的主要目的是为了满足在应用中不断发展的需要，以往只有RDAs，在制定人群食物供应计划、评价个体和群体的食物消费资料、制订营养教育计划以及指导食品加工和营养标签等时都参考同一套推荐值，这样会导致针对性不强，特别是评估过量摄入的危险性可能存在。DRIs则包含多项内容，可以针对个体或群体不同的应用目的提供更适宜的参考数据。

2. 用膳食营养素参考摄入量评价膳食

膳食调查中对个体膳食评价的核心是比较他/她的日常摄入量和需要量。在任何情况下一个人的真正需要量和日常摄入量只能是一个估算结果，因此对个体膳食适宜性评价都是不精确的。正确描述摄入量资料和恰当选择参考值对评价有重要意义。对结果进行解释需要谨慎，必要时应当结合该个体其他方面的材料，如体格测量或生化测定结果进行综合评价，以确定某些营养素的摄入量是否足够。

对群体的评价主要是评估人群中摄入不足或摄入过多的流行情况，以及亚人群间摄入量的差别，方法是比较日常营养素摄入量与需要量。对于有EAR的营养素，摄入量低于EAR者在群体中占的百分数即为摄入不足的比例数。对于有AI的营养素，只能比较群体平均摄入量或中位摄入量和AI的关系。但当平均摄入量低于AI时，没有办法判断摄入不足的比例。日常摄入量超过UL者所占的百分数就是人群中有过量摄入风险的比例。

(1) 用平均需要量（EAR）评价个体摄入量　膳食评价是营养状况评价的重要组成部分。虽然根据膳食这一项内容不足以确定一个人的营养状况，但是把一个人的营养素摄入量与其相应的DRIs进行比较还是合理的。为了获得可靠的结果，需要准确地收集膳食摄入资料、正确选择评价参考值并且合理地解释结果。评价一个人的营养状况的理想方法是把膳食评价结果和体格测量、生化检验及临床观察资料结合起来进行分析。

对某个体的膳食进行评价是为了说明该个体的营养素摄入量是否满足其需要量。但是，要直接比较一个人的摄入量和需要量是很困难的。我们不可能对观察的个体进行各种营养素的需要量研究，所以不知道这个特定个体的需要量；我们也几乎得不到个体真正的日常摄入量，因为他/她每天的摄入量都是不同的，而且对摄入量进行测定总会有误差。理论上一个人摄入某营养素不足的概率可以用日常摄入量及该营养素的平均需要量和标准差进行计算。实际上我们只能根据在一段时间内观察到的摄入量是高于还是低于相应人群的平均需要量进行判断。

在实际应用中，观测到的摄入量低于EAR时可以认为必须提高，因为摄入不足的概率高达50%；通过很多天的观测，摄入量达到或超过RNI时，或虽系少数几天的观测，但结果远高于RNI，可以认为摄入量是充足的。摄入量在EAR和RNI之间者要确定摄入量是否适宜相当困难，为了安全起见，还是应当进行改善。

(2) 用最高可耐受摄入量（UL）评价个体摄入量　用UL衡量个体摄入量是将观测到的摄入量和UL进行比较，推断该个体的日常摄入量是否过高，以致可能危及健康。对于某些营养素，如维生素B_1和叶酸摄入量可以只计算通过补充、强化和药物途径的摄入，而另外一些营养素如铁及维生素A等，则应把食物来源也包括在内。

UL是一个对一般人群中绝大多数个体（包括敏感个体），大概不会危害健康的摄入量上限。如果日常摄入量超过了UL就有可能对某些个体造成危害。有些营养素过量摄入的后果比较严重，有的后果甚至是不可逆的。所以摄入量一旦超过了UL一定要认真对待。

总体来说，在任何情况下一个人的真正需要量和日常摄入量只能是一个估算结果，因此对个体膳食适宜性评价结果都是不够精确的，应当结合该个体其他方面的材料谨慎地对结果进行解释。

【案例三】《中国食物成分表》的应用

【操作内容与要求】

① 由老师准备10～15种待测食物，请说明这些食物的类和亚类，如小米属于谷类等。

② 查找《中国食物成分表》相应类别。按照食物分类查找各类食物在食物成分表中的位置。

③ 记录各类食物的营养素含量，并自行列表表示。

【必备知识三】 关于《中国食物成分表》

一、《中国食物成分表》的基本内容

食物成分表是指专门用于记录食物的营养素含量数据的表格。食物成分表内容分为使用说明、食物成分表和附录3个部分。根据营养素的种类和编排的需要，分为不同的表格。食物成分表所列食物仍以原料为主，共包括了1506条食物的31项营养成分（含胆固醇）数据、657条食物的18种氨基酸数据、441条食物的32种脂肪酸数据、130条食物的碘数据、114条食物的大豆异黄酮数据。另外附录部分收录了208条食物的血糖生成指数数据。

表中食物的分类、编码、食物成分的表达等方面统一对食物进行编码。编码采取6位数字，前2位是食物的类别编码，第3位是食物的亚类编码，最后3位数字是食物在亚类中的排列序号，如04-5-401。一条食物成分数据的编码在食物成分表中具有唯一性。各种食物成分数据均为每100g可食用部分食物中的成分含量。表中将所有食物分为21个食物类。

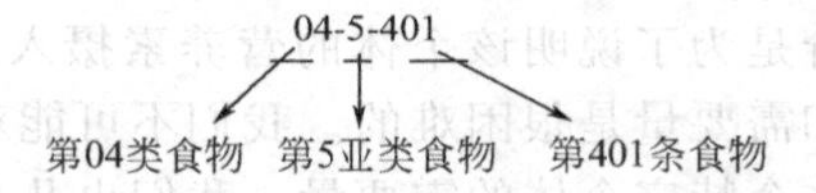

二、食物成分表的简介和使用

食物成分表所列食物品种是人们的主要食品，包括主食和副食。每种食物的营养素含量是具有全国代表性的数值，它不是含量最高的也不是含量最低的数值，而是一个适中的数值，也就是说全国各地的人都可以采用此数值，而不至于过高或过低的估计。

1. 食部

食部就是可以吃的部分，不包括应该丢掉的和不可以吃的部分。例如带骨头的肉，只能吃肉而要将骨头丢掉；橘子不能吃皮和核等。在表中标明"食部"为80%的，就说明这种食物只有80%可食用，其余部分不可吃。本表中所列的"食部"只是按大多数人的食用习惯计算，例如有的人连皮吃苹果，只是不吃核，那么"食部"就可能是90%；如果不吃皮也不吃核，那么"食部"就可能只有80%。因此，"食部"的多少，也可以按每个人的食用习惯去改变它的比例。

2. 各种营养素的计算方法和说明

(1) 能量　能量不是直接测定的，而是由蛋白质、碳水化合物和脂肪的含量计算出来的，1g蛋白质或1g碳水化合物在身体内可产生4kcal能量，而1g脂肪可产生9kcal能量。1kcal相当于4.184kJ。过去习惯地以kcal表示能量的计量单位，而现在国际通用的计量单位为kJ，故本表中"能量"一栏列出两种计量单位，即kcal和kJ。

(2) 蛋白质　表中蛋白质一栏是指粗蛋白，它除了蛋白质以外，还含有其他的含氮物质，故不是纯蛋白质。但各国食物成分表中均以蛋白质表示，而不用粗蛋白表示。人们在计

算食物中蛋白质时可按表中所列数据值计算。

（3）碳水化合物　这不是直接测定的值，而是计算出来的，成分表中均以 100g 可食部计算，因此 100g 食物中碳水化合物的计算即

碳水化合物含量(g)＝[100－(水分＋蛋白质＋脂肪＋膳食纤维＋灰分)]

（4）膳食纤维　膳食纤维是植物细胞壁的组成成分，它不是由一种成分构成的，它包括很多组分，如纤维素、半纤维素、木质素、角质等不可溶纤维，另外还有果胶、树脂等可溶性纤维。本表中所列的数据为不可溶性纤维，不包括可溶性纤维。可溶性纤维在水果和豆类中含量较多，略少于不可溶性纤维，而谷类食品中只含少量可溶性纤维，主要含不可溶性纤维。

（5）维生素 A、胡萝卜素和视黄醇当量　维生素 A 学名为视黄醇，维生素 A 和胡萝卜素的含量以视黄醇当量为计量单位，这是因为胡萝卜素在人体内可转变成维生素 A，但 1μg 胡萝卜素在人体内只起到相当于 0.167μg 维生素 A 所起到的作用。而 1μg 维生素 A 起到的作用相当于 1μg 视黄醇，所以在表示维生素 A 和胡萝卜素的含量时都以视黄醇当量计算。动物性食物一般只含有维生素 A 而不含有胡萝卜素，但植物性食物中只有胡萝卜素而不含维生素 A。为了以它们的生理功效计算含量，就将维生素 A 的含量折合成含多少微克的视黄醇当量。1μg 维生素 A＝1μg 视黄醇当量，1μg 胡萝卜素＝0.167μg 视黄醇当量。

（6）B 族维生素　B 族维生素有很多种，本表中仅列出了维生素 B_1（硫胺素）和维生素 B_2（核黄素）。它们都是可溶于水的维生素，故又称为水溶性维生素。油脂中几乎没有这两种维生素。

（7）维生素 C　维生素 C 又称抗坏血酸。表中只列出食物中总维生素 C 的含量，它包括氧化型的和还原型的维生素 C。水果中含有还原型维生素 C。两种类型的维生素 C 在体内均起到相同的生理作用。

（8）元素钙（Ca）是身体内需要较多的元素，称之为常量元素。铁（Fe）、锌（Zn）和碘（I）是人体内含量较少的元素，称之为微量元素。但它们都是人体所必需的元素，而且必须从食物中取得。本表中只列出了这四种最为重要的元素。

（9）脂肪和脂肪酸　脂肪是由甘油三酯和脂肪酸构成的。脂肪中的甘油三酯是提供能量的重要成分。1g 脂肪在身体内可产生 9kcal 能量。脂肪可分为动物脂肪和植物脂肪两大类。动物脂肪含饱和脂肪酸多，在常温下为固体；植物脂肪含饱和脂肪酸少，而含不饱和脂肪酸较多，在常温下为液体。

脂肪酸有很多种，以碳链（C—C）的数目和碳链连接方式（单键或双键）及双键的数目来表示不同的脂肪酸。饱和脂肪酸是指碳链之间没有双键连接，只有单键相连即“C—C”，而不饱和脂肪酸为碳与碳之间的连接有双键即“C＝C”。例如 18∶0，表示此脂肪酸是由 18 个碳原子组成，碳与碳之间只有单键相连（C—C）；18∶1 表示 18 个碳原子相连接，其中有一个双键相连，而其他的都是单键相连；18∶2 表示碳链中有 2 个双键，18∶3 表示碳链中有 3 个双键，以此类推。

（10）胆固醇　胆固醇存在于动物性食物的脂肪中。动物食品中脂肪含量较高则胆固醇含量也相对较多。在蛋黄和动物的肝、肾和脑以及鱼子中含胆固醇较多。

（11）酒类　酒类的主要成分是乙醇（酒精），它为人体提供的营养主要是能量，1g 酒精在身体内可提供 7kcal 能量。酒的度数是由酒中含有的乙醇（体积分数）决定的，例如每 100mL 酒中含有 58mL 乙醇，则此酒的度数即为 58°，但所含乙醇的量实际上只有 50g，因此只产生 350kcal 能量。白酒只供给能量，其他种类的酒中所含营养素也很少；啤酒中含有少量的 B 族维生素和蛋白质。因为酒类和其他食物相比含营养素很少，因此表中未列出其他营养素的含量。

3. 表中符号的说明

食物成分表中所用符号有以下几种。

①“…”表示未检出，就是说这种营养素未能检测出来，但不表示这种食物中绝对没有这种营养素，而是含量太少了，测不出来。

②“---”表示未测定，即这种营养素未做检测，但不表示该食物中没有这种营养。

③“微量”表示测出的营养素含量太少，由于表格位置的限制无法将具体数值列入表中。

④“0”表示该食物中不含这种营养素。

4. 食物分类和排序的说明

按中国人的饮食习惯，将主食和副食按吃的多少来排列先后顺序。本表中将食物分为23类。例如，第一类为主食即米、面、杂粮等谷类食物及谷类做成的食品；其次是豆类如大豆、红小豆、绿豆及豆制品，如豆腐等。主食之后是副食，而副食以蔬菜为主，蔬菜中又分为叶菜类，如菠菜等；根茎类，如萝卜、马铃薯等；瓜果类，如黄瓜、辣椒、茄子等，再以后排列了肉类、蛋类等。除此之外，还有小吃和酒类等。

任务二　人体体格检测

【任务导入】　从身体形态和人体测量资料中可以较好地反映个体营养状况，体格测量的数据越来越被认为是评价群体或个体营养状况的有用指标，特别是学龄前儿童的体测结果，常被用来评价一个地区人群的营养状况。这是因为儿童在整个人群中最敏感、具有代表性，体格测定方法比较规范，对人群营养状况的反映比较灵敏，而且所需费用相对较低。

【任务分析】　人体测量和临床体征检查的结果是评价群体或个体营养状况对生长发育及某些生理功能所产生影响的可靠数据。常用的人体测量指标有身高、体重、皮褶厚度、上臂围、上臂肌围等。

【案例一】　成人体格检测

【操作内容】　某公共营养师拟对一成人进行常规体格检查。

【操作要求】　通过实际操作，了解成人体格检测的具体实施方法及注意事项，学会使用数据评价身体状况。

① 说明皮褶厚度、上臂围的测量方法。

② 说明肱三头肌、肩胛下角皮褶的测量位置。

③ 请计算其上臂肌面积。

④ 根据皮下脂肪厚度推算身体密度；身体脂肪百分比的计算；皮下脂肪厚度评定。

⑤ 填写测量数据记录表，见表1-2-1。

⑥ 书写营养健康状况说明。

表1-2-1　测量数据记录表

姓名		年龄		性别	
体重/kg		身高/cm		上臂围/cm	
肩胛下角皮褶厚度/cm		胸围/cm		臀围/cm	
肱三头肌皮褶厚度/cm		腰围/cm			

【必备知识一】 成人体质检测

一、成人身高（身长）测量

1. 身高测量的意义

计算标准体重，或用于计算体质指数，进而能反映能量和蛋白质的营养状况。身高在一天中会发生变化，波动幅度在1～2cm。一天中，由于脊柱弯曲的增大，脊柱、股关节、膝关节等软骨的压缩，上午身高减少急剧，下午减少缓慢，晚上变化很小。所以，测量身高一般在上午10时左右进行，此时身高为全天的中间值。

2. 测量方法

① 受试者赤足，立正姿势站在身高计的底板上（上肢自然下垂，足跟并拢，足尖分开成60°），足跟、骶骨部及两肩胛间与立柱相接触（三点靠立柱），躯干自然挺直，头部正直，两眼平视前方，耳郭上缘与眼眶下缘呈水平位（两点呈水平）。

② 测试者站在受试者右侧，将水平滑板下滑至受试者头顶（机械身高计）。

③ 测试人员读数时双眼应与压板的平面等高，以厘米为单位，读至小数后一位（0.1cm）。

④ 电子身高计直接读显示屏上的数值并记录。

3. 注意事项

测量工具是符合国家标准生产的电子或机械的身高计，使用前校对零点，以标准刻度钢尺检查其刻度是否正确，1m的误差不能大于0.1cm。测量器材应置于平坦地面并靠墙，测量姿势要求“三点靠立柱”、“两点呈水平”；水平压板与头部接触时松紧要适度，头顶的发辫要松开，发结等饰物要取下。

二、成人体重测量

1. 测量意义

体重是反映人体横向生长、围度、宽度、厚度及重量的整体指标。它不仅反映人体骨骼、肌肉、皮下脂肪及内脏器官的发育状况和人体的充实程度，而且可以间接反映人体的营养状况。连续观测和记录体重的变化能有效地反映机体能量代谢和蛋白质的储存状况。体重是人体测量指标中最方便获取的指标。

2. 使用器材

符合国家标准生产的电子或机械的体重秤。使用前检验其准确度和灵敏度，准确度要求误差不超过0.1kg，检验方法是分别称量备用的10kg、20kg、30kg标准砝码，检查指示读数与标准砝码差值是否在允许范围内。灵敏度检查方法是置100g砝码，机械的体重秤应观察刻度尺抬高了3mm或游标移动显示0.1kg位置，电子体重秤应显示0.1kg。

3. 测量方法

① 将电子或机械体重秤置于平坦地面上，调零。

② 受试者测量前排空大小便，穿着恰当的服装，站在秤台中央。

③ 待受试者站稳、秤的指针或数值显示稳定后读数和记录。

④ 读数以kg为单位，精确至0.1kg。

⑤ 两次读数误差不超过0.1kg。

⑥ 注意事项：每天使用前进行校正。受试者站在秤台中央，上、下秤台的动作要轻。测量体重的标准要统一（如穿着厚薄一致，测量前不能饮水、进食，测量时间相同等）。

4. 标准体重指数

标准体重指数公式如下。

标准体重指数(%)=(实际体重－标准体重)/标准体重×100%

(1) 标准体重的计算公式

① Broca 改良公式：标准体重(kg)=身高(cm)－105(男女同)。

② 平田公式：标准体重(kg)=(身高－100)×0.9(男女同)。

(2) 体重评价标准 见表 1-2-2

表 1-2-2 体重评价标准

体重范围	评价
＞(标准体重＋50%×标准体重)	重度肥胖
(标准体重＋30%×标准体重)～(标准体重＋50%×标准体重)	中度肥胖
(标准体重＋20%×标准体重)～(标准体重＋30%×标准体重)	轻度肥胖
(标准体重＋10%×标准体重)～(标准体重＋20%×标准体重)	超重
(标准体重－10%×标准体重)～(标准体重＋10%×标准体重)	正常体重
(标准体重－20%×标准体重)～(标准体重－10%×标准体重)	轻度营养不良
(标准体重－30%×标准体重)～(标准体重－20%×标准体重)	中度营养不良
＜(标准体重－30%×标准体重)	重度营养不良

5. 平时体重指数的计算与评价

体重的变化能有效地反映机体能量代谢状况，平时体重指数的计算公式如下。

平时体重指数(%)=调查时的实际体重(kg)/平时体重(kg)×100%

评价标准：75%以下表示重度热量营养不良。

6. 体重损失率的计算与评价

根据不同时期的实际体重进行计算和评价，计算公式如下。

体重损失率(%)=[上次体重(kg)－本次体重(kg)]/上次体重(kg)×100%

评价标准：体重损失率 1 周内超过 2%、1 个月内超过 5%、2 个月内超过 7.5%、6 个月内超过 10%，均说明个体存在蛋白质-热量营养不良。

7. 成人体质指数（body mass index，BMI）

身体质量指数，简称体质指数，又称体重指数，是目前国际上常用的衡量人体胖瘦程度以及是否健康的一个标准，主要用于统计用途。当我们需要比较及分析一个人的体重对于不同身高的人所带来的健康影响时，BMI 值是一个中立而可靠的指标（表 1-2-3）。BMI 是评价 18 岁以上人群营养状况的常用指标，它不仅敏感地反映体型的胖瘦程度，而且与皮褶厚度、上臂围等营养状况指标的相关性也很高。

BMI 的计算公式：BMI=体重(kg)/身高的平方(m^2)

表 1-2-3 成人体质指数评价标准

BMI 分类	WHO 标准	中国参考标准	相关疾病发病的危险性
体重过低	＜18.5	＜18.5	低(但其他疾病危险性增加)
正常范围	18.5～24.9	18.5～23.9	平均水平
超重	≥25	≥24	增加
肥胖前期	25.0～29.9	24～26.9	增加
Ⅰ度肥胖	30.0～34.9	27～29.9	中度增加
Ⅱ度肥胖	35.0～39.9	≥30	严重增加
Ⅲ度肥胖	≥40.0	≥40.0	非常严重增加

实践表明，最理想的体重指数是 22，正常是 18.5～23.9。体重指数常用于营养状况的

评价。体重低于标准体重的10%，即体重指数小于18.5者为体重过低，常见于营养不良。体重指数为24～27.9为超重，需要适当控制饮食和总摄入热量，适当增加运动量。体重指数大于28为肥胖，因常伴发高血压、高脂血症和糖尿病等，应控制饮食、加大运动量。

成人BMI指数不适合年龄小于18岁者、运动员、肌肉特别发达者、孕妇、哺乳期妇女、体弱或需久坐的老人。国内目前还没有适用于儿童的BMI标准。

三、皮褶厚度

1. 测量意义

皮褶厚度测量是评定人体组成的最简便方法。人体脂肪大约有2/3储存在皮下组织，通过测量皮下脂肪的厚度，不仅可以判断人体的肥瘦程度，而且可以推测全身的脂肪数量，间接反映能量的变化。最重要的三个测量部位是上臂（肱三头肌）、背部（肩胛下角部）、腹部（脐部），可分别代表肢体、躯干、腰腹部的皮下脂肪堆积情况，对判断肥胖和营养不良有重要价值。

2. 使用器材

用皮褶厚度计进行测量。使用前需校正：指针调至“0”位后，需将皮褶厚度计两个接点间的压力调节至国际规定的$10g/mm^2$的范围内。

3. 测量方法

① 受试者应穿着背心、裤衩或短裤。

② 实验者右手握皮褶厚度仪使两半弓形测试臂张开，左手拇指和食指将受试者所测部位的皮肤捏紧提起，拇指、食指捏住提起时，拇指与食指间应保持适当的距离，这样捏紧提起皮肤既包括皮肤又包括皮下组织，但要防止将所在部位的肌肉也提起，为检查是否将肌肉也提起，可令受试者主动收缩该部位的肌肉，此时肌肉滑脱。然后将张开的皮褶厚度计在距离手指捏起部位1cm处嵌入，右手将皮褶厚度计的把柄放开，读出指针的数值（mm）并记录下来。每个部位应重复测三次，任意两次之间所测的数值误差不应超过5%。应当指出，用皮褶厚度计所测的皮下脂肪厚度是皮肤和皮下脂肪组织双倍的和（图1-2-1）。

4. 常用测量部位

（1）上臂（肱三头肌）皮褶厚度（TSF）　被测者上肢自然下垂，测量者找出其左上臂背侧中点上约2cm处（左肩峰至尺骨鹰嘴的中点），以左手拇指、食指和中指将被测部分皮肤和皮下组织夹提起来（注意勿夹提肌肉），在该皮褶提起点下方用皮褶计测量其厚度；右拇指松开皮褶计卡钳钳柄，使钳尖充分夹住皮褶；在皮褶计指针快速回落后立即读数，连续测量三次取平均值。注意皮褶计应与上臂围垂直。肱三头肌皮褶厚度测量位置为肱三头肌肌腹中点处，方法同前。

TSF正常参考值：成年男性8.3mm，成年女性为15.3mm。实测值占正常值90%以上为正常，80%～90%为轻度热量营养不良，60%～80%为中度热量营养不良，低于60%为重度热量营养不良。

（2）背部（肩胛下角）皮褶厚度　被测者上肢自然下垂，测量者在其左肩胛骨下角下方约2cm处，顺自然皮褶方向将皮褶纵向捏起测量其厚度，读数方法同上，注意皮褶计要与水平成45°角。

肩胛下角皮褶厚度的正常参考值：成年男性10～40mm，成年女性为20～50mm。实测值成年男性大于40mm，成年女性大于50mm为肥胖；成年男性小于10mm，成年女性小于20mm为消瘦。

（3）腰部（脐旁）皮褶厚度　测量者用左手拇指及食指将距脐左侧1cm处的皮肤和皮下组织沿着正中线平行方向捏起，用皮褶计测量距拇指约1cm处的皮褶根部厚度。

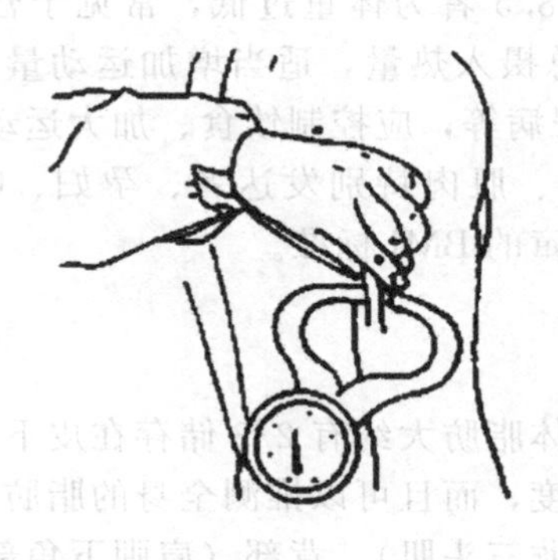

(a) 测量肱三头肌部

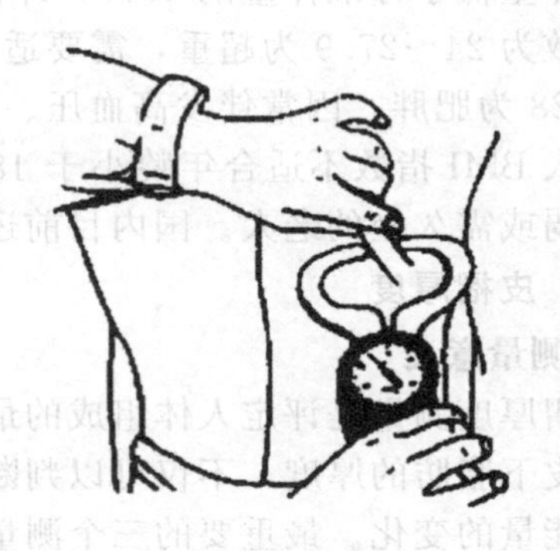

(b) 测量肩胛下角部

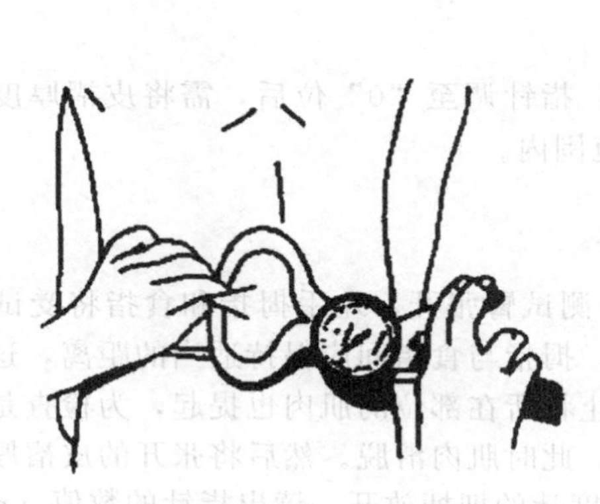

(c) 测量脐部

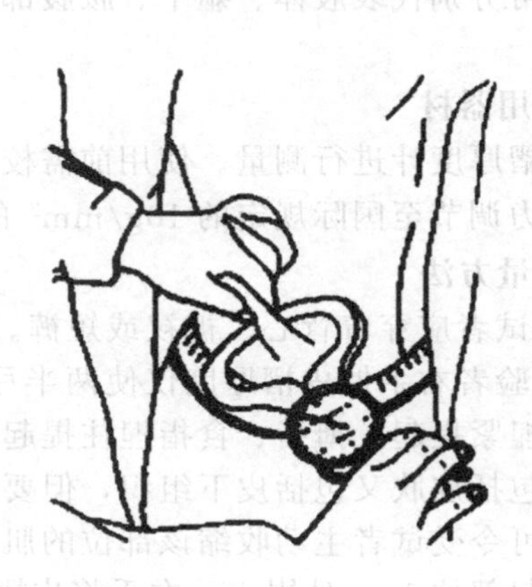

(d) 测量骼嵴上缘部

图 1-2-1 皮褶厚度测量方法

5. 资料的处理与运用

(1) 根据皮下脂肪厚度推算身体密度

男性：15～18 岁者身体密度＝1.0977－0.00146X

19 岁以上者身体密度＝1.0913－0.00116X

女性：15～18 岁者身体密度＝1.0931－0.00160X

19 岁以上者身体密度＝1.0897－0.00133X

式中，X＝肩胛下皮褶厚度（mm）＋上臂皮褶厚度（mm）。

(2) 身体脂肪百分比的计算

身体脂肪百分比(％)＝(4.570/身体密度－4.142)×100％

身体脂肪质量＝体重(kg)×身体脂肪(％)

净体重＝体重(kg)－身体脂肪质量(kg)

(3) 皮下脂肪厚度评定的参考标准 见表 1-2-4 和表 1-2-5。

表 1-2-4 成人肥瘦标准的评价（上臂＋背部） 单位：mm

标准	男性	女性	标准	男性	女性
异常瘦	10(4)	14(8)	肥胖	34(13)	47(25)
瘦	12(5)	21(12)	过分肥胖	45(18)	59(30)
一般	23(10)	37(20)	异常肥胖	60(28)	73(40)

表 1-2-5　成人肥瘦标准的评价（上臂+背部）　　单位：mm

年龄/岁	轻度肥胖		肥胖		极度肥胖	
	男	女	男	女	男	女
6～8	20	25	30	35	40	45
9～11	25	30	35	40	45	50
12～14	30	35	40	45	50	55
15～18	35	40	45	55	55	65

四、上臂围

上臂围分为上臂紧张围和上臂松弛围。两者差值越大说明肌肉发育状况良好，反之说明脂肪发育状况良好。

1. 使用的器材

符合国家标准生产的软尺，使用前先校正器材。用标准钢尺校对，每米误差不超过 0.2cm。

（1）上臂紧张围　指上臂肱二头肌最大限度收缩时的围度。令被测者斜平举左上臂，角度约为 45°。手掌向上握拳并用力屈肘，用卷尺在上臂肱二头肌最粗处绕一周进行测量。卷尺形成的围径要与上臂垂直。松紧度要适宜，测量误差不超过 0.5cm。

（2）上臂松弛围　指上臂肱二头肌最大限度松弛时的围度。在测量上臂紧张围后，将卷尺保持原位不动，让被测者将上臂缓慢自然下垂，卷尺在上臂肱二头肌最粗处绕一周进行测量。测量误差不超过 0.5cm。读数时，单位为“cm”，读至 0.1cm，读完后做记录。

2. 上臂肌围（AMC）的计算

AMC 是评价蛋白质-热量营养不良的常用指标之一，其计算公式如下。

$$\text{AMC}=\text{AC(cm)}-3.14\times\text{TSF(cm)}$$

式中，AC 一般指上臂松弛围。

$$\text{上臂肌面积(cm}^2\text{)}=[\text{上臂围(cm)}-3.14\ \text{三头肌处皮褶厚度(cm)}]^2\div(4\times3.14)$$

3. 评价标准

AMC 的正常参考值为成年男性 24.8cm，成年女性 21.0cm，实测值相当于正常值的 90%以上为正常；80%～90%为轻度营养不良；60%～80%为中度营养不良；小于 60%为重度营养不良。

五、腰围

1. 测量意义

腰围与腹部脂肪含量有关，是反映腹部脂肪分布的重要指标。腰围作为腹部肥胖诊断指标已得到广泛认可和应用（三围测定见图 1-2-2）。

2. 使用器材和校正方法

使用器材和校正方法同上臂围。

3. 测量方法

（1）被测者姿势　被测者自然站立，全身放松，呼吸自然。

（2）测量定位　腰围的测量部位目前还没有统一标准。比较常用的有两个部位：腰围的水平位置为脐线；自肋骨下缘和骶骼连线的中点。一般左、右两侧各定一个测量点，测量时软尺应通过两个测量点。

（3）读数要求　在被测者呼气末期读数，以“cm”为单位，读至 0.1cm。两次测量的误差不超过 1cm。

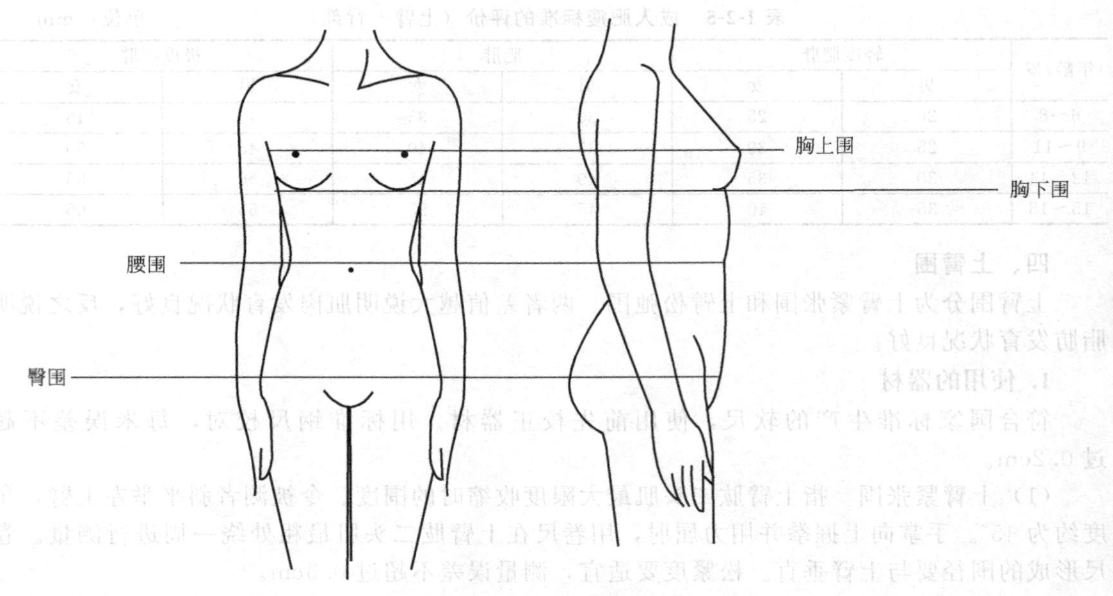

图 1-2-2　三围测定方法

4. 评价标准

WHO、亚洲和中国的正常成人腰围判断标准见表 1-2-6，超过此值者为腹部肥胖（向心性肥胖）。

表 1-2-6　正常成人腰围判断标准

性别	WHO标准/cm	亚洲标准/cm	中国标准/cm
男性	<94	<90	<85
女性	<80	<80	<80

六、臀围

1. 测量意义

臀围是臀部的最大围度，是反映臀部脂肪分布的重要指标。同时测量臀围和腰围以计算腰臀比，它反映了人体的脂肪分布特点和肥胖特点。

2. 使用器材和校正方法

使用器材和校正方法同上臂围。

3. 测量方法

（1）被测者姿势　被测者自然站立，臀部放松，呼吸自然。

（2）测量定位　臀围的测量部位目前还没有统一标准。比较常用的有两个部位：臀部的最高点（最大围 GL）；股骨大粗隆水平。

（3）测量方法　测量者用软尺置于臀部测量点，水平围绕臀部一周进行测量。

（4）读数要求　以“cm”为单位，读至 0.1cm。

（5）评价标准　腰臀围比值（WHR）的计算公式：WHR＝腰围值/臀周值。男性>0.9，女性>0.8 则可诊断为中心性肥胖（向心性肥胖），但其分界值随年龄、性别、人种的不同而不同。目前一般用腰围代替腰臀比来判断向心性肥胖。

七、胸围

1. 测量意义

胸围是胸廓的最大围度，是人体宽度和厚度最有代表性的指标，反映胸廓的大小及肌肉发育状况，在一定程度上反映身体形态和呼吸器官的发育状况，同时也是青少年生长发育水平的重要指标。

2. 使用器材和校正方法

使用器材和校正方法同上臂围。

3. 测量方法

（1）被测者姿势　自然站立，两足分开与肩同宽，肩放松，两臂自然下垂，呼吸平静。

（2）测量定位　对于男生和未发育女生，软尺下缘在胸前沿乳头上缘；对于已发育女生，卷尺在乳头上方与第四肋骨平齐。

（3）测量方法　将卷尺上缘经肩胛下角下缘向胸前围绕一周。

（4）读数要求　在被测者呼气末期读数，以“cm”为单位，读至0.1cm。

4. 注意事项

被测者姿势要正确，不要低头、耸肩、挺胸、驼背等。卷尺松紧程度要适宜，以对皮肤不产生明显压迫为度。

【案例二】儿童体格检测

【操作内容】 对小儿进行体重、身长、头围、胸围、腹围等体格检测。

【操作要求】 了解儿童体格生长的特点，掌握儿童体格测量的基本方法。

① 用中位数百分比评价法评价儿童的营养健康状况。

② 用标准差指标评价法评价儿童的营养健康状况。

③ 记录小儿体格检查表（表1-2-7），根据检查结果撰写幼儿营养健康状况说明书。

④ 书写×××营养健康状况说明。

表1-2-7　小儿体格检查表

年　　月　　日　　喂养方式：母乳、人工、混合

实足年龄	岁　　月	上	中上	中	中下	下
体重/kg						
身高/cm						
坐高/cm						
头围/cm						
胸围/cm						

【必备知识二】儿童体格检查

在儿童体格检测工作中，常选用儿童体重、身长（身高）、头围、胸围等指标进行测量及对比分析，以评价儿童的体格生长状况。

一、儿童体重的测量规范

体重是衡量体格生长的重要指标，代表身体各器官、骨骼、肌肉、脂肪等组织及体液重量的总和，反映儿童近期营养状况和评价生长发育的重要指标。体重是最易获得的体格发育的灵敏指标。儿童体重的增长为非等速的增加，进行评价时应以个体儿童自身体重增长的变化为依据，不宜用公式计算来评价。

1. 测量仪器

儿童体重测量采用坐卧式杠杆秤，精确到0.1kg；婴儿体重测量采用卧位式电子秤，精确到0.01kg。

2. 测量前准备

测量体重前儿童应排空大小便，裸体或仅穿内衣，或设法减去衣服重量。避免其他人接触杠杆秤。

3. 测量方法

测量前校正秤的零点，然后令儿童坐于坐卧式杠杆秤上，然后移动砝码至相应刻度并读数，记下测量值，精确到 0.1kg。

二、儿童身高（长）、坐高的测量规范

身高指头部、脊柱与下肢长度的总和。多数 3 岁以下儿童立位测量不准确，应仰卧位测量，称为身长。立位与仰卧位测量值相差 1～2cm。身高（长）的生长受遗传、内分泌、宫内生长水平的影响较明显，短期的疾病与营养波动不易影响身高（长）的生长。

1. 3 岁以内儿童量卧位的身长

用卧位身长测量仪。脱去帽、鞋、袜，穿单衣仰卧于量床底板中线上。测量者将头扶正，头顶接触量板头端，儿童面向上。测量者位于儿童右侧，双手握住双膝，将腿伸直，右手推动量板端接触两端足跟。如果刻度在量床双侧，则应注意量床两侧的读数应该一致，然后读刻度，误差不超过 0.1cm。

2. 3 岁以上儿童量身高

用立位身高计，取立正姿势，两眼直视正前方，胸部稍微挺起，腹部稍微收缩，两臂自然下垂，手指并拢，脚后跟靠拢。脚尖分开约 60°。脚跟、臀部和两肩胛间几个点同时靠着立柱，头部保持正直，然后测量。使顶板与颅顶点接触，同时观察被测者姿势是否正确，然后读立柱上数字，误差不超过 0.1cm。

三、头围的测量规范

1. 测量意义

头围是反映大脑和颅骨的发育指标。头围大小与脑发育有关，对 3 岁以下儿童应测量头围。

2. 使用器材和校正方法

使用器材和校正方法同上臂围。

3. 测量方法

测量者用拇指将软尺零点固定于头部右侧齐眉弓上缘处，软尺从头部右侧经枕骨粗隆最高处回到零点。读数要求：以“cm”为单位，读至 0.1cm（图 1-2-3）。

4. 注意事项

测量时软尺应紧贴皮肤，左右对称，对于长发者，应在软尺经过处将头发向上下分开。

四、胸围的测量规范

3 岁以下取卧位，3 岁以上取立位，测量时被测者两手自然平放或下垂，两眼平视。测量者立于前方或右方，用左手拇指将软尺零点固定于乳头下缘，右手将软尺经右侧绕背部，以两肩胛下角下缘为准，经左侧面回至零点，取平静呼吸时的中间读数，误差不超过 0.1cm。

五、儿童体格检测的评价

身高和体重的测量是儿童体格测量的主要内容。1993 年世界卫生组织（WHO）对人体测量学参考标准的使用与解释进行了一次全面审查，儿童生长参考标准不能充分反映幼儿期

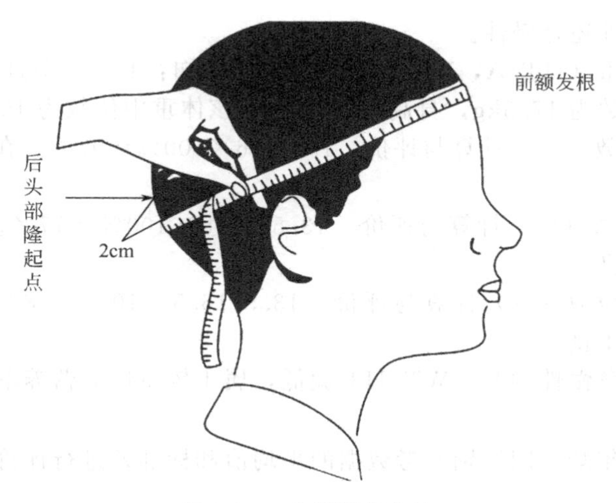

图 1-2-3　头围测定方法

的生长情况，所以用别身高、别体重来区别。别（bié），这里是指类别的意思，别年龄就是指不同的年龄段；别身高是指不同的身高区段；别体重是指不同的体重段。其表示方法有：年龄别身高（height for age，HT/A）、年龄别体重（weight for age，WT/A）及身高别体重（weight for height，WT/HT）。

身高别体重（WT/HT）国内也称身高标准体重，是WHO积极推荐的指标，着重反映儿童的现时营养状况。它在同等身高条件下比较体重大小，可有效消除青春期前因性别、发育水平、遗传、种族差别等原因导致的身材发育差异的影响。使用简便，所评价的营养水平较准确、灵敏和客观。WHO推荐用于小儿的参考值可男女共用，但对3岁以上者应使用分性别标准。它是常用的评价儿童少年营养状况的方法。HT/A偏低表示长期慢性营养不良；WT/HT偏低表示较急性的营养不良。评价方法有以下几种。

1. 中位数百分比评价法

该法是指通过计算儿童身高或体重的实际测量值达到同年龄、同性别参考标准中位数的百分比来进行营养评价的方法，有三个评价指标，即HT/A中位数百分比、WT/A中位数百分比、WT/HT中位数百分比。

计算公式：中位数百分比＝实测值/中位数值×100％。评价标准见表1-2-8和表1-2-9。

表 1-2-8　Gomez 分类评价法评价标准

评　价	参考标准体重（WT/A）中位数/％	参考标准身高（HT/A）中位数/％
营养正常	90～100（差值为10）	95～100（差值为5）
轻度营养不良	75～89（差值为14）	90～94（差值为4）
中度营养不良	60～74（差值为14）	85～89（差值为4）
重度营养不良	＜60	＜85

表 1-2-9　身高别体重中位数百分比评价标准

营养状况	身高别体重（WT/HT）中位数/％	营养状况	身高别体重（WT/HT）中位数/％
肥胖	≥120	中度营养不良	70～79（差值9）
适宜	90～119（差值29）	重度营养不良	≤69
轻度营养不良	80～89（差值9）		

案例： 某4岁5个月的男孩，实际身高103cm，实际体重13.5kg，用中位数法评价并

判断营养不良属于急性还是慢性。

查《儿童身高体重（HT/A，WT/A）标准表》得知：4 岁 5 个月大的男孩身高中位数为 106cm，体重中位数为 17.5kg，身高 103cm 的男孩体重中位数为 16.5kg。

（1）HT/A 中位数（%）计算与评价　103/106×100%=97%。在 95%～100%的范围内，身高正常。

（2）WT/A 中位数（%）计算与评价　13.5/17.5×100%=77%。在 75%～89%的范围内，属轻度营养不良。

（3）WT/HT 中位数（%）计算与评价　13.5/16.5×100%=82%。在 80%～89%的范围内，属轻度营养不良。

（4）营养不良的急慢性判断　WT/HT 偏低，属于较急性的营养不良。

2. 标准差评价法

该法是应用于同年龄、同性别参考数据的平均值和标准差进行评价的方法。其又分为三种方法。

（1）标准差等级评价法　标准差等级评价法是应用同年龄、同性别参考数据的平均值和标准差，将平均值加减 1 个标准差、2 个标准差，共分成 5 个等级范围。将调查对象的测量数值与相应性别年龄段的参考标准数据的等级范围相比较，判断属于哪一个范围，然后作出评价（表 1-2-10）。

表 1-2-10　标准差等级评价法的评价标准

等级	标准	等级	标准
上等	>（X 平均值+2S）	中下等	（X 平均值−1S）～（X 平均值−2S）
中上等	（X 平均值+1S）～（X 平均值+2S）	下等	<（X 平均值−2S）
中等	（X 平均值+1S）～（X 平均值−1S）		

（2）标准差指标评价法　标准差指标评价法有三个指标（表 1-2-11）。

表 1-2-11　标准差指标评价法

评价指标	等级	评价标准
体重不足	正常体重	（X 平均值+1S）～（X 平均值−1S）
	轻度体重不足	（X 平均值−1S）～（X 平均值−2S）
	中度体重不足	（X 平均值−2S）～（X 平均值−3S）
	重度体重不足	<（X 平均值−3S）
发育迟缓	正常生长发育	（X 平均值+1S）～（X 平均值−1S）
	气度发育迟缓	（X 平均值−1S）～（X 平均值−2S）
	中度发育迟缓	（X 平均值−2S）～（X 平均值−3S）
	重度发育迟缓	<（X 平均值−3S）
消瘦	正常体重	（X 平均值+1S）～（X 平均值−1S）
	轻度消瘦	（X 平均值−1S）～（X 平均值−2S）
	中度消瘦	（X 平均值−2S）～（X 平均值−3S）
	重度消瘦	<（X 平均值−3S）

体重不足（营养不良）：WT/A 低于中等范围。

发育迟缓（慢性较长期的营养不良）：HT/A 低于中等范围。

消瘦（急性近期的营养不良）：WT/HT 低于中等范围。

（3）标准差评分法 目前 WHO 根据标准差提出“标准差评分”（Z 评分）来表示测量结果，便于统计和比较，是目前对群体儿童评价的常用方法。计算公式如下。

Z 评分＝(儿童测量数据－参考标准中位数)/参考标准的标准差

Z 评分法包括年龄身高 Z 评分（HAZ）、年龄别体重 Z 评分（WAZ）、身高别体重 Z 评分（WHZ），其标准见表 1-2-12。

表 1-2-12 标准差评分标准

分值	评价	分值	评价
HAZ<－2	生长迟缓	WHZ>2	肥胖
WAZ<－2	低体重	WHZ<－2	消瘦
WAZ>2	超重		

案例：5 岁男孩，实际身高 120cm，体重 20kg。用标准差等级评价法、标准差指标评价法、标准差评分法评价该男孩的营养状况并判断急性或慢性营养不良。

查表得知 5 岁男孩身高中位数为 130cm，标准差为 3.5cm。体重中位数为 25kg，标准差为 3kg。身高 120cm 的体重中位数为 24kg，标准差为 1.0kg。

评价方法一：中位数百分比评价法。

① HT/A 中位数（%）的计算与评价：120/130×100%＝92%。在 90%～94%范围内，属轻度营养不良。

② WT/A 中位数（%）的计算与评价：20/25×100%＝80%。在 75%～89%范围内，属轻度营养不良。

③ WT/HT 中位数（%）的计算与评价：20/24×100%＝83%。在 80%～89%的范围内，属轻度营养不良。

④ 判断急慢性：HT/A 中位数（%）和 WT/HT 中位数（%）偏低，属于慢性伴有急性的营养不良。

评价方法二：标准差指标评价法。

① 体重不足指标（WT/A）

正常体重范围：　(25＋3)～(25－3)＝28～22

轻度体重不足范围：　(25－1×3)～(25－2×3)＝22～19

中度体重不足范围：　(25－2×3)～(25－3×3)＝19～16

重度体重不足范围：　<(25－3×3)＝16

该男孩的实际体重为 20kg，属轻度体重不足（轻度营养不良）。

② 发育迟缓指标（HT/A）

正常生长发育范围：　(130＋3.5)～(130－3.5)＝133.5～126.5

轻度发育迟缓范围：　(130－1×3.5)～(130－2×3.5)＝126.5～123

中度发育迟缓范围：　(130－2×3.5)～(130－3×3.5)＝123～119.5

重度发育迟缓范围：　<119.5

该男孩的实际身高为 120cm，属中度发育迟缓。

③ 消瘦指标（WT/HT）

正常体重范围：　(24＋1)～(24－1)＝25～23

轻度消瘦范围：　(24－1×1)～(24－2×1)＝23～22

中度消瘦范围：　(24－2×1)～(24－3×1)＝22～21

重度消瘦范围：　　　　＜21

该男孩的实际体重为20kg，属重度消瘦。

④ 急慢性判断：WT/A和WT/HT低于标准范围，属急性伴慢性营养不良。

评价方法三：标准差指标评分法。

① HAZ计算：HAZ=(120−130)/3.5=−2.86。评价：＜−2，生长迟缓。

② WAZ计算：WAZ=(20−25)/3=−1.67。评价：不存在低体重（营养不良）。

③ WHZ计算：WHZ=(20−24)/1=−4。评价：＜−2，属于消瘦。

④ 急慢性判断：急性HAZ、WHZ偏低，属急性伴慢性营养不良。

【案例三】 婴幼儿体检

【操作内容】 掌握婴幼儿身长、体重、头围、胸围等指标的测量方法。熟悉婴幼儿各项生长指标的意义。

测量6个月幼儿的身长、体重、头围、胸围等指标。

【操作要求】

① 测量幼儿身长、体重、头围、胸围等指标，依据指标判断其发育情况。

② 对幼儿的发育状况提出简单的喂养改进措施。

③ 书写幼儿身体发育状况报告。

【必备知识三】 婴幼儿体质检测与评价

婴幼儿生长是指整个身体或某些器官的增长，婴幼儿发育则表示身体机能成熟的程度。二者是同时进行、相互促进、相互制约、密不可分的。婴幼儿的生长发育方式在不同年龄阶段中的表现虽然不一样，但有共同的规律。从胚胎形成到出生、从出生到发育成熟是不同阶段的连续生长发育的过程，其生长发育的规律是年龄越小生长发育越快，年龄大了以后则减慢，直到停止。婴幼儿出生后第一年的前半年是生长发育最快的时期，后半年内速度变慢，以后速度再逐渐慢下来。

婴幼儿生长发育的测量以体重、身高（长）、头围、胸围和上臂围为主要指标。

1. 测量时间

婴幼儿生长发育的体格检查按月龄定期进行：1岁以内的婴幼儿每3个月一次；1～3岁的婴幼儿每年两次（每6个月一次）。一般每半年为婴幼儿测量一次身高，每隔1～3个月测一次体重。做好记录，并进行分析比较。对生长发育指标低于或高出正常范围的婴幼儿，应注意动态观察，并分析原因，采取有效的措施。

2. 使用器材

使用的器材为卧式量板（或量床），卧式量板由一长120cm的底板及在其一端与之垂直的顶板组成，另有一可以移动于底板纵槽上的足板。该足板必须与顶板平行，与底板垂直，在底板中线两侧要嵌有两条与长边平行的量尺，其刻度可读至0.1cm。

3. 测定步骤

① 将量板放在平坦地面或桌面。②让母亲脱去小儿鞋帽和厚衣裤，使其仰卧于量板中线上。③助手固定小儿头部使其接触头板。此时小儿面向上，两耳在一水平上，两侧耳郭上缘与眼眶下缘的连线与量板垂直。④测量者位于小儿右侧，在确定小儿平卧于板中线后，将左手置于小儿膝部，使其固定，用右手滑动滑板，使之紧贴小儿足跟，然后读数至小数点后一位（0.1cm）。表1-2-13为婴儿身高、体重、头围对照表。

表 1-2-13　婴儿身高、体重、头围生长对照表

年龄	月龄	体重/kg		身高/cm		头围/cm	
		男	女	男	女	男	女
新生儿	0 月	2.26～4.66	2.26～4.65	45.2～55.8	44.7～55.0	30.9～37.9	30.4～37.5
婴儿	1 月	3.09～6.33	2.98～6.05	48.7～61.2	47.9～59.9	33.3～40.7	32.6～39.9
	2 月	3.94～7.97	3.72～7.46	52.2～65.7	51.1～64.1	35.2～42.9	34.5～41.8
	3 月	4.69～9.37	4.40～8.71	55.3～69.0	54.2～67.5	36.7～44.6	36.0～43.4
	4 月	5.25～10.39	4.93～9.66	57.9～71.7	56.7～70.0	38.0～45.9	37.2～44.6
	5 月	5.66～11.5	5.33～10.38	59.9～73.9	58.6～72.1	39.0～46.9	38.1～45.7
	6 月	5.97～11.2	5.64～10.93	61.4～75.8	60.1～74.0	39.8～47.7	38.9～46.5
	7 月	6.24～12.20	5.90～11.40	62.7～77.4	61.3～75.6	40.4～48.4	39.5～47.2
	8 月	6.46～12.60	6.13～11.80	63.9～78.9	62.5～77.3	41.0～48.9	40.1～47.7
	9 月	6.67～12.99	6.34～12.18	62.5～80.5	63.7～78.9	41.5～49.4	40.5～48.2
	10 月	6.86～13.34	6.53～12.52	66.4～82.1	64.9～80.5	41.9～49.8	40.9～48.6
	11 月	7.04～13.68	6.71～12.85	67.5～83.6	66.1～82.0	42.3～50.2	41.3～49.0
1 岁	12 月	7.21～14.00	6.87～13.15	68.6～85.0	67.2～83.4	42.6～50.5	41.5～49.3
	15 月	7.68～14.88	7.34～14.02	71.2～88.9	70.2～87.4	43.2～51.1	42.2～50.0
	18 月	8.13～15.75	7.79～14.90	73.6～92.4	72.8～91.0	43.7～51.6	42.8～50.5
	21 月	8.61～16.66	8.26～15.85	76.0～95.9	75.1～94.5	44.2～52.1	43.2～51.0
2 岁	24 月	9.06～17.54	8.70～16.77	78.3～99.5	77.3～98.0	44.6～52.5	43.6～51.4
	27 月	9.47～18.36	9.10～17.63	80.5～102.5	79.3～101.2	45.0～52.8	44.0～51.7
	30 月	9.86～19.13	9.48～18.47	82.4～105.0	81.4～103.8	45.3～53.1	44.3～52.1
	33 月	10.24～19.89	9.86～19.29	84.4～107.2	88.4～106.1	45.5～53.3	44.6～52.3
3 岁	36 月	10.61～20.64	10.23～20.10	86.3～109.4	85.4～108.1	45.7～53.5	44.8～52.6
	39 月	10.97～21.39	10.60～20.90	87.5～110.7	86.6～109.4		
	42 月	11.31～22.13	10.95～21.69	89.3～112.7	88.4～111.3	46.2～53.9	45.3～53.0
	45 月	11.66～22.91	11.29～22.49	90.9～114.6	90.1～113.3		
4 岁	48 月	12.01～23.73	11.62～23.30	92.5～116.5	91.7～115.3	46.5～54.2	45.7～53.3
	51 月	12.37～24.63	11.96～24.14	94.0～118.5	93.2～117.4		
	54 月	12.74～25.61	12.30～25.04	95.6～120.6	94.8～119.5	46.9～54.6	46.0～53.7
	57 月	13.12～26.68	12.62～25.96	97.1～122.6	96.4～121.6		
5 岁	60 月	13.50～27.85	12.93～26.87	98.7～124.7	97.8～123.4	47.2～54.9	46.3～53.9
	63 月	13.86～29.04	13.23～27.84	100.2～126.7	99.3～125.3		
	66 月	14.18～30.22	13.54～28.89	101.6～128.6	100.7～127.2	47.5～55.2	46.6～54.2
	69 月	14.48～31.43	13.84～29.95	103.0～130.4	102.9～129.1		
6 岁	72 月	14.74～32.57	14.11～30.94	104.1～132.1	103.2～130.8	47.8～55.4	46.8～54.4
	75 月	15.01～33.89	14.38～32.00	105.3～133.8	104.4～132.5		
	78 月	15.30～35.41	14.66～33.14	106.5～135.6	105.5～134.2		
	81 月	15.66～37.39	14.96～34.40	107.9～137.6	106.7～136.1		

任务三　人体营养实验室检测

【任务导入】　营养缺乏病在出现症状前即所谓亚临床状态时，往往先有生理和生化改变。正确选择相应的实验室检测方法，可以尽早发现人体营养储备低下的状况，以便及时采取必要的预防措施。

【任务分析】　营养状况的实验室检查指的是借助生化、生理实验手段，发现人体

临床营养不足症、营养储备水平低下或营养过多，以便较早掌握营养失调征兆和变化动态，及时采取必要的常用的预防措施。有时为研究某些因素对人体营养状态的影响，也对营养水平进行研究测定。营养状况的实验室检查与膳食调查、临床检查资料结合进行综合分析，对于进行营养评价以及营养素缺乏病的正确诊断和制定防治措施等均有重要意义。

【案例一】 营养状况检测样品收集

【操作内容】

① 对头发样品进行收集、保存。

② 对尿液样品进行收集、保存。

③ 对粪便样品进行收集、保存和处理。

【必备知识一】 营养状况检测样品收集与保存

一、头发样品收集

人的头发存留着人的遗传信息、生理状态、营养状况乃至饮食习惯等全部信息，所以通过对它的分析可以获得人体一些基本营养信息，用作营养评价的参考指标。

1. 收集头发样品的目的和意义

（1）头发样本的基本情况　人的头发数量有 10 万～15 万根，头皮面积约 600cm^2，每平方厘米约有 200 根头发。头发的生长周期分为 3 个阶段，即生长期、休止期和脱落期。头发的生长期为 3～7 年，有的甚至长达 25 年，休止期为 3～4 个月。头发的生长速度是不一致的，并受到季节、年龄等因素的影响。头发平均每月生长 1～2cm，每年生长 15cm。头发的生长受神经及内分泌系统的控制及调节，特别受内分泌系统的影响较明显。

头发的主要成分是角蛋白，由多种氨基酸组成，其中以胱氨酸的含量最高，还含有黑色素和铁等无机元素，并能影响头发的颜色。检测头发中微量元素的含量可以用来评价机体一段时间内的实际营养状况。

（2）采集头发样本的意义

① 采用头发样本检测其中无机元素的含量，可以用来评价机体的营养状况和作为环境中某些元素污染的评价指标。测定头发中钙、铁、锌、铜、硒、镁、铬、铅、锰等元素，可反映机体内相应元素的水平。

② 头发的采集与其他生物样本的采集不同，不会对人体造成直接的影响，容易被儿童和家长接受。

③ 样本保存和运送方便，需要量少，保存时间长，有利于大样本量的收集。

2. 头发样本收集的部位

不同部位的头发中微量元素的含量不一样，头发生长时间不同，其无机元素含量也有差异。正确的方法应该是剪取被测者枕部发际处至耳后从发根部起 2～3cm 的头发。既不影响美观，更重要的是因为脑后枕部头发不受激素水平的控制，生长慢，可以反映更长时间的营养状况。

3. 头发样品的收集方法及注意事项

（1）头发样品的收集　准备不锈钢剪刀和干净塑料杯或塑料试管或者滤纸袋，不锈钢剪刀用纱布或滤纸擦干净。

被测者自然站立或坐在凳子上，梳辫子或盘发结的要解开辫子或松开发结，让头发披散着。收集者站在被测者身后，让被测者稍微低头。收集者左手戴上一次性手套，找到脑后枕部，在枕部发际至耳后处提起一小撮头发，右手握剪刀，从发根 1～2cm 处剪断。将头发放到干净的塑料杯或塑料袋或纸袋中。头发长的，需要将头发远端剪掉丢弃，只保留剪下的头发近端 3～5cm。将盛有头发的容器密封好，登记编号和姓名，室温保存。

(2) 注意事项

① 动作要轻柔，不能粗暴地将头发提起，以免被测者感到疼痛。剪头发时要小心，更不能剪到头皮。

② 一定要使用不锈钢剪刀，以防止头发被微量元素污染。

③ 位置要定位准确，不能只图方便，随便在某个位置剪一点头发。

④ 头发长的，只保留剪下的头皮近端 3～5cm，丢弃远端头发。

⑤ 剪下的头发不需太多，以免影响被测者发型的美观，但要给前处理洗涤时留出损失量，一般收集 1～2g 样品。

⑥ 如遇到枕后没有头发的儿童，可剪取其他部位的头发。

4. 采用头发标本评价机体营养状况的影响因素

微量元素检测属微量分析范畴，而且微量元素在自然界普遍存在，任何细微的内界、外界因素都可能影响其结果的可靠性，所以质量控制在微量元素分析过程中非常重要。头发样品检测中应该注意以下因素对检测结果的影响。

① 环境对头发的污染：人的头发长时间裸露在外，环境中的无机元素（如铅、锌、锶等）容易附着在头发上，导致检测结果与机体的实际水平不相符。

② 洗发剂或护发剂在头发中的残留：洗发剂或护发剂中含有无机元素（铅、锰等），洗发或护发后容易残留在头发上。

③ 头发生长在人体末端，代谢活动低，只能反映检测前某一时间段的水平，而不能反映近期变化。

④ 采集头发的部位不正确，也会影响结果。

⑤ 头发微量元素水平还与头发的处理（染、烫等）因素有关。

⑥ 头发中微量元素水平与当地环境中食物、水中微量元素水平有关，不同性别、年龄段的人群头发中微量元素含量也有差异，所以，用头发中的微量元素水平来评价机体的营养状况时，要选用当地的适当年龄段人群的正常参考值标准进行评价。

二、尿液样品收集

在营养学方面，检测尿液中的营养素及其代谢产物是重要的营养状况评价手段。它的应用主要有以下几点。

① 用于测定人体蛋白质和氨基酸代谢。

② 用于测定水溶性维生素的耐受实验和研究水溶性维生素的代谢。

③ 用于评价机体水溶性维生素的营养状况。

④ 用于研究人体矿物质（如钙、铁、锌等）的需要和代谢情况。

⑤ 研究评价尿糖、尿酸和药物等的代谢情况。

尿液收集根据目的和方法的不同可以分很多种类，收集不同种类尿液时具体操作方法和注意事项差别很大。

1. 尿液的种类

(1) 任意尿　又叫随机尿或随意一次尿，即留取任何时间的一次尿液，适用于门诊、急诊患者。本法留取尿液方便，但易受饮食、运动、用药等因素的影响，可致使临界浓度的物质和有形成分漏检，也可能出现饮食性糖尿或药物如维生素 C 等的干扰。

(2) 晨尿　即清晨起床后的第一次尿标本，为较浓缩和酸化的标本，血细胞、上皮细胞及管型等有形成分相对集中且保存得较好。晨尿受前一天膳食影响较小，其化学成分常较恒定，留取标本方便，尿液较为浓缩，故采用较多。

（3）餐后尿　通常于午餐后 2h 收集的尿液。此标本对病理性糖尿和蛋白尿的检出更为敏感，因餐后增加了负载，使已降低阈值的肾不能承受。此外由于餐后肝分泌旺盛，促进尿胆原的肠肝循环，而餐后机体出现的碱潮状态也有利于尿胆原的排出。因此，餐后尿适用于尿糖、尿蛋白、尿胆原等检查。

（4）白昼尿及夜间尿　分别留取白天 12h（早 8 点至晚 8 点）和夜间 12h（晚 8 点至次晨 8 点）的尿液，进行尿量、尿密度等对比测量，对心脏和肾脏疾病的诊断有一定价值。

（5）3h 尿　为了便于留取标本，有人提倡把留尿时间缩短为 3h，即准确留取早晨 6 时至 9 时的全部尿液。

（6）负荷尿　服用某种药品或营养素后某段时间内收集的尿液。负荷尿的收集一般在早饭后开始，先要求被检者排空膀胱中的尿液，然后口服维生素 B_1 5mg、维生素 B_2 5mg、烟酸 50mg、维生素 C 500mg（按测定需要选服或几种均服），最后将服药后 4h 内所排出尿液全部收集于棕色瓶中，量体积后取约 100mL 放入预先加有 100mg 草酸的小棕色瓶中。尿液混匀后调 pH 值至 4.0，即可测维生素 B_1、维生素 B_{12}、维生素 C 或 N_1-甲基烟酰胺的含量。

（7）24h 尿　尿液中的一些溶质（如肌酐、蛋白质、糖、尿素、电解质及激素等）在一天的不同时间内排泄浓度不同，为了准确定量，必须收集 24h 尿液。多数化学定量分析也必须收集 24h 混合尿，才能准确地代表每日从尿液中排出物质的量。24h 尿留取比较困难，一般在清晨 8 时嘱受检者排尿，并弃去。然后收集 24h 内的全部尿液，包括次晨 8 时整最后排出的尿液，量总体积。混合后取出约 60mL 于棕色瓶内，并在送检单上写明总尿量，从速送检。

2. 尿液的收集

以 24h 尿液收集为例。收集 24h 尿液需要能容纳 500mL 的收集瓶或尿杯和盛装 2L 以上的容器。

① 在收集容器上贴上标签，写上被检者的姓名、性别、年龄。

② 要求被检者清晨 8 时排空小便但不收集，收集此后至第二天清晨 8 时的所有尿液，包括排大便时排出的尿液也必须收集。

③ 盛装尿液的容器需放置在温度为 4℃ 的冰箱保存。24h 内每次收集在收集瓶或尿杯中的尿液需要及时倒进盛装尿液的容器中。

④ 收集完 24h 尿液后，测量总体积，并将尿液混匀。

⑤ 取出约 60mL 于棕色瓶内，并在送检单上写明总尿量，从速送检。

3. 尿液的保存

（1）尿液的保存方法　尿液是一种良好的细菌培养基，如不冷藏或防腐，在室温下细菌繁殖很快，引起样品分解、腐败，尤其是夏天细菌的繁殖更快。因此，尿液留取后应即时检验。若必须推迟检验，或收集 24h 的样本，则应放冰箱冷藏或加防腐剂。尿液的一般检查应在收到标本后迅速进行，如需保存可采用以下方法。

① 冷藏于 4℃　如果收集的尿液所要进行的检测不宜加防腐剂，最好放入 4℃ 冰箱保存。在收集 24h 尿液样本过程中，每次留取尿后应立即冷藏。

② 加入化学防腐剂　加入化学防腐剂的作用是抑制细菌生长和维持酸性。有不少化学防腐剂可用来抑制细菌生长，但要注意有些防腐剂可能对检验结果有影响，要选择合适的防腐剂。常用的有以下几种。

a. 福尔马林：40%（体积分数）或 37%（质量分数）的甲醛溶液，每升尿中加入 5mL 福尔马林溶液，用于尿管型、尿细胞防腐。但甲醛过量时可与尿素产生沉淀物，干扰显微镜检查。

b. 甲苯：每升尿中加 5～10mL 甲苯，充分振荡混合，或加在尿液表面，使其形成一薄层。甲苯为生化检验最合适的防腐剂，尤其适用于尿糖、尿蛋白等定量检查。

c. 麝香草酚：每升尿中加入小于 1g 的麝香草酚，既能抑制细菌生长，又能较好地保存尿中的有形成分，可用于化学成分检查。

d. 浓盐酸：一些物质的定量检测，加酸降低尿液 pH 值是最好的保存法。每升尿中加入 10mL 浓盐酸，可用于尿中 17-酮类固醇、17-羟类固醇、儿茶酚胺、肌酐、羟脯氨酸、尿钙、尿素、氨、总氮量等的定量测定。

e. 碳酸钠：卟啉在碱性尿中很稳定，加碳酸钠使尿碱化，可作为尿中卟啉测定的特殊保存剂。

f. 氯仿：尿液加少量氯仿，防腐效果比甲苯好。但能干扰尿糖测定，需煮沸去除氯仿后才能做尿糖检测。

g. 混合防腐剂：称取磷酸二氢钾 10.0g、苯甲酸钠 5.0g、苯甲酸 0.5g、乌洛托品 5.0g、碳酸氢钠 1.0g、氧化汞 0.1g，研细混匀，即为混合防腐剂。每 100mL 尿液加 0.5g 混合防腐剂即有防腐作用。此混合防腐剂不影响蛋白质和糖的定性实验。

收集 24h 尿液样品时，需及时将尿液保存在温度为 4℃的冰箱中，无冰箱且气温高时需加入防腐剂。不管采取何种措施进行保存，在条件许可的情况下应尽快送检。

（2）注意事项

① 收集容器要求清洁、干燥、一次性使用，有较大开口以便于收集；无化学干扰物质（如表面活性剂、消毒剂）混入；容器上有明显标记，如被检者姓名、编号、收集日期等，必须粘贴在容器上。

② 应留有足够的标本，任意一次尿标本至少留取 12mL，其余项目最好超过 50mL。如果收集的是定时尿，则容器应足够大并加盖，必要时加防腐剂，并且还要将尿液放置在阴凉避光处，防止阳光的照射。

③ 如需进行尿培养，应在无菌条件下用无菌容器收集中段尿液。

④ 要想获得准确的资料，必须掌握正确的收集方法，及时送检。标本不新鲜、受到污染、收集量不够等因素，都可以影响化验结果的准确性。尿标本收集后放置一段时间会发生细菌繁殖、蛋白变性、细胞溶解等。

4. 尿液用于营养评价的意义

① 用于测定人体蛋白质的需要量和氨基酸代谢实验。

② 用于测定水溶性维生素的耐受实验和研究水溶性维生素的需要量。

③ 用于评价矿物质的代谢。

④ 用于评价机体水溶性维生素的营养状况。

⑤ 用于研究人体矿物质（如钙、铁、锌等）的需要量。

三、粪便样品收集

正常粪便主要由消化后未被吸收的食物残渣、消化道分泌物、大量细菌和无机盐及水等组成。粪便检查的主要目的是了解消化道有无炎症、出血、寄生虫感染、恶性肿瘤等情况。根据粪便的性状、组成，可间接地判断胃肠、胰腺、肝胆系统的功能状况；了解肠道菌群分布是否合理，检查粪便中有无致病菌以协助诊断肠道传染病，进行营养代谢实验。如测定人体蛋白质、矿物质（如钙、铁、锌等）的需要量时常常要收集粪便，以便进行分析研究。

营养代谢实验常常要收集粪便，而且收集的时间较长，至少 3d。每天的样品要称重和记录，最后将所有样品混匀，称总重量，根据测定指标的要求打碎或匀浆，取粪便的全部或部分送检。要注意，每天收集的样品要放在冰箱内，并做上标记，作为部分粪便样品取舍的依据。

1. 粪便收集的种类

在检查中，由于检测项目不同，所需粪便的量也是不同的。一般来说，核桃大小（20～40g）的成形粪便或5～6汤匙的水样便对常规检查来说就足够了。如要做特殊检查（如离心或培养），则需要整次或整天甚至至3d的粪便。因此，可分为常规粪便标本和浓缩粪便标本的收集。

（1）常规粪便标本　通常采用自然排出的粪便，取一小块粪便放在纸盒内送检即可。标本不宜取得过少，以免干燥影响检验，一般取约拇指大小的一块即可。如为腹泻患者，应采取脓血或黏液部分送检。

（2）浓缩粪便标本　应将24h内排出的所有粪便收集于同一容器中送检，注意防止小便的混入。

2. 粪便的收集

（1）粪便的收集方法　粪便标本应收集在干净的广口容器中。若用250mL的纸盒收集，则要有蜡纸外包装和紧密封口，以防漏和丧失水分。也可以用有盖的塑料容器、玻璃容器收集粪便。另外还应有棉签或竹签等辅助工具。

① 在收集容器上贴上标签，写上被检者的姓名、性别、年龄、编号和检测内容。

② 向被检者介绍收集粪便标本的注意事项：采集标本时应使用干净的竹签，选取含有黏液、脓血等病变成分的粪便；外观无异常的粪便须从表面、深处等多处取材。

③ 被检者解出粪便，用竹签或棉签挑选指头大小一块粪便，连同竹签或棉签一并放入收集容器内。也可戴手套直接从粪便上采集。

④ 从速送到检验部门。

（2）注意事项

① 粪便检验应取新鲜的标本，盛器应洁净，不得混有尿液，不可有消毒剂及污水的污染，以免破坏有形成分，使病原菌死亡和污染腐生性原虫。粪便最好是直接收集在容器中，不能从便池的水中或土壤以及草地上收集，防止标本被水、尿和无关的物质污染。

② 找寄生虫虫体及做虫卵计数时应采集24h粪便。前者应从全部粪便中仔细搜查或过筛，然后鉴别其种属；后者应混匀后检查。做化学法潜血实验时，应于前3d禁食肉类及含动物血食物并禁服铁剂及维生素C。做粪胆原定量时，应连续收集3d的粪便，每天将粪便混匀称重后取出20g送检。做细菌学检查的粪便标本应采集于灭菌有盖的容器内，立即送检。做氮平衡或矿物质平衡实验收集粪便时应使用粪便标记物（如卡红），以区分不同代谢期间的粪便。

3. 粪便的保存

粪便本身含有大量细菌、水分、食物残渣、消化道分泌物等，粪便中的有形成分、阿米巴滋养体等容易分解破坏，粪便中的致病菌也容易被优势菌群的过度繁殖所掩盖，因此，要求粪便标本应尽快送检，尤其是检查痢疾阿米巴原虫或滋养体时应于排便后立即检查，不要超过10min，从脓血和稀软部分取材，寒冷季节标本传送及检查时均需保温。需要连续收集1d甚至几天的粪便标本，若地方偏远无条件立即检测时，需要根据不同检测目的采取不同的保存措施。

（1）固定保存　适用于寄生虫及虫卵检测。粪便可在聚乙烯醇（PVA）、硫柳汞-碘-甲醛（MIF）或其他的固定液中保存数周。

（2）冷藏保存　纸盒装的粪便标本不应直接放入冰箱，否则容易失水干燥，用有盖玻璃容器可延长冷藏保存时间，但冷藏时间不能太长（2～3d）。

（3）运送培养基保存　采集腹泻患者的粪便标本，用作致病菌检测时需保存于运送培养基中。

(4) 0.05mol/L 硫酸保存 做氮平衡实验时，实验期间收集的粪便应加入适量0.05mol/L 硫酸后保存。

(5) 冷冻保存 用于矿物质代谢研究的粪便样品可冷冻保存。

4. 粪便用于营养学研究的意义

① 用于测定人体蛋白质的需要量（氮平衡法）。

② 用于评价食物蛋白质的营养价值（氮平衡法）。

③ 用于研究人体矿物质（如钙、铁、锌等）的需要量。

④ 用于评价食物中矿物质的吸收率以及影响矿物元素吸收的因素。

⑤ 用于监测体内矿物质随粪便的排泄情况。

【案例二】 血红蛋白的测定（毫克分子消光系数法）

【操作目的】 血红蛋白是红细胞的主要内含物，是一种微红色的胶体物质，它由珠蛋白结合亚铁血红素而成。红细胞输送氧与二氧化碳的功能主要是通过血红蛋白完成的。测定血红蛋白的方法很多，一般有比色法（目视比色、光电比色）、比重法、血氧法、测铁法。血红蛋白测定能准确反映贫血的程度。在小细胞贫血时血红蛋白减少更明显；大细胞性贫血时红细胞的减少更严重。

【操作内容】 比色法测定血红蛋白

红细胞遇盐酸溶解释放出血红蛋白，并被酸化为褐色的酸化血红素，使亚铁血红素变成高铁血红素，其色泽深度与血红蛋白含量成正比。用水稀释后与标准色比较，求出每100mL 血液中所含的血红蛋白克数。正常人血红蛋白测定的参考值如下。

不同人群	男性	女性	新生儿
血红蛋白/(g/L)	120～160	110～150	180～190

实验器材：血红蛋白计、0.1mol/L HCl、刺血针、滤纸片、酒精棉球、乙醚、95%酒精、蒸馏水。

【操作步骤】

(1) 血红蛋白计 包括：①标准比色架，架的两侧镶有两个棕色标准玻璃色柱；②血红蛋白稀释管，有方形也有圆形的，两侧有刻度，一侧以g为计数单位，另一侧以百分率计，按我国情况，是以每100mL 血液内含血红蛋白14.5g为100%；③20mm^3血红蛋白吸管，还有玻璃棒、滴管。

(2) 用滴管加0.1mol/L HCl 于血红蛋白稀释管内，到刻度10（mm^3）处。

(3) 用刺血针刺破指尖采血，血滴宜大些。用血红蛋白吸管的尖端接触血滴，吸血至刻度20（mm^3）处（0.02mL）。

(4) 用滤纸片或棉球擦净吸管口周围的血液，将吸管插入血红蛋白稀释管的盐酸内，轻轻吹出血液至管底部，反复吸入并吹出稀释管内上层的盐酸，洗涤吸管多次，使吸管内的血液完全洗入稀释管内。摇匀或用小玻璃棒搅匀后，放置10min，使盐酸与血红蛋白充分作用。

(5) 把稀释管插入标准比色架两色柱中央的空格中，使无刻度的两侧面位于空格的前后方，便于透光和比色。

(6) 用滴管向稀释管内逐滴加入蒸馏水（每加一滴要搅拌），边滴边观察颜色，直至颜色与标准玻璃色柱相同为止。稀释管上液面的刻度读数即为每100mL血液血红蛋白的克数。

【操作注意事项】

① 吹血液入稀释管及洗净吸管时，不宜用力过猛。

② 蒸馏水需逐滴加入，多做几次比色，以免稀释过量。每次比色时，应将搅拌用的玻璃棒取出，以免影响比色。

③ 由于操作过程过长而造成吸管内血液凝固，堵塞管孔时，则要按下列溶液的顺序重复冲洗吸管，即用水→95%酒精→乙醚或丙酮。

【必备知识二】 血液样品收集

血液中不少化学成分可受饮食、药物以及离体后物理和化学因素的影响，因此，应在早晨空腹或禁食6h以上时采取血液，其分析结果才具有真实的代表性。

抗凝剂的选用是否适当会直接影响分析结果。同时，抗凝剂的用量是否合适也是十分重要的，用量不足达不到抗凝效果，用量过多又会妨碍测定。例如，用草酸钾抗凝时，若过量，则使应用苦味酸法测定的血糖结果偏低，测氮时加钠氏试剂后易发生浑浊。

一般用血量少的项目或分析项目不多，可从毛细血管取血（耳垂、手指尖或足跟部）。用血量较大或分析项目多，则以采静脉血为宜。

一、血液样品的种类

血液样品包括指血、耳垂血、足跟血、静脉血、眼眶取血等。

二、血样的收集

1. 采血前准备

(1) 采血容器　采耳垂血或指尖血、足跟血可用长150mm、孔为1.5mm的玻璃毛细管或聚乙烯管，每管以盛装2/3～3/4管为宜，以留作封口。采静脉血一般用注射器。采血器具及装血样的容器都必须经过严格清洗及消毒，以防污染而影响结果。

(2) 抗凝剂　血液抗凝剂种类繁多，常用的抗凝剂有草酸盐、枸橼酸盐、EDTA钠盐、肝素等。好的抗凝剂应该是用量少、溶解快、不带进干扰实验的杂质和不改变细胞的形态。草酸钾最为常用，通常先配成10%的溶液，分装在洁净的小瓶或试管内，每瓶0.2mL（含草酸盐20mg），在80℃下烘干后加塞备用，可使10mL血液不凝。若血量减少，可按每毫升加2mg草酸钾抗凝。肝素也是较为常用的抗凝剂，一般1mL血液需用肝素0.1～0.2mg或20U（1mg相当于126U），可先配成1mL含10mg的肝素水溶液，每瓶加0.1mL，在60℃下烘干，加塞备用，可使5～10mL血液不凝。

(3) 其他　离心机、冰箱、试管或离心管、试管架等。

2. 血样的采集

不管是采末梢血还是静脉血，血样的采集都需要由专业人员进行操作。

(1) 末梢采血　末梢血采集主要有耳垂取血和指尖取血两种方法，婴儿也可在脚后跟取血。一般选取左手无名指内侧采血，该部位应无冻疮、炎症、水肿、破损。如该部位不符合要求，以其他手指部位代替。对于烧伤患者，可选择皮肤完整处采血。由于部分血液常规检测（如白细胞计数、分类等）受生理因素影响波动过大，比较时宜使条件尽量一致。涉及体内出血、凝血功能的检测项目（如血小板计数、出血时间或凝血时间等）的检测，一定要注意了解患者是否用过抗凝或促凝药物，以便减少或避免干扰因素的影响。

先将采血手指充分按摩或浸于温水中片刻，使血流旺盛。用75%乙醇棉球消毒皮肤，取血者用左手紧捏采血手指的指端上部，用右手持消毒的直形三棱针或弹簧刺血针刺破指端，刺入深度一般为2mm左右，依皮肤厚薄而定。第一滴血用棉球拭去，然后用采血管吸取或用小试管盛接血液。

在冬季从寒冷的室外进到室内后不要立即取血，应待身体暖和后，特别是待采血的耳垂和手暖和起来。在采指血前不要用冷水或热水刺激手，并应保持手指干燥。

采耳垂血时应将耳垂上的耳环等挂饰物取下，采血后不要立即挂上。采血后应用消毒棉球或其他消毒止血物品压紧针刺破处，不要触及脏物，不要立即浸水洗手。

（2）静脉采血　用血量较多时，多采用静脉采血。采血器材应用一次性注射器，应严格遵守无菌操作程序。对于采血部位，成人多用肘前静脉，肥胖者也可用腕背静脉。肘前或腕背静脉采血时，一般采取坐位，患者特别是重病患者可躺在床上，手臂下面垫一枕头使前臂伸展，系好压脉带，请被采血者紧握拳头数次，按摩采血部位，使静脉扩张，用碘酒、乙醇消毒皮肤，采血者左手固定静脉，右手持注射器穿刺，见有血后，抽取所需血量。要注意，在拔针前放松压脉带，以免发生血肿。拔针后用消毒棉球轻压针眼，弯曲前臂2～3min。

（3）血清或血浆的分离　血液离开血管后，血液凝固系统即被激活，血液凝固并析出血清，因此采血后必须尽快加以处理，并尽快进行检验，否则将影响结果的准确性。

血清和血浆都需要采血后立即分离，不宜搁置，离心速度不应太高。如不能及时分离，应放于4℃的冰箱保存，切勿将全血冰冻。在4℃冰箱内保存不能超过72h。

常用的化学或生化方法大多用血清进行。若需血清标本，则直接将血液注入清洁的试管或小瓶内，待其凝固后取上层的血清即可。若用全血或血浆进行检验，应将血液注入含有抗凝剂的试管或小瓶内，盖塞后，立即轻轻混匀，并尽快分离出血浆和各成分，可用离心机3000r/min离心10～15min。血浆的分离比血清要快且量多，血清和血浆的区别在于血浆含有纤维蛋白原而血清没有，其他成分完全相同。

3. 血样保存

温度对血样中某些成分的影响极大，如血清在38℃放置1h维生素C可受破坏，胡萝卜素在室温下也仅能保存数小时。在某些分析项目中，血清样品在4℃可保存数天，在−30℃以下的冷冻箱中可放置几周、几个月乃至数年，但在放置过程中应注意严密封口，严防水分流失。

4. 注意事项

（1）在采血操作中应防止溶血　注射器及针头应干燥、清洁，抽血后应将针头取下，将血沿管壁慢慢注入试管，不可注入气泡。血液注入试管或小瓶后，不能用力摇动。

（2）按所涉及检验目的需要，一般采用抗凝的静脉全血或血清。有些试验（如血糖、血脂等）受饮食及昼夜因素影响较大，一般以清晨空腹血标本为宜。有些指标因在血中衰变较快（血清酶活性测定，如ACP活性等），在0～4℃储存时活性减弱，这些项目检测必须及时而快速。有些（如肌酸激酶等）受运动等因素影响较大。涉及血钾、LDH等的测定要注意避免发生溶血。

思考题

1. 常用的膳食调查方法有哪些？各有什么优缺点？
2. 中国居民膳食指南的主要内容有哪些？怎样运用中国居民膳食宝塔评价被调查者的膳食模式？
3. 膳食调查结果的评价包括哪些方面？
4. 怎样计算人日数、标准人日数、体质指数？评价儿童体格发育的常用指标和计算方法有哪些？
5. 怎样进行头发、血液、尿液及粪便样品的收集与保管？

6. 血液中血红蛋白含量的多少是否能反映机体的健康状况？为什么？

7. 测定血红蛋白的实际意义是什么？

8. 盐酸量的多少及作用时间长短对结果会产生什么影响？为什么？

参考文献

[1] 王光慈．食品营养学．第 2 版．北京：中国农业出版社，2001.
[2] 王维群．营养学．北京：高等教育出版社，2001.
[3] 李胜利．营养与膳食．北京：人民卫生出版社，2004.
[4] 蔡东联．实用营养学．北京：人民卫生出版社，2005.
[5] 蒋云升．烹饪卫生与安全学．第 2 版．北京：中国轻工业出版社，2006.
[6] 张仁庆．烹饪基础理论．北京：时代经济出版社，2006.
[7] 孙远明．食品营养学．北京：科学出版社，2006.

项目二　人体日常所需能量营养素

学习目标

1. 掌握能量的基本知识，掌握人体能量需求。

2. 了解蛋白质营养失调对人体的影响。掌握必需氨基酸的概念及氨基酸需要量模式，了解必需氨基酸的重要性。了解蛋白质的评价方式，正确评价蛋白质营养价值。

3. 了解和掌握脂类的组成及功能；掌握磷脂、必需脂肪酸的生理功能。学习和掌握脂类在消化道中的消化、吸收、运输、代谢等基本过程。

4. 了解碳水化合物在食品加工中的加工特性；掌握碳水化合物的消化与吸收途径。掌握碳水化合物的功能与代谢的基本原理。

5. 了解膳食纤维的概念及化学组成；掌握膳食纤维的物化特性和生理功能。

6. 学习维生素的概念、种类及其生理功能，掌握各种维生素在膳食中的应用，防止在饮食中不恰当地摄入维生素。

7. 了解水在体内的分布和水缺乏与过量时的危害，熟悉水的生理功能。

8. 了解矿物质的种类和功能；了解食品的酸碱性；了解矿物质的生物有效性。

任务一　食物能量计算

【任务导入】 人体通过摄取食物获得能量，食物中如蛋白质这些大分子化合物，不能直接被人体吸收，需先被消化后才能被吸收。食物消化和吸收的过程直接影响营养素被人体利用的效果，因此首先了解食物的消化与吸收状况。

【任务分析】 通过了解人体的消化与吸收系统，掌握食物的消化与吸收过程，以及人体所需营养素的代谢情况，为掌握营养配餐技能做理论准备。

【案例】 食物能量的计算

【操作内容】 某社区服务中心的一名营养师，对从事出租车司机职业的一名43岁男性居民的一日食物及营养素的摄入量的调查数据如下。

食物名称	大米	瘦猪肉	鸡肉	豆腐干	鸡蛋	马铃薯	芹菜	色拉油
摄入量/g	690	80	100	75	50	150	300	35

请根据上述案例回答以下问题。

① 根据上表中的数据，分析该男子摄入蛋白质、脂肪及碳水化合物提供的能量。

② 根据以上结果和中国居民膳食营养素推荐量评价该男子能量、蛋白质和脂肪的摄入情况。

【必备知识】 食物能值的确定

一、能量

能量是人类赖以生存的基础。人们为了维持生命、生长、发育、繁殖后代和从事各种活动，每天必须从外界获取一定物质和能量。热量是营养素中潜在的能量，在人体内经过生物氧化以后放出供给机体所需。

1. 能量的作用与意义

人体的一切活动都与能量代谢分不开。人体所需要的能量主要来自食物，食物能量最终来源是太阳能。由植物利用太阳能，通过光合作用，把二氧化碳、水和其他无机物转变成有机物，供生命所需，并将生命过程的化学能直接或间接地保存在 ATP 的高能磷酸键中。

食物消化吸收后，为人体提供必需的营养与能量。其一般来源于蛋白质、脂肪和碳水化合物三大产热营养素。人类摄取食物中的能量以维持所有生命活动和从事劳动与社会活动。

多年来，营养学界表示热量单位习惯于用“卡（cal）”或“千卡（kcal）”表示。1kcal 是把 1000mL 水在标准大气压下由 14.5℃升高到 15.5℃所需要的能量。现在国际上通用的单位是“焦耳（J）”，1J 是 1N 的力作用在一质点上，使它在力的方向上移动 1m 所做的功。营养学上，使用最多的是其 1000 倍的单位，即“千焦（kJ）”，1kJ 的 1 千倍为“兆焦（MJ）”。在营养学上热量的需要量较大，故在文献上多使用“MJ”。

两种能量单位换算公式如下。

1kcal＝4.184kJ　　　　1kJ＝0.239kcal

1000kcal＝4184kJ＝4.184MJ　　　　1000kJ＝1MJ＝239kcal

2. 能值及其测定

食物中具有供能作用的物质如碳水化合物、脂肪和蛋白质被称为三大产能营养素。碳水化合物和脂肪彻底燃烧时的最终产物均为二氧化碳和水。蛋白质在体外燃烧时的最终产物是二氧化碳、水和氮的氧化物等。

食物能值是食物彻底燃烧时所测定的能值，亦称“物理燃烧值”，或称“总能值”。生理能值即机体可利用的能值。在体内，碳水化合物和脂肪氧化的最终产物与体外燃烧时相同，因考虑到机体对它们的消化、吸收情况（如纤维素即不能被人类消化），故二者的生理能值与体外燃烧时稍有不同。

在食物的构成成分中，只有碳水化合物、脂肪和蛋白质对食物的能量构成具有实际意义。大多数的其他成分，或者在代谢过程中本身就不产生能量（无分解变化或反应过程中产能很少或需要能量），如水、无机盐、维生素和酶等；或者在食品中的含量很小，没有实际产能意义，如呈味成分等。营养学上将碳水化合物、脂肪和蛋白质这三种营养素称为“供能营养素”。每克碳水化合物、脂肪和蛋白质在体内氧化所产生的能量值也称为“能量系数”。营养学中常用能量系数来反映产能营养素在体内代谢产能的多少。

除碳水化合物、脂肪和蛋白质是三大能量营养素外，酒中的乙醇也能提供较高的能量。

1g 碳水化合物产生能量为 16.7kJ(4.0kcal)。

1g 脂肪产生能量为 36.7kJ(9.0kcal)。

1g 蛋白质产生能量为 16.7kJ(4.0kcal)。

1g 乙醇产生能量为 29.3kJ(7.0kcal)。

身体内的能量，一方面不断地释放出热量，维持体温的恒定并不断地向环境中散发，另一方面作为能源可维持各种生命活动的正常进行。

在营养学中，食物粗卡价值是指食物在体外完全氧化反应（燃烧）所释放出的热量，一般使用弹式量热计测定。食物在机体内经过氧化反应后所释放出来的热量值就是食物生理卡价值。食物生理卡价值要低于粗卡价值。两者的关系为：

生理卡价值＝粗卡价值×(1－消化吸收损失率)

一般情况下，健康人从食物中摄取的能量和所消耗的能量保持平衡状态，否则就会引起体重增加或减轻。能量物质产生的能量比较见表 2-1-1。

表 2-1-1　能量物质产生的能量比较

能量物质	碳水化合物	脂肪	蛋白质
粗卡价值/(kJ/g)	17.15	39.54	23.64
各物质在体内的消化吸收率/%	98	95	92
各物质在体内提供的能量/(kJ/g)	16.81	37.56	16.74

3. 人体能量消耗

人体对能量的需要与其消耗的能量相等。成年人消耗的能量用于以下几方面：基础代谢、体力活动和食物的特殊动力作用。对于生长发育中的儿童，还包括生长发育和身体各种组织增长和更新所需要的能量。对于孕妇、乳母还包括生长发育和分泌乳汁等的能量消耗见图 2-1-1。

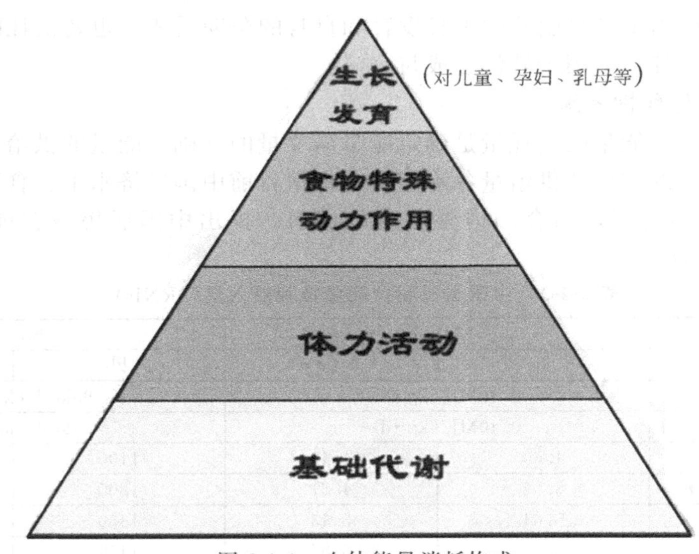

图 2-1-1　人体能量消耗构成

(1) 基础代谢的能量消耗　基础代谢是维持生命最基本活动所必需的能量需要，即在机体处于空腹 12～14h，睡醒静卧，室温保持在 26～30℃，无任何体力活动和紧张思维活动，全身肌肉松弛，消化系统安静状态下测定的能量消耗。这实际上是机体处于维持最基本的生命活动状态下，即用于维持体温、脉搏、呼吸、各器官组织和细胞基本功能等最基本的生命活动所需的能量消耗。基础代谢受许多因素的影响，如年龄、性别、体质类型、环境因素、应急状态等。一般来说，男性基础代谢比女性高，儿童和青少年比成年人高，寒冷气温下的人群基础代谢高于温热气温下的人群，一切应急状态（如创伤、发热等）都可使基础代谢升高。

(2) 体力活动的能量消耗　每日从事各种活动消耗的能量，主要取决于体力活动的强度和持续时间。体力活动一般包括社会活动、职业活动、家务活动和休闲活动等，其中以职业活动消耗的能量差别最大。一般依据劳动强度的不同划分为三级（表 2-1-2）。

表 2-1-2　中国成人活动水平分级

活动水平	职业工作时间分配	工作内容举例	PAL	
			男	女
轻	75%时间坐或站立 25%时间站着活动	办公室工作、修理电器钟表、售货员、酒店服务员、化学实验操作、讲课等	1.55	1.56
中	25%时间坐或站立 75%时间特殊职业活动	学生日常活动、机动车驾驶、电工安装、车床操作、金工切割等	1.78	1.64
重	40%时间坐或站立 60%时间特殊职业活动	非机械化农业劳动、炼钢、舞蹈、体育运动、装卸、采矿等	2.10	1.82

（3）食物的特殊动力作用　食物的特殊动力作用（SDA）也称食物的热效应（TEF），是指人体摄食过程中引起的能量消耗额外增加的现象，即摄食后一系列消化、吸收、合成活动及营养素和营养素代谢产物之间相互转化过程中所消耗的能量。不同食物或营养素增加的能量不同，进食碳水化合物时可增加其本身所产热量的 5%～6%，蛋白质为 30%，脂肪为 4%～5%。一般成人摄入混合膳食，每日 SDA 相当于基础代谢的 10%，约 627kJ。

（4）生长发育　婴幼儿、儿童、青少年生长发育所需的能量主要用于形成新的组织及组织的新陈代谢，孕妇为了满足胎儿的生长发育和自身的孕期需要，也要消耗能量。乳母的能量消耗除自身的需要外，也用于乳汁合成与分泌。

4. 能量的供给与食物来源

（1）能量的供给　能量的消耗量是确定能量需要量的基础。能量的供给也应依据能量的消耗而定，不同人群的需要和供给量各不相同，根据目前中国经济水平、食物水平、膳食特点及人群体力活动的特点，结合国内外已有的资料，提出中国居民膳食能量推荐摄入量（RNIs）如表 2-1-3 所示。

表 2-1-3　中国居民膳食能量推荐摄入量（RNIs）

年龄/岁	MJ/d		kcal/d	
	男	女	男	女
0～	0.40MJ/(kg·d)[1]		95kcal/(kg·d)[1]	
0.5～	0.40MJ/(kg·d)[1]		95kcal/(kg·d)[1]	
1～	4.60	4.40	1100	1050
2～	5.02	4.81	1200	1150
3～	5.64	5.43	1350	1300
4～	6.06	5.85	1450	1400
5～	6.70	6.27	1600	1500
6～	7.10	6.70	1700	1600
7～	7.53	7.10	1800	1700
8～	7.94	7.53	1900	1800
9～	8.36	7.94	2000	1900
10～	8.80	8.36	2100	2000
11～	10.04	9.20	2400	2200
14～	12.13	10.04	2900	2400
18～				
轻体力活动	10.04	8.80	2400	2100
中体力活动	11.30	9.62	2700	2300
重体力活动	13.38	11.30	3200	2700
孕妇(4～6 个月)		+0.84		+200
孕妇(7～9 个月)		+0.84		+200

续表

年龄/岁	MJ/d		kcal/d	
	男	女	男	女
乳母		＋2.09		＋500
50～				
轻体力活动	9.62	7.91	2300	1900
中体力活动	10.87	8.36	2600	2000
重体力活动	13.00	9.21	3100	2200
60～				
轻体力活动	7.94	7.53	1900	1800
中体力活动	9.20	8.36	2200	2000
70～				
轻体力活动	7.94	7.10	1900	1700
中体力活动	8.80	7.94	2100	1900
80～	7.94	7.10	1900	1700

① 为 AI，非母乳喂养应增加 20%。

注：1kcal＝4.184kJ。

三大产能营养素在总能的供给中应有一个大致适宜的比例。过去西方国家的高脂肪、高蛋白膳食结构给当地居民的身体健康带来许多不良影响。根据我国的饮食特点，成人以碳水化合物供给的能量占总能量的 55%～65%，脂肪占 20%～30%，蛋白质占 10%～15%为宜。年龄越小，蛋白质及脂肪供能占的比例相应增加。

（2）能量的食物来源 人体所需的能量来源于食物中的碳水化合物、脂肪和蛋白质三种产能营养素。正常条件下，碳水化合物是主要能量来源，其次是脂肪，蛋白质的主要作用不是供能。中国膳食热量主要来源于粮谷类和薯类，因其含碳水化合物较多。油料作物中富含脂肪，大豆和硬果类含丰富的油脂和蛋白质，是膳食热量辅助来源之一；动物性食物一般比植物性食物含有较多的脂肪和蛋白质，也是膳食热量的重要构成部分；至于蔬菜、水果含热量较少，但硬果类例外，如花生、核桃等可含有大量油脂，从而具有很高的热量。不管是哪种食品，都应有一定的营养密度。从总的情况来看，在人体所需热量和各种营养素之间应保持一定的平衡关系。

【拓展知识】 食物的消化与吸收

一、消化系统概况

人体所摄食的食物是一种非常复杂的混合物，其中所含的营养素，只有水、无机盐和某些维生素等能够直接被人体吸收。而蛋白质、脂肪、多糖这些物质不能被人体直接吸收，必须先在消化道内进行分解，将结构复杂的大分子物质变成结构简单的小分子物质，才能被人体吸收利用。通常我们把食物在消化道内分解成为可以吸收的小分子物质的过程称为消化。食物的消化包括机械性消化和化学性消化两个过程，两者之间是相互联系、相互促进的。消化后的营养成分通过消化管壁进入血液和淋巴的过程叫做吸收。消化和吸收这两个生理过程正常进行，对于人体的新陈代谢、生长发育和从事各种活动所需营养的供给，都有着非常重要的意义。

1. 消化与吸收的概念

食物在消化道内分解成能被生物体吸收利用的小分子物质的过程称为消化，消化作用的化学反应机制是水解作用。食物经过消化后，透过消化道黏膜进入血液或淋巴液循环的过程称为吸收。消化和吸收是两个紧密联系的过程。除了水、无机盐、维生素、单糖、氨基酸和某些脂质以外，其他高分子营养素（多糖、蛋白质、肽和一部分脂质）在被吸收利用以前，都必须先经消化液（唾液、胃液、胰液和肠液）中各种酶的催化下水解。

食品的消化有两种形式：一种是靠消化液及其酶的作用，把食品中的大分子物质分解成可以被吸收的小分子物质，叫化学性消化。另一种是靠消化道运动如口腔的咀嚼和消化管的蠕动把大块食物磨碎，叫物理性消化（机械性消化）。两者之间是相互联系、相互促进的。

2. 消化系统组成

食物在人体内的消化与吸收是通过消化系统来完成的。消化系统由消化道和消化腺两部分组成。

（1）消化道　消化道是一条从口腔到肛门的肌性管道，它既是食物通过的管道，又是食物消化、吸收的场所。根据位置、形态和功能的不同，消化道可分为口腔、咽、食管、胃、小肠（十二指肠、空肠、回肠）、大肠（盲肠、阑尾、升结肠、横结肠、降结肠、乙状结肠、直肠）和肛门，全长 8～10m。消化道可以通过蠕动、节律性分节运动、摆动和紧张性收缩等方式混合食物和推进食物（图 2-1-2）。

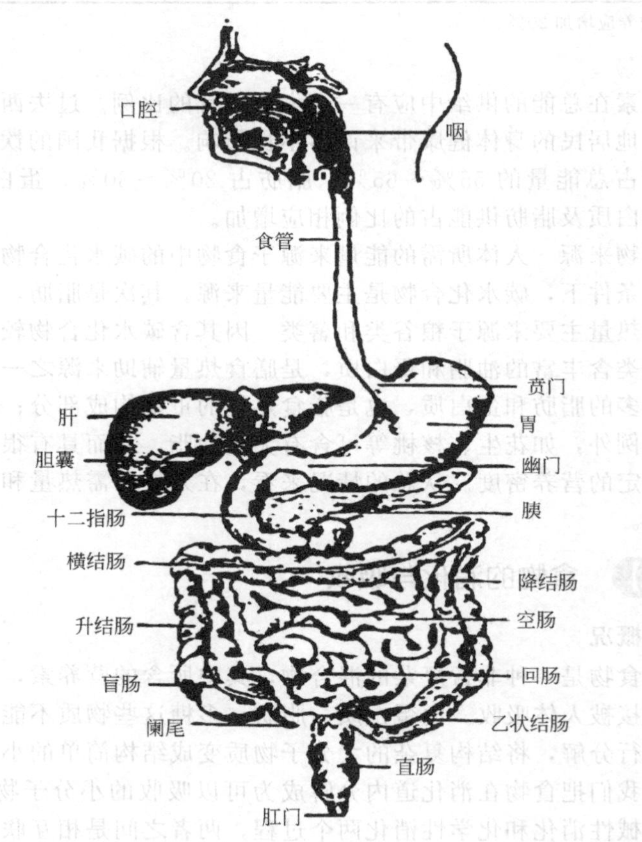

图 2-1-2　消化系统

（2）消化腺　消化腺是分泌消化液的器官，主要有唾液腺（包括腮下腺、颌下腺、舌下腺）、胃腺、胰、肝和肠腺等。这些消化腺有的就存在于消化道的管壁内，如胃腺、肠腺，其分泌液直接进入消化道内，有的则存在于消化道外，如唾液腺、胰和肝，它们有专门的腺管将消化液送入消化道。

二、食物的消化与吸收

1. 食物的消化

食物的消化过程可分为三个阶段：口腔内消化、胃内消化、小肠消化。在这三个阶段中分别由不同的消化腺分泌的消化液消化（表 2-1-4）。消化液中含有许多成分，其中消化酶是重要的成分。

表 2-1-4　各种消化液的分泌量及主要消化作用

消化液	分泌量/(L/24h)	pH	消化食物	产物
唾液	1～1.5	6.6～7.1	淀粉	麦芽糖(中间产物)
胃液	1.5～2.5	0.9～1.5	蛋白质	蛋白胨、多肽(均是中间产物)
胆汁	0.5～1.0	6.8	脂肪	乳化的脂肪微粒
胰液	1.0～2.0	7.8～8.4	淀粉、蛋白质、脂肪	葡萄糖、氨基酸、甘油、脂肪酸
小肠液	1.0～3.0	7.6	淀粉、蛋白质、中间产物、乳化脂肪	葡萄糖、氨基酸、甘油、脂肪酸

（1）口腔消化　口腔的主要消化功能就是通过咀嚼把进入口腔内的大块食物初步磨细切碎并与唾液混合形成食团，以利于食物的吞咽。食物在口腔内主要是进行机械性消化，经牙齿的咬切、撕裂、咀嚼，将大块的食物磨碎，再经舌的搅拌，使食物与口腔中分泌的唾液充分混合。唾液中含有淀粉酶，能将粮谷类食品中的淀粉变成麦芽糖。如在吃米饭或馒头时，久嚼不咽就会感觉有甜味，这就是淀粉在口腔内变成麦芽糖了。由于食物在口腔中停留时间短，所以淀粉不能完全被消化。如果吃东西时狼吞虎咽，不细嚼慢咽，或牙齿不好，就不能很好地发挥口腔消化作用。唾液中除了淀粉酶外，还有黏蛋白，它可使食物润滑，易于吞咽，使食物由食管经贲门进入胃。因为唾液中只有淀粉酶，所以脂肪和蛋白质在口腔中没有什么变化。

（2）胃内消化　胃的主要功能有暂时储存食物、对食团进行化学性消化和机械性消化而形成食糜，同时也能调节食糜进入十二指肠的速度，从而调节消化吸收的快慢。

食物进入胃后需要进行消化。胃有两种功能。一种是暂时储存食物。成年人的胃一般可容纳 1～2L 的食物，所以饱餐后食物在胃内可停留较长时间，使食物得以慢慢地进入十二指肠，这就保证了食物在小肠内充分消化和吸收。食物在胃内停留时间的长短与食物的性质和量有密切关系。另一种是消化食物。当食物进入胃时，胃壁就逐渐舒张，以容纳食物，同时，胃壁肌肉也开始有节奏地蠕动，蠕动作用是将胃内的食物搅动，使其和胃液充分混合，成为粥状食糜，胃的蠕动还能把食糜推送到十二指肠，如果暴饮暴食，会引起急性胃扩张，反而使胃的蠕动减弱或者丧失。

胃黏膜内有胃液，它分泌一种无色透明的酸性胃液，成年人每天可分泌 1.5～2.5L 胃液。胃液中含有三种主要成分，即胃蛋白酶、胃酸和黏液。胃蛋白酶能够使食物中的蛋白质分解成为分子较小的蛋白脲和蛋白胨。胃酸即胃液中的盐酸，胃酸能使无活性的蛋白酶原变成有活性的蛋白酶，并为蛋白酶创造适宜的酸性环境，同时还有杀死随食物进入胃内细菌的作用。胃酸进入小肠后可刺激胰液、胆汁和小肠液的分泌。胃酸造成的酸性环境有助于小肠对铁和钙的吸收。胃黏液有润滑作用，可减少食物对胃黏膜的损伤，也能减少胃酸、胃蛋白酶对胃黏膜的侵蚀，它对胃有保护作用。

胃液分泌受不同食物的影响，蔬菜、蛋白质类食物（浓肉汤、鸡汤、骨头汤和各种煮熟的蔬菜）促进胃液分泌作用较强，碳水化合物也有促进胃液分泌的作用，脂肪类食物则抑制胃酸的分泌，使食物在胃内停留时间较长。

食糜由胃进入小肠的过程称为胃的排空。一般食物入胃后 5min 就开始有部分排入十二指肠，但完全排空需要 4～6h，胃排空的时间与食物的量和性质有关，一般流质食物比固体食物排空快。各类食物中碳水化合物排空较快，蛋白质较慢，脂肪更慢。因此，人们吃了油腻的食物后不易饥饿就是这个原因。混合性食物排空时间为 4～5h。

(3) 小肠内消化　小肠是食物消化的主要场所。胰液是含有碳酸氢钠和各种消化酶的碱性液体。食糜先被这些碱性消化液中和，然后它所含的高分子营养素即受各种消化酶作用而分解。胆汁含有胆酸盐，能乳化脂肪，使其能更好地分散在水中，有利于它的消化和吸收。小肠腺分泌的肠液中也含有多种消化酶，能进一步对食物进行消化分解。

胃内的食糜进入小肠后，因带酸性，刺激胰腺分泌胰液，肝脏分泌胆汁，小肠黏膜分泌小肠液。胰液是由胰腺分泌的一种碱性消化液，成年人每天分泌1～2L，其中含有一些重要的酶类，如胰淀粉酶、胰蛋白酶和胰脂肪酶等。胰淀粉酶能将食物中的淀粉分解为麦芽糖，并在麦芽糖酶的作用下进一步将麦芽糖分解为葡萄糖。胰蛋白酶能将蛋白质分解成胨、胨、肽，并进一步分解成氨基酸。胰脂肪酶能将脂肪分解成甘油和脂肪酸。由此可见，胰液是消化液中最强的一种。因此，当胰腺功能受损时（如慢性胰腺炎），食物的消化将明显受到影响，这时在患者的粪便中就可出现未消化的肉类、纤维和脂肪微粒。

胆汁是由肝脏分泌的一种金黄色或深绿色、味苦的碱性液体。它平时储存在胆囊中，当食物进入小肠后，引起胆囊收缩，胆汁就排入十二指肠中，成年人每天分泌胆汁1～1.5L。胆汁中不含消化酶，其成分除水外，还有胆色素、胆盐、胆固醇、卵磷脂等。其中最重要的成分是胆盐，它的主要作用，一是使脂肪乳化变成极细小的脂肪微粒，这样一方面加大了胰脂肪酶和脂肪接触面积，有利于脂肪酶对脂肪的分解，另一方面被乳化的脂肪微粒有一部分可以直接被肠黏膜所吸收；二是增加胰脂肪酶的活性，从而加速对脂肪的分解。

小肠液是由小肠黏膜分泌的一种弱碱性液体。成年人每天分泌1～3L。小肠液含有多种与消化有关的酶，对食物中三大营养素成分都有消化作用。其中主要的消化酶有淀粉酶、麦芽糖酶、蔗糖酶、乳糖酶、脂肪酶、肠肽酶等。这些酶和胰液中的消化酶及胆盐相互配合，把食物中的多糖和双糖分解成单糖，把脂肪分解成甘油和脂肪酸，把蛋白胨、胨和多肽分解成氨基酸。这样食物在小肠内就彻底地完成了化学分解，消化成完全可以被肠壁吸收的物质。

例：食物中的三大营养素在消化管内的消化过程如下。

$$\text{淀粉}\xrightarrow[\text{（口腔、小肠）}]{\text{唾液、胰、肠淀粉酶}}\text{麦芽糖}\xrightarrow{\text{胰、肠麦芽糖酶}}\text{葡萄糖}$$

$$\text{脂肪}\xrightarrow[\text{乳化作用}]{\text{胆盐}}\text{脂肪微粒}\xrightarrow[\text{肠脂肪酶}]{\text{胰脂肪酶}}\text{甘油和脂肪酸}$$

$$\text{蛋白质}\xrightarrow[\text{胰蛋白酶}]{\text{胃蛋白酶}}\text{胨、胨、多肽}\xrightarrow[\text{胰肽酶}]{\text{肠肽酶}}\text{氨基酸}$$

2. 食物的吸收

人体消化道的不同部位，对消化后的各种营养物质有不同程度的吸收功能，口腔和食管基本上不吸收什么物质，但口腔黏膜可吸收少量的药物（如硝酸甘油），胃只能吸收少量的水分和酒精，大肠只能吸收少量的水分、无机盐和一部分维生素。消化后的绝大部分营养物质，主要是由小肠吸收的，所以小肠是消化食物、吸收营养物质的主要场所。

(1) 吸收的方式　食物经消化后的各种营养物质，主要在小肠内被吸收。吸收作用是十分复杂的，小分子物质的吸收有两种方式：一种是被动吸收，一种是主动吸收。

被动吸收取决于膜内外被吸收物质的浓度差、物质分子的大小与电荷状态等因素，这是一种简单的物理化学过程，它包括滤过、扩散、易化扩散等作用。

主动吸收作用有高度的选择性，所以各种物质吸收的速度便不相同，以几种己糖为例，吸收速度依次为：半乳糖＞葡萄糖＞果糖＞甘露糖，而戊糖又慢于己糖。

(2) 吸收的部位　营养物质的吸收主要在小肠里进行，小肠的结构具有与吸收作用相适应的条件。小肠黏膜细胞的正常代谢功能是维持正常的吸收机制的必要条件。人的小肠很长，有5～6m，是消化道最长的一段，肠黏膜具有环状皱褶并拥有大量绒毛及微绒毛。绒毛为小肠黏膜的微小突出结构，长度为0.5～1.5mm，密度为10～40个/毫米^2，绒毛上再分布微绒毛，其中分布有微血管、乳糜管（淋巴管）和神经。由于皱褶与大量绒毛、微绒毛的存在，构成了巨大的吸收面积（总吸收面积达200～400m^2），加上食物在小肠内停留时间较长，为3～8h，平均为5h，这些都是对小肠吸收的有利条件。

吸收作用是一个复杂的生理过程，它包括物理过程和化学过程两个方面。物理过程有过滤、扩散、渗透等作用；化学过程主要是由小肠壁上皮细胞的主动运输而产生作用的。

一般认为碳水化合物、蛋白质和脂肪的消化产物，大部分是在十二指肠和空肠吸收，当其到达回肠时通常均已吸收完毕。回肠被认为是吸收功能的储备，但是它能主动吸收胆汁盐和B族维生素。大肠虽然也有一定的吸收能力，但食糜经过小肠后绝大部分可吸收物质都已被吸收，剩下的几乎是不可吸收的废物，所以大肠的主要功能是大量吸收水分以浓缩肠内腐渣，形成粪便。

（3）物质的吸收途径　营养物质的吸收通过两条途径进行：一是通过微血管经过肝门脉系统入肝，再运向身体各部；另一是通过乳糜管吸收，物质由淋巴系统经过胸导管再进入血液。碳水化合物、蛋白质（以氨基酸的形式）、水、无机盐、水溶性维生素等约有90%以上是通过微血管被吸收的，而脂肪及脂溶性物质则主要通过乳糜管被吸收。

（4）影响吸收的因素　影响吸收的因素有被吸收物的理化性质（如分子量大小、溶解度、分子形状和浓度等）、小肠的生理功能状态（蠕动、吸收面积、一些特殊的生理和病理状况等）和食物在消化系统中的停留时间。

① 碳水化合物的吸收：肠壁对葡萄糖、果糖和半乳糖的吸收速度是：半乳糖稍快于葡萄糖，而果糖则比葡萄糖慢一般。此外戊糖的吸收慢于己糖。葡萄糖和半乳糖的吸收是一种主动转运过程，通过一种专一性的载体系统并消耗能量，且可逆浓度梯度进行。果糖吸收不是主动转运，而是通过简单的扩散被动运输。

各种单糖进入肠壁后，由小血管输送到门静脉，然后送入肝脏。进入肝脏后的单糖一方面可以转化为糖原储存在肝脏里，另一方面半乳糖和果糖也转化为葡萄糖，通过血液输送到全身各细胞中去。葡萄糖由血液送到机体各组织细胞后，进行氧化分解，释放能量，满足机体各种能量的需要（如产生热量、各种合成能等），机体所有生理活动需要的能量均由葡萄糖氧化分解提供。

② 蛋白质的吸收：绝大部分蛋白质被分解为氨基酸后才可被小肠吸收。吸收的主要部位在小肠上段，其吸收途径与葡萄糖相似。但有些未经消化的蛋白质或蛋白质的不完全分解产物（如胨、胨、肽），也可能被小肠极少量地吸收，因此有些人对食物有过敏反应，可能是由于某些蛋白质被直接吸收引起的。

③ 脂肪的吸收：脂类的吸收主要在十二指肠的下部和空肠上部。脂肪消化后形成甘油、游离脂肪酸、单酰甘油酯以及少量二酰甘油酯和未消化的甘油三酯（三酰甘油酯）。短链和中链脂肪酸组成的甘油三酯容易分散和被完全水解。短链和中链脂肪酸循门静脉入肝；长链脂肪酸组成的甘油三酯经水解后，其长链脂肪酸在肠壁被再次酯化为甘油三酯，经淋巴系统进入血液循环。在此过程中胆酸盐将脂肪进行乳化分解，有利于脂肪的水解、吸收（图2-1-3）。

各种脂肪酸的极性和水溶性均不同，其吸收速率也不相同。吸收率的大小依次为短链脂肪酸>中链脂肪酸>不饱和长链脂肪酸>饱和长链脂肪酸。脂肪酸水溶性越小，胆盐对其吸收的促进作用也越大。甘油水溶性大，不需要胆盐即可通过黏膜经门静脉吸收入血。

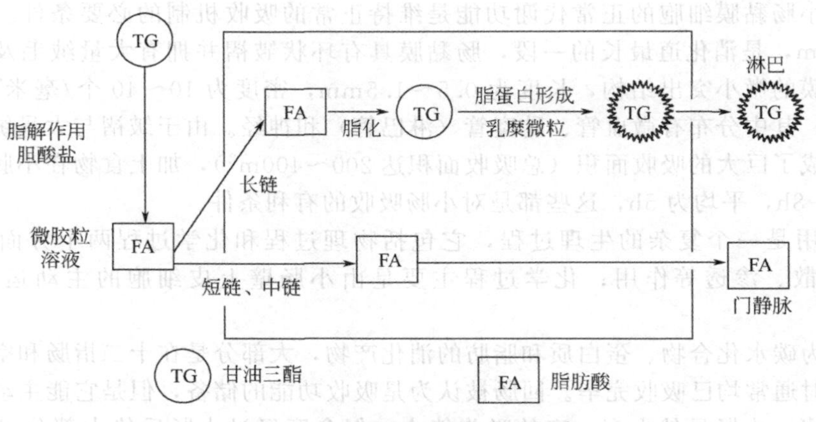

图 2-1-3 黏膜细胞吸收脂肪示意

大部分食用脂肪均可被完全消化、吸收、利用。如果大量摄入消化吸收慢的脂肪，很容易使人产生饱腹感，而且其中的一部分尚未被消化吸收就会随粪便排出；那些易被消化吸收的脂肪，则不易令人产生饱腹感，并很快就会被机体吸收利用。

一般脂肪的消化率为95%，奶油、椰子油、豆油、玉米油与猪油等都能全部被人体在6～8h消化，并在摄入后的2h可吸收24%～41%，4h可吸收53%～71%，6h达68%～86%。婴儿与老年人对脂肪的吸收速度较慢。脂肪乳化剂不足可降低吸收率。若摄入过量的钙，会影响高熔点脂肪的吸收，但不影响多不饱和脂肪酸的吸收，这可能是钙离子与饱和脂肪酸形成难溶的钙盐所致。

人体从食物中获得的胆固醇，称作“外源性胆固醇”，为10～100mg/d，多来自于动物性食品。由肝脏合成并随胆汁进入肠腔的胆固醇，称作“内源性胆固醇”，为2～3g/d。肠吸收胆固醇的能力有限，成年人胆固醇的吸收速率约为每天10mg/kg。大量进食胆固醇时吸收量可加倍，但最多每天吸收2g（上限）。内源性胆固醇约占胆固醇总吸收量的一半。食物中的自由胆固醇可由小肠黏膜上皮细胞吸收，胆固醇酯则经过胰胆固醇酯酶水解后吸收。肠黏膜上皮细胞将甘油三酯等组合成乳糜微粒时，也把胆固醇掺入在内，成为乳糜微粒的组成部分，吸收后的自由胆固醇又可再酯化为胆固醇酯。胆固醇并不是百分之百吸收，自由胆固醇的吸收率比胆固醇酯高；禽卵中的胆固醇大多数是非酯化的，较易吸收；植物固醇如β-谷固醇，不但不易被吸收，而且还能抑制胆固醇的吸收，可见食物胆固醇的吸收率波动较大。通常食物中的胆固醇约有1/3能够被吸收。

④ 水和无机盐的吸收：水的吸收主要在小肠，大肠也可以吸收食物残渣中的水分。各种无机盐只有在溶解状态下才能被吸收，吸收后的水和无机盐经绒毛内的毛细血管进入血液循环。

⑤ 维生素的吸收：各类维生素主要在小肠中吸收。维生素C摄取后2～3h，血液中的浓度最高，3～4h后即可排出，一部分被代谢分解，一部分转化为抗坏血酸-α-硫酸酯，另外多余的部分则以还原型或氧化型抗坏血酸的形式从尿排出。

肠道功能不佳者维生素B_1吸收受阻。此时尽管食物中维生素B_1充足，但仍可出现明显的维生素B_1缺乏症。健康人体内维生素B_1总量约为25mg，不能大量储存，摄食过多时由尿排出，故需每天从食物摄取。

维生素B_2只有少量在组织中存留，体内的耗竭时间为60～180d，量大时即可经尿排出，胆汁、乳汁和皮肤也可排出维生素B_2。

膳食中的维生素D在胆汁的作用下，与脂肪一起被吸收，在小肠乳化形成胶团被吸收进入血液。维生素 D 在体内要经过活化才具有生物活性。吸收后可储存于肝脏，也可存留于脂肪、心脏、肌肉等，当膳食缺乏维生素 D 时可供应用。

食物在小肠经过消化吸收后，剩下的残渣进入大肠，食物的残渣在大肠内停留时间很长，一般在十多个小时或以上。

大肠黏膜能分泌碱性黏液，使肠腔润滑，便于食物残渣通过。大肠液中不含或只含少量的消化酶，因此没有明显的消化作用。但大肠内有很多细菌，它们能使食物残渣腐败发酵，这一过程中产生一些对人体有害的产物；但另一方面，肠内细菌也能合成一些对人体有用的物质，如维生素 K 和维生素 B 复合体。

大肠也有一定的吸收功能，能将食物残渣中的水、盐类和少量剩余的营养物质进一步吸收。残渣经过细菌的腐败作用后变成粪便排出体外。

任务二　食物的营养素评价

【任务导入】人体在生命活动过程中，一切生命活动都需要能量，了解人体如何通过食物获得能量与营养是执行食品营养保健的基础。

【任务分析】能量是人体维持生命活动所需要的热量。人体所需要的热量都来自产热的营养素，人体要维持健康的体魄，对食物的能量及营养素的需求是怎样的呢？

【案例一】食物营养价值评价

【操作内容】 使用食物成分表，请用 AAS 和 PDCAAS 法对大豆和小麦的蛋白质营养进行评价。

【操作要求】

① 列出评价工作程序的要点。

② 根据计算公式，填写表格的相关内容（表 2-2-1）。

③ 根据计算，评价出两种食物蛋白质的营养价值，并给出相关建议。

表 2-2-1　食物蛋白质营养评价（AAS 和 PDCAAS 法）

氨基酸	人体氨基酸模式/[mg/g(蛋白质)]	大豆			面粉	
		氨基酸含量/(mg/100g)	氨基酸含量/[mg/g(蛋白质)]	AAS	氨基酸含量/[mg/g(蛋白质)]	AAS
异亮氨酸	40					
亮氨酸	70					
赖氨酸	55					
蛋氨酸＋胱氨酸	35					
苯丙氨酸＋酪氨酸	60					
苏氨酸	40					
色氨酸	10					
缬氨酸	50					
总计	360			—		—
蛋白质含量		35.0g/100g(大豆)			8.6g/100g(蛋白质)	
蛋白质真消化率		90%			93%	

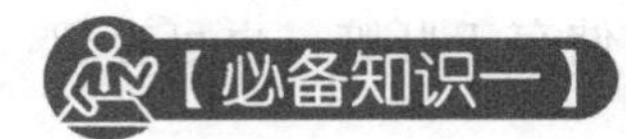

【必备知识一】 食物中的供能营养素

一、蛋白质

1. 概述

（1）蛋白质的组成 蛋白质的主要组成元素是碳、氢、氧、氮，大多数的蛋白质还含有硫，少数含有磷、铁、铜和碘等元素。如表 2-2-2。

表 2-2-2 比较典型的蛋白质元素组成 单位：%

元素	碳	氮	氢	硫	磷	氧
组成	51.0～55.0	15.5～18.0	6.5～7.3	0.5～2.0	0～1.5	21.5～23.5

各种蛋白质的含氮量虽不完全相等，但差异不大。一般蛋白质的含氮量按 16%计。从元素组成来看，蛋白质是人体所需氮的唯一来源，碳水化合物和脂肪都无法取代。

（2）蛋白质的基本构成单位 蛋白质是氨基酸的聚合物。由于构成蛋白质的氨基酸的数量、种类和排列顺序不同而形成了各种各样的蛋白质。因此可以说蛋白质的营养实际上是氨基酸的营养。目前，各种生物体中发现的氨基酸已有 180 多种，但常见的构成动植物体蛋白质的氨基酸只有 20 种。

（3）蛋白质的生理功能

① 蛋白质是人体内构成和修复组织的重要成分：蛋白质占人体重量的 16%～19%，是机体所有组织和细胞的主要成分。在生命的任何阶段，如身体的成长、发育和维持健康都离不开它，没有蛋白质就没有生命。人体内的蛋白质始终处于不断分解又不断合成的动态平衡之中，人体每天约有 3%的蛋白质参与代谢，不同年龄的人合成代谢速率不同，例如婴幼儿对蛋白质的代谢速率最快。

机体生长发育及补充新陈代谢所损失的氮，都需要从食物获得氮源，食物只有提供含必需氨基酸种类齐全、配比适当的蛋白质，才能保证机体的生长和发育，达到组织蛋白不断更新和修复的目的。

② 蛋白质是人体内重要的生命调节物质基础：由蛋白质构成的酶类催化体内一切物质的分解和合成；激素是机体内分泌细胞制造的一类化学物质，其作用是调节体内生理活动并稳定体内环境，许多激素（如胰岛素、肾上腺素、甲状腺素等）都是含氮物质，这些物质的合成必须有足够的蛋白质供给；人体内含有一定的免疫球蛋白，对外界某些有害因素具有一定的抵抗力；细胞膜和血液中的蛋白质担负着各类物质的运输载体；机体细胞内、外体液的渗透压必须保持平衡，这种平衡是由电解质和蛋白质的调节而达到的。此外，血液的凝固、视觉的形成、人体的肌肉运动等都与蛋白质有关，所以蛋白质是生命的物质基础。

③ 蛋白质是重要的供能物质：蛋白质属于三大能量营养素之一，当机体需要时，可被代谢分解，释放能量。食物中每克蛋白质在体内约产生 16.7kJ 的热量。碳水化合物和脂肪具有节约蛋白质的作用。

通常，蛋白质的供能是由体内旧的或已经破损的组织细胞中的蛋白质分解，以及由食物中一些不符合机体需要或者摄入量过多的蛋白质燃烧时所放出的。人体每天所需的能量约有 14%来自蛋白质。

④ 蛋白质赋予食品重要的功能特性：蛋白质可以赋予食品重要的功能特性，如肉类成熟后持水性、嫩度增加，大大提高了肉的可口性；蛋糕中利用鸡蛋白蛋白的起泡性等。

2. 蛋白质的营养评价及人体需要量

评价食物蛋白质的营养价值，对于食品品质的鉴定、新的食品资源的研究和开发、指导人群膳食等许多方面都是十分重要的。食物中蛋白质营养价值的高低，主要取决于其所含必需氨基酸的种类、含量及其相互比例是否与人体内的蛋白质相近似的情况。

（1）必需氨基酸与非必需氨基酸

① 氨基酸的作用及组成：氨基酸是蛋白质的组成成分，在人体营养和生理上占有重要地位，人体对蛋白质的需求实际上就是对氨基酸的需求。氨基酸的作用主要表现在以下 5 个方面。

a. 合成或修补组织蛋白质，以补充人体新陈代谢中被分解掉的同类蛋白质；

b. 合成或转变为其他氨基酸，如苯丙氨酸可转变为酪氨酸、蛋氨酸可合成为半胱氨酸等；

c. 进入氨基酸的分解代谢过程，其含氮部分通常转变成尿素；

d. 合成蛋白质以外的含氮化合物，如嘌呤、肌酸等；

e. 作为生热营养素，在代谢过程中释放出能量，供机体需要。

人体对蛋白质的需要实际就是对氨基酸的需要。吸收后的氨基酸只有在数量和种类上都能满足人体需要，身体才能利用它们合成自身的蛋白质。营养学上将氨基酸分为必需氨基酸和非必需氨基酸两类。

在构成人体蛋白质的 20 多种氨基酸中，大多数是可以在人体内直接合成或由其他氨基酸转变而来的，少数人体是不能合成或合成速度较慢，满足不了人体新陈代谢的需要，必须由食物蛋白质供给。从人体营养学角度，可将构成人体蛋白质的 20 种氨基酸划分为必需氨基酸、半必需氨基酸、非必需氨基酸三类。

a. 必需氨基酸：指人体必需但自身不能合成，或者合成的速度不能满足机体需要，必须由食物蛋白质供给的氨基酸。必需氨基酸通常有 8 种，即异亮氨酸、亮氨酸、赖氨酸、蛋氨酸、苯丙氨酸、苏氨酸、缬氨酸、色氨酸。此外，组氨酸对婴儿来说也是必需氨基酸。

b. 半必需氨基酸：半胱氨酸和酪氨酸可分别由蛋氨酸和苯丙氨酸转化而来，当膳食中半胱氨酸和酪氨酸充足时，可减少蛋氨酸和苯丙氨酸的消耗，因此有人将半胱氨酸和酪氨酸称为“半必需氨基酸”或“条件必需氨基酸”。在计算食物必需氨基酸组成时，往往将蛋氨酸和半胱氨酸、苯丙氨酸和酪氨酸合并计算。

c. 非必需氨基酸：并不是说人体不需要这些氨基酸，而是说人体可以自身合成或由其他氨基酸转化而得到，不一定非从食物直接摄取不可。这类氨基酸包括谷氨酸、丙氨酸、精氨酸、甘氨酸、天门冬氨酸、胱氨酸、脯氨酸、丝氨酸等。有些非必需氨基酸如胱氨酸如果供给充裕还可以节省必需氨基酸中蛋氨酸和苯丙氨酸的需要量。

② 必需氨基酸的需要量与需要模式

a. 必需氨基酸的需要量：人体对氨基酸的吸收是根据人体新陈代谢的需要，按比例进行的。联合国粮农组织规定 8 种人体必需氨基酸的比例为：亮氨酸 17.2%、异亮氨酸 12.9%、缬氨酸 14.1%、赖氨酸 12.5%、苏氨酸 10%、蛋氨酸 10.7%、苯丙氨酸 19.5%、色氨酸 3.1%。由于构成人体组织细胞的蛋白质的氨基酸有一定的比例，所以人们对每种必需氨基酸的需要也有一定数量和比例的要求，如人体所需的亮氨酸比色氨酸要多 4 倍，否则会产生生物拮抗作用，从而影响蛋白质的生物合成，甚至会引起负氮平衡，即尿、粪、汗排出的总氮量超过膳食中摄取的氮，但是如果补充缺乏的必需氨基酸，则又可迅速恢复人体新陈代谢所需的氮正平衡。构成人体组织蛋白质的各种氨基酸有一定的比例，膳食蛋白质所提供的必需氨基酸除数量充足外，其相互间的比例也应恰当，食物蛋白质中的氨基酸才能被机体充分利用。

b. 氨基酸需要量模式：人体蛋白质以及食物蛋白质在必需氨基酸的种类和含量上存在着差异，营养学上用氨基酸模式来反映这种差异。某种蛋白质中，各种必需氨基酸之间的相互比例称为氨基酸构成比例或氨基酸模式。计算方法是将该种蛋白质中的色氨酸含量定为1，分别计算出其他必需氨基酸的相应比值，这一系列的比值就是该种蛋白质氨基酸模式。

食物蛋白的氨基酸模式与人体蛋白越接近，在被人体消化吸收时，越容易被机体充分利用，其营养价值也相对越高。当食物中任何一种必需氨基酸缺乏或过量，可造成体内氨基酸的不平衡，使其他氨基酸不能被利用，影响蛋白质的合成。因此，在饮食中提倡食物多样化，将多种食物混合食用，使必需氨基酸互相补充，使其模式更接近人体的需要，以提高蛋白质的营养价值，这种现象称为"蛋白质的互补作用"。

若膳食中蛋白质的氨基酸构成比例与机体的需要不相符合，一种必需氨基酸的数量不足，其他氨基酸也不能充分利用，蛋白质合成就不能顺利进行。相反，一种必需氨基酸过多，也会对其他氨基酸的利用产生影响。此外，人在不同年龄阶段对必需氨基酸的要求也不同，因此在食物选择上有着一定差别。如表 2-2-3。

表 2-2-3 中国部分食物蛋白氨基酸模式

氨基酸	人体	全鸡蛋	牛乳	猪瘦肉	牛肉	大豆	面粉	大米
异亮氨酸	4.0	3.6	2.2	11.7	7.4	2.8	4.5	5.8
亮氨酸	7.0	4.0	4.5	24.5	14.6	5.3	9.6	9.1
赖氨酸	5.5	4.2	3.8	26.3	15.9	4.4	3.1	3.7
蛋氨酸＋半胱氨酸	3.5	2.4	1.9	10.3	3.7	1.7	5.3	5.7
苯丙氨酸＋酪氨酸	6.0	5.9	4.5	25.7	9.7	7.0	10.6	17.8
苏氨酸	4.0	3.0	1.8	15.3	8.5	2.6	3.8	3.1
缬氨酸	5.0	3.5	2.9	13.3	3.2	2.5	5.3	5.6
色氨酸	1.0	1.0	1.0	1.0	1.0	1.0	1.0	1.0

(2) 蛋白质的质与量

① 食物中蛋白质的含量：虽然蛋白质的含量不等于质量，但是没有一定数量，再好的蛋白质其营养价值也有限，所以蛋白质含量是食物蛋白质营养价值的基础。食物中蛋白质含量的多少固然不能决定一种食物蛋白质营养价值的高低，但其含量的多少应是评价蛋白质的基础，不能脱离含量而单纯考虑营养价值。因为即使营养价值很高，但含量太低，也不能满足机体需要，就无法充分发挥蛋白质的应有作用。

食物中蛋白质含量测定一般使用微量凯氏定氮法，测定食物中的氮含量，再乘以由氮换算成蛋白质的换算系数，就可得到食物蛋白质的含量。多数蛋白质的平均含氮量为16%，将测得蛋白质的含氮量×6.25(100/16=6.25)即为蛋白质含量。实际上各种蛋白质的换算系数不同，准确计算时，应分别采用不同的蛋白质换算系数（表 2-2-4）。

表 2-2-4 常用食物蛋白质的换算系数

食物	蛋白质换算系数	食物	蛋白质换算系数
稻米	5.95	棉籽	5.3
全小麦	5.83	荞麦	6.31
玉米	6.25	混合菜肴	6.25
大豆	5.71	肉	6.25
花生	5.46	蛋	6.25
芝麻	5.3	乳	6.38

不同膳食蛋白质含量不同。一般动物性食物蛋白质含量高于植物性食物，含量多在10%～20%；豆类含量在20%～40%；粮谷类居中，含量在6%～10%；薯类、蔬菜、水果类等含量较低。日常食物中，一般粮谷类每500g含蛋白质40～56g；豆类110～170g；蔬菜5～10g；肉类100g；蛋类60～64g；鱼类70～90g；乳类15～20g。

② 完全蛋白与不完全蛋白：食物蛋白质中必需氨基酸的种类、含量和相互间的比值对

蛋白质的营养价值有着极大的影响。其种类、含量和比值愈接近或符合人体组织蛋白质中各种氨基酸的需要量时，生物学价值就越高，亦即蛋白质的营养价值越高。几种食物蛋白质必需氨基酸的含量及比值见表 2-2-5。

表 2-2-5 几种食物粗蛋白的必需氨基酸含量及比值 单位：mg/g

必需氨基酸	氨基酸记分模式		鸡蛋蛋白质		人乳蛋白质		牛乳蛋白质		面粉蛋白质	
	含量	比值	含量	比值	含量	比值	含量	比值	含量	比值
色氨酸	10	1	16.1	1	17	1	14.5	1	11.4	1
苯丙氨酸	60	6.0	56.3	3.5	72	4.2	51.7	3.6	45.5	4.0
苏氨酸	65	5.5	56.2	3.5	66	3.6	81.7	5.0	25.5	2.2
蛋氨酸	35	3.5	34.1	2.1	42	2.5	30.3	2.1	14.1	1.2
亮氨酸	70	7.0	92.5	5.7	93	5.5	105.2	7.3	71.3	6.3
异亮氨酸	40	4.0	50.3	3.1	40	2.4	50	3.1	35.9	3.1

必需氨基酸	牛肉蛋白质		大豆蛋白质		米蛋白质		花生蛋白质			
	含量	比值	含量	比值	含量	比值	含量	比值		
色氨酸	11.0	1	12.2	1	16.3	1	10	1		
苯丙氨酸	37.0	3.4	47.5	3.9	47.0	2.9	51	5.1		
苏氨酸	76.2	6.9	60.5	5.0	37.9	2.3	30	3.0		
蛋氨酸	26.9	2.4	10.8	0.9	19.3	1.2	10	1.0		
亮氨酸	77.2	7.0	95.8	7.9	90.7	5.6	67	6.7		
异亮氨酸	40.5	3.7	42.4	3.5	33.6	2.1	46	4.6		

蛋白质可按照其营养价值分为三类：完全蛋白质、半完全蛋白质和不完全蛋白质。

a. 完全蛋白质：这类蛋白质所含的必需氨基酸种类齐全、数量充足、比例恰当。这一类蛋白质不但可以维持人体健康，还可以促进生长发育。例如乳、蛋、鱼、肉中的蛋白质都属于完全蛋白质。

b. 半完全蛋白质：这类蛋白质所含氨基酸虽然种类齐全，但其中某些氨基酸的数量不能满足人体的需要。它们可以维持生命，但不能促进生长发育。例如小麦中的麦胶蛋白便是半完全蛋白质，含赖氨酸很少。

c. 不完全蛋白质：指缺乏人体所需的一种或多种必需氨基酸，单纯靠它们既不能促进生长发育，也不能维持生命。例如肉皮中的胶原蛋白、植物蛋白等为不完全蛋白。

（3）蛋白质消化率

① 蛋白质消化率的概念及计算：蛋白质消化率是指膳食蛋白质被机体消化酶消化分解的程度。某种蛋白质的消化率高，则表示蛋白质容易被消化酶分解为氨基酸，被机体吸收利用得越多，营养价值越高。食物蛋白质的消化率用该蛋白质中被消化、吸收的氮量与其蛋白质的含氮总量的比值表示。蛋白质消化率的测定，首先分别测定试验期间摄入的食物氮、排出的粪氮和粪代谢氮，然后根据下列公式计算。

$$蛋白质消化率(\%)=\frac{氮吸收量}{摄入氮量}\times 100\%$$

$$=\frac{摄入氮量-(粪氮-粪代谢氮)}{摄入氮量}\times 100\%$$

蛋白质消化率不仅反映了蛋白质在消化道内被分解的程度，同时还反映消化后的氨基酸和肽被吸收的程度，可分为表观消化率和纯消化率（真消化率）。上式的计算结果是食物蛋白质的真消化率。在实际应用中，往往不考虑粪代谢氮，这种消化率叫做表观消化率。显然，表观消化率比真消化率低。

$$表观消化率(\%)=\frac{摄入氮-粪氮}{摄入氮}\times 100\%$$

$$纯消化率(\%)=\frac{摄入氮-(粪氮-内源粪氮)}{摄入氮}\times100\%$$

粪氮是指粪中排出的氮量，表示食物中不能被消化吸收的氮。

内源粪氮（也称“粪代谢氮”）是指脱落的肠黏膜细胞和死亡的肠道微生物氮。

当受试者在进食足够的热量但又完全不含蛋白质的情况下，从粪中测得的氮量称为内源粪氮。在测定食物蛋白质消化率时，如不减去内源粪氮（即不去除内源粪氮）所得的结果称为纯消化率（即“真消化率”），而一般多测定表观消化率。

② 影响蛋白质消化率的因素：蛋白质的消化率常受不同食物、加工烹调方法和人体等诸多因素的影响。

肉类的蛋白质消化率为92%～94%，蛋类为98%，乳类为97%～98%、大米为82%。一般植物性食物的蛋白质，由于被纤维素所包围，使其不易与体内消化酶相接触，因此植物性食物蛋白质的消化率比动物性食物为低，但若经烹调后，使纤维素软化、破坏或去除，其消化率就可提高。

同一种食物因烹调加工方法不同，其蛋白质的消化率亦不同。如生黄豆因含有抗胰蛋白酶因子，当未加工时，其蛋白质消化率仅为54%；熟食整粒大豆，其蛋白质消化率可增至60%；若将大豆加工成豆浆，蛋白质消化率可增至85%；再加工成豆腐，可使其消化率提高到90%。在动物性食品的蛋白质中也有与此相类似的情况，如蒸鸡蛋的蛋白质消化率较煮鸡蛋为高，冲蛋花较荷包蛋高，荷包蛋又较带壳蒸煮的要高，而油炸或油煎鸡蛋的蛋白质消化吸收率最低。生鸡蛋的蛋清中含有一种抗生物素蛋白性物质，可影响蛋白质的消化吸收和对生物素的利用，故鸡蛋不宜生食。一般情况下，动物蛋白质较植物蛋白质消化率高。

人体因素主要是指人体健康状况、精神因素、饮食习惯、对食物感官状态是否适应及进餐环境等。人在健康状况良好时对蛋白质的消化率高于疾病状况时的消化率。不同蛋白质的消化率见表2-2-6。

表2-2-6 几种食物蛋白质的消化率

食物	真消化率/%	食物	真消化率/%	食物	真消化率/%
鸡蛋	97±3	大米	88±4	大豆粉	87±7
牛乳	95±3	面粉(精致)	96±4	菜豆	78
肉、鱼	94±3	燕麦	86±7	花生酱	88
玉米	85±6	小米	79	中国混合膳食	96
马铃薯	71±3	玉米面窝头	62±4	面包	75±4

(4) 蛋白质利用率　蛋白质的利用率是指食物蛋白质（氨基酸）被消化、吸收后在体内利用的程度。反映食物蛋白质利用率的指标有很多，各指标均从不同的方面评价食物蛋白质被机体利用的程度。

① 蛋白质的生物学价值（BV）：蛋白质的生物学价值简称“生物价”，也称“生理价值”。它是评定食物蛋白质营养价值高低的常用方法，是机体的氮储留量与氮吸收量之比，表示蛋白质被机体吸收和利用的百分数，实际上也就是蛋白质的营养价值，它与体内代谢有更直接的关系。生物价的值越高，表明其被机体利用程度越高，食物中氨基酸的模式与人的氨基酸模式越接近就越能被吸收和被利用。例如食物中鸡蛋的必需氨基酸最与人接近，其蛋白质的生物学价值较高；谷类由于缺少赖氨酸，其蛋白质的生物学价值较低。蛋白质的生物价公式表示如下。

$$储留氮=吸收氮-(尿氮-内源尿氮)$$

$$吸收氮=食物氮-(粪氮-粪代谢氮)$$

$$生物价=\frac{氮在体内的保留量}{氮的吸收量}\times100$$

$$生物价=\frac{摄入氮-(粪氮-内源粪氮)-(尿氮-内源尿氮)}{摄入氮-(粪氮-内源粪氮)}\times 100$$

上式中的内源尿氮是指给予等热无蛋白膳食测出的尿氮，即来自组织蛋白质分解的氮。

蛋白质生物价的高低，主要取决于其所含氨基酸的种类和数量。凡是必需氨基酸种类齐全、数量充足、比例适宜的蛋白质，其生物价就高。从表2-2-7可看出，动物性食品蛋白质的生理价值一般都比植物性食品高。其中，以鸡蛋最高，牛乳次之，植物性食品蛋白质生物价以大米、白菜较高。

研究表明，单个氨基酸在组织液中仅停留4h左右，超过时间就会被氧化产热，间隔时间越长，互补作用越差，8h即消失，所以各种氨基酸最好同时供应。我国几种常见食物蛋白质单独或混合食用时的生物价见表2-2-7。

表2-2-7　常见食物蛋白质的生物价

食物名称	生物价	食物名称	生物价	食物名称	生物价
大米	77	大豆(熟)	64	鸡蛋(整)	94
小麦	67	大豆(生)	57	鸡蛋白	83
白面粉	52	蚕豆	58	鸡蛋黄	96
扁豆	72	绿豆	58	牛乳(脱脂)	85
小米	57	花生(熟)	59	乳清蛋白	84
玉米	60	豌豆(生)	48	牛肉	76
高粱	56	豆腐	65	牛肝	77
马铃薯	67	核桃	56	猪肉	74
红薯	72	白菜	76	白鱼(白鲢)	76
芝麻	71	西瓜子	73	虾	77

② 蛋白质净利用率（NPU）：蛋白质生物价没有考虑在消化过程中未吸收而丢失的氮。蛋白质净利用率指膳食蛋白质摄入后被机体实际利用的程度，是机体的氮储留量与氮摄入量之比。它把食物蛋白质的消化和利用两个方面都包括在内，即机体利用的蛋白质占食物中蛋白质的百分比，因此更为全面。蛋白质净利用率高，表示摄入的蛋白质在体内实际被利用得越多，营养价值越高。计算公式如下。

$$蛋白质净利用率(\%)=生物价\times 消化率=\frac{氮储留量}{摄入氮量}\times 100\%$$
$$=\frac{摄入氮量-(粪氮-粪代谢氮)-(尿氮-内源尿氮)}{摄入氮量}\times 100\%$$

BV和NPU都是比较精确的方法，缺点是测定时都要收集和分析大量的粪尿样品。几种常见食物蛋白质利用率指标见表2-2-8。

表2-2-8　几种常见食物蛋白质利用率指标

食物	BV	NPU/%	PER	AAS
全鸡蛋	94	84	3.92	1.06
全牛乳	87	82	3.09	0.98
鱼	83	81	4.55	1.00
牛肉	74	73	2.30	1.00
大豆	73	66	2.32	0.63
精制面粉	52	51	0.60	0.34
大米	63	63	2.16	0.59
土豆	67	60	—	0.48

③ 蛋白质功效比值（PER）：蛋白质功效比值是指摄入单位重量蛋白质时动物体重增加的量，是用处于生长阶段中的幼小动物体重的增加与所摄食的蛋白质之比来表示将蛋白质用于生长的效率。一般用雄性刚断乳大白兔，喂养含10%蛋白质的饲料28d，然后计算相当于摄入1g蛋白质所增加的体重（g）。在实验期内用其体重增加和摄入蛋白质的量的比值来反映蛋白质营养价值的指标。

凡能使幼鼠体重增加较多者，蛋白质营养价值亦较高，公式表示如下。

$$蛋白质功效比值=\frac{动物增加体重(g)}{摄入食物蛋白质(g)}$$

本指标简便实用，已被美国分析化学家协会（AOAC）推荐为评价蛋白质营养价值的必测指标。缺点是其数值并不与受试蛋白质的营养价值成正比。例如，蛋白质功效比值为1，其营养价值并不等于功效比值为2的蛋白质的50%。

④ 氨基酸评分（AAS）：也称"蛋白质化学评分"，是食物蛋白质中某种必需氨基酸含量与等量参考蛋白质中该氨基酸含量的比值。该方法是用被测食物蛋白质的必需氨基酸评分模式和推荐的理想的模式或参考蛋白质的模式进行比较，因此是反映蛋白质构成和利用率的关系。公式表示如下。

$$氨基酸评分=\frac{待测蛋白质每克氮(或蛋白质)中某种必需氨基酸(mg)}{参考模式蛋白质每克氮(或蛋白质)中该氨基酸量(mg)}\times 100$$

往往用待评蛋白质中最容易缺乏的限制氨基酸进行评分（表2-2-9）。一般常为赖氨酸、蛋氨酸和色氨酸。例如，赖氨酸为面粉蛋白质第一限制氨基酸。

表2-2-9　不同人群需要和几种食物的氨基酸评分模式

项目	人群/(mg/g 蛋白质)				食物/(mg/g 蛋白质)		
	1岁以下	2～5岁	10～12岁	成人	鸡蛋	牛乳	牛肉
组氨酸	26	19	19	16	22	27	34
异亮氨酸	46	28	28	13	54	47	48
亮氨酸	93	66	44	19	86	95	81
赖氨酸	66	58	44	16	70	78	89
蛋氨酸＋半胱氨酸	42	25	22	17	57	33	40
苯丙氨酸＋酪氨酸	72	63	22	19	93	102	80
苏氨酸	43	34	28	9	47	44	46
缬氨酸	55	35	25	13	66	64	50
色氨酸	17	11	9	5	17	14	12
总计	460	339	241	127	512	504	479

氨基酸评分简单、费用低。可通过测得的限制氨基酸及缺乏程度进行蛋白质互补或氨基酸强化，是目前被广为采用的一种评价方法。缺点是不能反映蛋白质在体内的利用情况。

（5）蛋白质的互补作用　蛋白质中必需氨基酸的种类及相互比值决定着蛋白质被机体利用的程度。若种类齐全、相互比值适宜，则蛋白质在体内利用程度高；反之则低。由于食物蛋白质中氨基酸比值各有不同，为了提高蛋白质的营养价值，可根据各种食物蛋白质的氨基酸组成，把两种或两种以上食物蛋白质混合食用，其所含的必需氨基酸之间可以取长补短、相互补充，使氨基酸比值更接近人体需要的模式，达到以多补少的目的，从而提高膳食蛋白质的营养价值。不同食物间相互补充其必需氨基酸不足的作用，有助于构成机体组织蛋白质，提高蛋白质的利用率，这种现象称为蛋白质的互补作用。

例如：谷类食物中赖氨酸含量不足，大豆蛋白质中含有充足的赖氨酸，将谷类和大豆混合食用可以提高蛋白质的生物价。

为充分发挥食物蛋白质的互补作用，可遵循以下原则进行食物搭配：在日常生活中，应注意食物种类多样化的膳食营养结构，避免偏食；在膳食中要提倡荤素搭配，粮、豆、菜混食，粗细粮混合等调配方法，对提高蛋白质的营养价值具有重要的实际意义。为了充分发挥蛋白质的互补作用，在膳食的选择搭配中应注意以下三点。

① 远属：即食物的生物学种属越远越好。如荤素合用、粮豆混食、粗细搭配。

② 多样：即搭配的种类越多越好。

③ 同餐：即搭配的食物要同餐食用（先后吃时，间隔时间不超过 5h）。

几种食物混合后蛋白质的生理价值见表 2-2-10。

表 2-2-10 中，由大豆、玉米组成的混合食物，其蛋白质生理价值可提高到 76，与肉类蛋白质的生理价值大致相同。玉米蛋白质因含色氨酸、赖氨酸都低，只有蛋氨酸稍高，如果单独食用，其生理价值仅为 60。但大豆中的赖氨酸含量比较丰富，而蛋氨酸含量低。两者混合食用，前者的蛋氨酸可补后者的不足，后者的赖氨酸又可补前者的缺乏，玉米和大豆混合后提高了其蛋白质的生理价值。表 2-2-10 中第四种混合食物中加了少量牛肉后，其生理价值可提高到 89，超过了肉类和牛乳，与鸡蛋接近。

表 2-2-10　几种食物混合后蛋白质的生理价值

蛋白质来源	混合食用所占分数	生理价值	
		单独食用	混合食用
玉米	3	60	76
大豆(熟)	1	64	
小麦	7	67	74
小米	6	57	
大豆	3	64	
豌豆	3	33	
玉米	2	60	73
小米	2	57	
大豆	1	64	
小麦	4	67	89
小米	6	57	
牛肉(干)	2	76	
大豆	1	64	

（6）蛋白质的供给与食物来源

① 蛋白质的供给：蛋白质的供给量取决于年龄、劳动强度和生理状况等因素。蛋白质的营养供给量和需要量不同。需要量是指维持身体正常生理功能所需要的数量，低于这个数量将对身体产生不利影响。供给量则是在正常生理需要的基础上，还需考虑群体中存在的差异，以确保群体中的绝大多数人都能得到所需要的蛋白质。显然，供给量要比需要量充裕。

蛋白质的需要量，对成人来说，必须能够维持机体氮平衡（摄入氮＝排出氮）。幼儿、孕妇和病后康复的人必须保持正氮平衡（摄入氮量＞排出氮量），消耗性疾病可能引起负氮平衡（排出氮量＞摄入氮量）。一般成年人每日每千克体重需 1.0～1.5g；儿童和青少年正处于生长发育时期，需要量比成年人要大，可为成年人的 1 倍多；孕妇和乳母需要较多的蛋白质；劳动强度大者消耗蛋白质多，需要补充的也多；人患病或受伤后，体内需要蛋白质就更多。

蛋白质的供给量，根据我国膳食构成及蛋白质的质量及消化率，中国营养学会推荐每日膳食蛋白质的供给量为：婴儿 2～4g/kg；成年男性和女性，按劳动程度不同分别为 70～

110g 和 65～90g；孕妇和乳母另增加 15～25g；老年人按劳动强度不同酌减。

我国营养学会推荐的蛋白质供给量标准（2013 年修订）见表 1-1-15。成人的供给量按体重计算，为每日每千克 1.0～1.2g；按能量计算，占总能量的 11%～14%。其中儿童和青少年为 13%～14%，以保证膳食中有充足的蛋白质供给生长发育的需要；成年人为 11%～12%，可以确保维持正常的生理功能。极重体力劳动者的能量补充主要来自谷类食物，因而蛋白质所占的能量比例相对较低，但仍可达到总能量的 11%。

FAO/WHO/UNU 专家委员会依据多项试验结果确定成年男性和女性及老年人和儿童，蛋白质的需要量为 0.75g/（kg·d）优质蛋白质。关于人体对必需氨基酸的需要参考表 2-2-11。

表 2-2-11　不同年龄者每日每千克体重必需氨基酸需要量的估计值　单位：mg

氨基酸	婴儿(3～4 个月)	学龄前儿童	学龄儿童(10～12 岁)	成年人
组氨酸	23			8～12①
异亮氨酸	70	31	30	10
亮氨酸	161	73	45	14
赖氨酸	103	64	60	12
蛋氨酸＋胱氨酸	58	27	27	13
苯丙氨酸＋酪氨酸	125	69	27	14
苏氨酸	87	37	35	7
色氨酸	17	12.5	4	3.5
缬氨酸	93	38	33	10

① 已有实验表明成人也需要组氨酸。

② 蛋白质的食物来源：蛋白质广泛存在于动植物性食物中。根据蛋白质的食物来源可分为植物性蛋白质和动物性蛋白质两大类。中国人的膳食蛋白质主要从肉类（畜肉、禽肉）、蛋类、乳类、鱼类、豆类、硬果类、薯类及谷类等食物中取得。

动物性食物有各种肉类，包括畜、禽、鱼类，蛋白质含量一般为 10%～20%；乳类 1.5%～4%、奶粉 25%～27%；蛋类 12%～14%。动物性蛋白质含量丰富，生物价高，多为优质蛋白质。

植物性食物中，豆类含蛋白质较高，干豆类 20%～40%，且含有各种必需氨基酸，可以与动物性蛋白质媲美，但含硫氨基酸含量略低。

谷类食物中蛋白质的含量虽然不高，但谷类食物每日摄入量大，成年人每日摄入量一般达 500g 左右，于是谷类蛋白质是我国居民膳食蛋白质的重要来源。但由于谷类蛋白质多为不完全蛋白质，所以要适当增加动物性蛋白质和大豆蛋白质的比例，以补其不足。谷类蛋白质 6%～10%，赖氨酸和色氨酸含量低，而含硫氨基酸含量较高，可与豆类互补。

薯类食品中蛋白质含量在 2%～3%；蔬菜水果类极低；坚果类，如花生、核桃、葵花子等含蛋白质 15%～25%，可作为蛋白质来源的一个很好补充。

鉴于我国的膳食以谷类为主食，植物性蛋白质是人们膳食蛋白质的主要来源。因此，合理利用植物性蛋白质日益受到关注。在此基础上注意蛋白质互补，适当进行搭配是非常重要的，中国推荐的 RNI 在 1.0～1.2g/kg，按热量计算，蛋白质摄入占膳食总热量的 10%～14%。部分食物含蛋白质的情况见表 2-2-12。

（7）人体蛋白质的需要量　营养素的需要量是维持人体正常生理功能和健康所必需的最低量；供给量是能满足人群中绝大多数人需要的摄取量，是根据需要量制定的。蛋白质需要量是一个复杂且涉及很多方面的问题。食物蛋白质的质与量以及食用方法等都对结果有影响。在此介绍氮平衡法计算蛋白质需要量。

① 氮平衡：氮平衡是营养平衡的重要组成部分，它反映了蛋白质的摄入量与排泄量的对比关系，也是反映体内蛋白质代谢情况的一种方法。由于直接测定食物或排泄物中的蛋白

质含量有很多困难，所以用测定氮含量的办法可间接了解蛋白质含量。

表 2-2-12 食物蛋白质含量 单位：g/100g

品种	含量	品种	含量	品种	含量
瘦牛肉	20.3	大豆	36.3	籼米	7.6～9.1
瘦羊肉	17.3	绿豆	23.8	粳米	6.2～7.9
瘦猪肉	15.3	红小豆	21.7	糯米	6.7
肥瘦猪肉	9.5	蚕豆(带皮)	28.2	富强粉	9.4
猪肝	21.3	豌豆(干)	24.6	精白粉	7.2
猪心	19.1	豆腐(北)	7.4	标准粉	9.9
猪肾	15.5	豆腐(南)	4.7	面条	7.4
鸡	21.5	油豆腐	24.6	挂面	9.6
鸭	16.5	豆腐干	19.2	大米	10.5
小黄鱼	16.7	千张(百叶)	35.8	小米	9.7
带鱼	18.1	腐竹	50.5	玉米	8.5
鸡蛋	14.7	油皮	44.8	大白菜	1.1
牛乳	3.3	花生仁(生)	26.2	小白菜	2.1
鱼松	59.9	核桃	15.4	冬瓜	0.4
虾皮	24.5～39.3	杏仁	24.9	西瓜	0.3
对虾	20.6	芝麻酱	20.2	苹果	0.4
青虾	16.4	豆瓣酱	10.7	鸭梨	0.1
河蟹	14.0	蘑菇(干)	2.11	马铃薯	2.3
蛤蜊	10.8	粉皮	0.02～0.1	豌豆(鲜)	7.2

食物蛋白质中所含的氮，我们称之为“膳食氮”。蛋白质分解产物从粪便及尿中排出，这些氮分别称“粪氮”及“尿氮”。当膳食中摄入的氮与从粪、尿及其他途径（如皮肤等）排出的氮相等时，称之为“氮平衡”。通常以氮平衡来测试人体蛋白质需要量和评价人体蛋白质的营养状况，常以下式表示。

摄入氮＝尿素＋粪氮＋其他氮损失(由皮肤及其他途径排出的氮)

机体每天由于皮肤、毛发和黏膜的脱落，妇女月经期的失血等，以及肠道菌体死亡排出，损失约 20g 蛋白质。这种氮排出是机体不可避免的氮消耗，称为“必要的氮损失”。理论上只要从膳食中获得相当于必要的氮损失的量，即可满足人体对蛋白质的需要，维持机体的氮平衡。当摄入氮和排出氮相等时，为零氮平衡；如摄入氮多于排出氮，则为正氮平衡；而摄入氮少于排出氮时，为负氮平衡。

氮平衡：每日摄取的氮量与排出的氮量经常保持平衡，这种现象称为氮平衡，是反映机体摄入氮和排出氮的关系（图 2-2-1）。其关系式：$B=I-(U+F+S)$，B 为氮平衡，I 为摄入氮，U 为尿氮，F 为粪氮，S 为皮肤等氮损失。

成人膳食中完全不含蛋白质时，体内蛋白质的合成与分解仍继续进行。一般每千克体重每日从尿、粪、汗等途径丢失的氮为 54mg，一个体重为 65kg 的男性，1d 共损失氮 $65\times54=3510$(mg)，折算成蛋白质约为 22g。实际上成人进食 22g 的食物蛋白质还不足以维持以上氮平衡，因为食物蛋白质的组成与人体蛋白质组成不可能完全相同，加上消化率等的影响，根据实验成人每日约需进食 45g 蛋白质才能补偿机体蛋白质的分解损失。据 1985 年 WHO 的规定，成人每天为 8mg/kg；12 岁以下的儿童每天为 10mg/kg。

② 蛋白质的需要量：蛋白质的摄入量包括生理需要量和供给量两个概念。生理需要量是指维持生命和保证生长发育所需要的蛋白质量。供给量是在需要量上再加 50%～200%的安全系数，以消除个体差异和食物中营养素的质量区别，维持高度健康水平和工作能力。

蛋白质的需要量与许多因素有关，如个体年龄、各国的标准不同、蛋白质的优劣程度

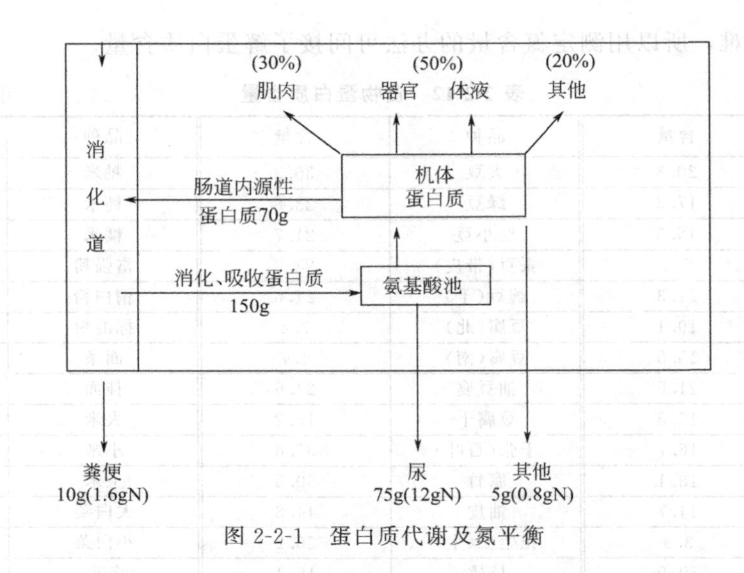

图 2-2-1　蛋白质代谢及氮平衡

等，其需要量有所不同。WHO 的报告提出平均蛋白质需要量为优质蛋白质 0.60g/(kg·d)，安全摄取量为 0.75g/(kg·d)。一般人群每日需要蛋白质每千克体重 1.2～1.5g。有些患者从膳食中难以达到要求，或小儿、青少年因生长发育和老年人进食少者，都可以加服蛋白质制品以满足蛋白质的要求。

要满足蛋白质的需要，不但应进食足够的蛋白质，而且还应有足够的其他营养素的摄入。如果单独食用蛋白质而无任何碳水化合物等营养素相伴随，则蛋白质就仅能用来提供能量。例如早餐光吃糖或淀粉，午餐仅吃肉，天天如此，则机体中含氮物会从尿中丢失。全部的食物蛋白质，只有当蛋白质与碳水化合物等其他营养素一起进食时才有可能由葡萄糖抑制分解氨基酸的脱氢酶，使氨基酸免被分解而进入大循环，作为建造和修补组织之用。

此外，蛋白质质量不同，达到机体氮平衡所需蛋白质的量也有所不同。通常机体对于来自动物性食物如肉、鱼、乳、蛋等优质蛋白质的需要量较低，而对来自植物或动植物混合食物的蛋白质的需要量较高。

③ 蛋白质营养失调对人体的影响：蛋白质必须适量摄入。在工业发达国家，成年人蛋白质的供给量为每日每千克理想体重 0.8g，这是基于膳食中优质蛋白质的比重较高之故。

蛋白质营养失调通常是指营养不足与营养过剩，它们都对人体健康有不良影响。

蛋白质缺乏在成人和儿童中都有发生，但处于生长阶段的儿童更为敏感。膳食中蛋白质长期摄入不足时，可出现疲倦、贫血、血浆蛋白质下降，尤其血白蛋白含量降低。其特征是不仅仅由于所有宏量营养素减少而能量缺乏，而且许多微量营养素也缺乏。蛋白质营养不良常与热量营养不良同时发生，称蛋白质-热量营养不良。可分为三种类型。

a. 干型（消瘦，干燥）：以消瘦为特征的混合型蛋白质-热量同时严重缺乏。多见于经济落后国家 1 岁以下婴儿，表现为精神萎靡、生长发育迟缓、皮下脂肪减少或消失、明显消瘦、体弱、易哭闹、皮肤毛发干燥无光泽、腹泻、脱水、抵抗力降低、容易发生各种感染性疾病。

b. 湿型（水肿，肿胀）：以水肿为特征的蛋白质严重缺乏。多见于断乳及断乳后 1～3 岁的幼儿，表现为表情淡漠、哭声低弱、应激反应不良、体重不增或减轻、皮肤毛发干燥无光泽，伴有营养性皮炎，好发于身体易受刺激的部位如臂、背、胸等处，肝（脾）大，全身水肿等，若不及时治疗，死亡率很高。

c. 介于两者之间的复合型：患此型的儿童有点水肿，比干型儿童的体脂多。

据世界卫生组织估计，目前全世界约有500万儿童患蛋白质-能量缺乏症，主要分布在非洲、南美洲、南亚及中东等地区。绝大多数是因贫穷和饥饿引起，少数因疾病或营养不当引起。在我国儿童蛋白质营养不良主要见于边远山区和不发达地区，膳食蛋白质摄入不足或膳食中优质蛋白质所占比例偏低为主要原因。目前，在我国严重的儿童蛋白质营养不良已不常见，临床表现生长发育迟缓（身材偏低）和体重偏低。

蛋白质缺乏，可使机体生理功能下降，抵抗力降低，消化功能障碍，伤口愈合缓慢，精神不振，并出现贫血、脂肪肝、组织中酶活力下降等。幼儿则出现生长发育不良、皮肤和毛发异常变化，并因为免疫力低下而易感染和继发疾病等。引起蛋白质缺乏的原因多为食物来源不足，个别人也可由于某些特殊生理状况使需要量增加（如乳母、应激状态等），或某些疾病使体内蛋白质排出量增加或消耗量增加（如肾炎、慢性失血等）所致。

摄入蛋白质过多，尤其是动物性蛋白质，也对人体有害。一方面膳食中蛋白质摄入过高，会增加饱和脂肪酸和胆固醇的摄入、尿钙的丢失及肝、肾的负担。摄入较多的动物脂肪和胆固醇，加重了肾脏的负荷，造成含硫氨基酸摄入过多，可加速骨骼中钙质的丢失，易产生骨质疏松。如大量蛋白质在肠道中由肠内细菌引起腐败过程，产生大量胺类，对机体不利。另一方面大量蛋白质在体内代谢过程中，增加肝、肾的负担；大量蛋白质会增加食物特殊动力作用，使机体增加额外的热量消耗。此外，膳食中蛋白质含量过高（占热量的26%），在体内不能储存，机体无法吸收，造成蛋白质的浪费，一般以占热量的14%为最佳。

二、脂类

1. 概述

脂类是脂肪和类脂的总称，是一大类具有生物学功能的物质。日常食用的菜子油、豆油、猪油等动植物油脂均以脂肪为主要成分，也含有少量类脂及脂溶性维生素等物质。脂肪是甘油和各种脂肪酸所形成的甘油三酯混合物；类脂则是一类在某些理化性质上与脂肪相类似的物质，包括磷脂、固醇及脂蛋白等。

（1）脂肪及脂肪酸　脂肪通常按其在室温下所呈现的状态不同而分别称为油（室温下呈液态）和脂肪（室温下呈固态），并可将二者统称为油脂。

脂肪通常是由甘油和三分子脂肪酸组成的甘油三酯（三酰甘油）。甘油三酯中，三个脂肪酸基相同者称为简单甘油酯，三个脂肪酸基不同则称为混合甘油酯。

简单甘油酯中甘油分子的三个羟基均与相同脂肪酸结合，若仅其中一个或两个羟基与脂肪酸分子结合，则分别称为单酰甘油酯（单甘油酯）和二酰甘油酯（二甘油酯）。其中单酰甘油酯具有很强的乳化性能，并且是食品加工中常用的乳化剂。

自然界中绝大多数的脂肪酸都是偶数碳原子的直链脂肪酸，奇数碳原子的脂肪酸为数很少，只有微生物产生的脂肪酸有奇数碳原子的脂肪酸。此外，也还可有少数带侧链的脂肪酸和含环的脂肪酸，例如棉籽油中的苹婆酸是环丙烷脂肪酸。不过能被人体吸收、利用的都是偶数碳原子的脂肪酸。这些脂肪酸可含有0～6个间隔的顺式双键。即

$$CH_3(CH_2)_x—(CH=CH—CH_2)_{0\sim6}—(CH_2)_yCOOH$$

脂肪酸可按其碳链长短（碳原子数）不同而分成三类，见表2-2-13。

表2-2-13　脂肪酸按其碳链长短分类

按碳链长短（碳原子数）不同	短链脂肪酸（$C_4\sim C_6$）	主要存在于乳脂和棕榈油中
	中链脂肪酸（$C_8\sim C_{12}$）	主要存在于某些种子如椰子油中
	长链脂肪酸（C_{14}以上）	如软脂酸、硬脂酸、亚油酸、亚麻酸等，是脂类中主要的脂肪酸

此外，脂肪酸还可根据碳链中双键数的多少分成以下三类，见表2-2-14。

表 2-2-14 脂肪酸按碳链中双键数分类

碳链中双键数的多少	饱和脂肪酸	分子中不含双键,多存在于动物脂肪中
	单不饱和脂肪酸	分子中含一个双键,油酸是最普通的单不饱和脂肪酸
	多不饱和脂肪酸	分子中含两个以上双键,在植物种子和鱼油中含量较多

饱和脂肪酸中碳原子数小于 10 者在常温下为液态，称为低级脂肪酸或挥发性脂肪酸，碳原子数大于 10 者在常温下为固态，称为固体脂肪酸。随着脂肪酸碳链的加长，熔点增高。熔点高不易被消化、吸收。不饱和脂肪酸由于引入双键可大大降低熔点。

关于脂肪酸的命名，除常用的系统名和俗称以外，在国际上常有 Δ 编号系统和 n 或 ω 系统之不同。Δ 编号系统是从羧基端碳原子算起，用阿拉伯数字对脂肪酸分子上的碳原子定位。而 n 或 ω 编号系统则是从离羧基端最远的碳原子起定位。例如癸酸的化学结构编号如下。

	CH_3·	CH_2·	CH_2·	CH_2·	CH_2·	CH_2·	CH_2·	CH_2·	CH_2·	COOH
Δ 编号系统	10	9	8	7	6	5	4	3	2	1
n 或 ω 编号系统	1	2	3	4	5	6	7	8	9	10

亚油酸按 Δ 编号系统可表示为 $\Delta 9,12C_{18}$，即亚油酸由 18 个碳原子组成，在第 9 和 12 碳原子上有两个双键。若按 n 或 ω 编号系统则表示为 $C_{18:2}n$-6 或 $C_{18:2}\omega$-6，即亚油酸为 n 或 ω 系列的十八碳二烯酸，目前多以 n 系列表示。

不饱和脂肪酸按其距羧基端最远的不饱和双键所在碳原子数的不同，可分为 n-3、n-6、n-7 和 n-9 系列或 ω-3、ω-6、ω-7 和 ω-9 系列，即距羧基端最远的不饱和键分别位于从距羧基端最远数起的第 3、6、7、9 位碳原子上，并以此将不饱和脂肪酸分成四类。每一类都由一系列脂肪酸组成。该系列的各个脂肪酸均能在生物体内从母体脂肪酸合成。例如花生四烯酸（$C_{20:4}n$-6）为 n-6 系列的二十碳的脂肪酸，它可由 n-6 系列的母体脂肪酸亚油酸（$C_{18:2}n$-6）在体内经去饱和后与羧基端延长合成。但是生物体本能将某一系列脂肪酸转变成另一系列脂肪酸，即机体不能将油酸 n-9 转变成亚油酸 n-6 或其他系列的任何一种脂肪酸。而相同系列脂肪酸的转变在人体营养上和生理上都具有重要意义。例如 n-3 系列的亚麻酸（$C_{18:3}n$-3）在体内即可同样经去饱和与羧基端延长转变成二十碳五烯酸（EPA，$C_{20:5}n$-3）和二十二碳六烯酸（DHA，$C_{22:6}n$-3）。关于不饱和脂肪酸的类别及其母体脂肪酸见表 2-2-15。

表 2-2-15 不饱和脂肪酸的类别及其母体脂肪酸

系列类别	n-3	n-6	n-7	n-9
母体脂肪酸	亚麻酸(α-亚麻酸)	亚油酸	棕榈油酸	油酸

关于食物中常见脂肪酸的分类、组成及其来源见表 2-2-16 和表 2-2-17 所示。

目前认为，饱和脂肪酸摄食过多与心血管等慢性疾病的发病有关，而应控制或降低饱和脂肪酸的摄食。多不饱和脂肪酸，尤其是 n-3 和 n-6 系列多不饱和脂肪酸对人体具有很重要的生物学意义，其中的亚油酸和亚麻酸（α-亚麻酸）是机体的必需脂肪酸。

（2）磷脂　磷脂是所有细胞的组成成分，由甘油（或神经醇）、脂肪酸、磷酸和含氮有机物等组成。较为重要的磷脂为卵磷脂和脑磷脂。磷脂具有以下重要的生理功能。

① 磷脂是细胞膜的重要组成成分，可以帮助脂类物质顺利通过细胞膜，促进细胞内外的物质交换；另外磷脂有保护和修复细胞膜的作用，抵抗自由基的伤害，因而有抗衰老作用。磷脂的缺乏会造成细胞膜结构受损，导致毛细血管的脆性和通透性增加，皮肤细胞对水

的通透性增高引起水代谢紊乱。

表 2-2-16 食品中饱和脂肪酸的名称、代号与食物来源

名称	代号	食物来源
丁酸(酪酸)[butanoic(butyric)acid]	$C_{4:0}$	奶油
已酸(羊油酸)[hexanoic(caproic)acid]	$C_{6:0}$	奶油
辛酸(羊脂酸)[octanoic(caprylic)acid]	$C_{8:0}$	椰子油、奶油
癸酸(羊蜡酸)[decanoic(capric)acid]	$C_{10:0}$	棕榈油、奶油、椰子油
月桂酸(lauric acid)	$C_{12:0}$	椰子油、奶油
肉豆蔻酸(myristic acid)	$C_{14:0}$	奶油、椰子油、肉豆蔻脂肪
棕榈酸(palmitic acid)	$C_{16:0}$	牛肉、羊肉、猪肉大部分植物脂肪
硬脂酸(stearic acid)	$C_{18:0}$	牛肉、羊肉、猪肉大部分植物脂肪
花生酸(arachidic acid)	$C_{20:0}$	花生油、猪油
山嵛酸(behenic acid)	$C_{22:0}$	猪油、花生油
二十四烷酸(lignoceric acid)	$C_{24:0}$	花生油

表 2-2-17 食品中不饱和脂肪酸的名称、代号与食物来源

名称	代号	食物来源
豆蔻油酸(myristoleic acid)	$C_{14:1}n$-5	黄油
棕榈油酸(palmitoleic acid)	$C_{16:1}n$-7	棕榈油
反棕榈油酸(trans palmitoleic acid)	$C_{16:1}n$-7	氢化植物油
油酸(oleic acid)	$C_{18:1}n$-9	大多数油脂
反油酸(elaidic acid)	$C_{18:1}n$-9	人造黄油
亚油酸(linoleic acid)	$C_{18:2}n$-4,9	植物油
α-亚麻酸(α-linolenic acid)	$C_{18:3}n$-3,6,9	植物油
γ-亚麻酸(γ-linolenic acid)	$C_{18:3}n$-6,9,12	微生物发酵
鳕油酸(gadoleic acid)	$C_{20:1}n$-9	鱼油
花生四烯酸(arachidonic acid)	$C_{20:4}n$-6,9,12,15	植物油微生物发酵
二十碳五烯酸(eicosapentaenoic acid,EPA)	$C_{20:5}n$-3,6,9,12,15	鱼油
芥酸(erucic acid)	$C_{22:1}n$-9	菜子油
二十二碳六烯酸(docosahexaenoic acid,DHA)	$C_{22:6}n$-3,6,9,12,15,18	鱼油

② 磷脂是一种优良的乳化剂，有利于脂类物质的吸收、转运和代谢。与胆固醇作用可清除在血管壁的沉积，防止动脉硬化及心血管病的发生。

③ 卵磷脂消化吸收后释放胆碱，与乙酰结合形成乙酰胆碱。它是一种神经递质，可加快大脑细胞之间的信息传递，增强学习记忆力及思维功能。

(3) 固醇类　固醇类是以环戊烷多氢菲为核心、含有一个自由羧基的大分子醇类。分为动物固醇与植物固醇，胆固醇就是重要的动物固醇；后者有谷固醇、豆固醇和麦角固醇等。从营养的角度看，重要的是胆固醇。

HO
胆固醇

HO
麦角固醇

HO
谷固醇

HO
豆固醇

胆固醇是细胞膜的重要组成成分，对维持生物膜的正常结构和功能有重要作用。它大量存在于神经组织，尤其是脑中，并且还可转化为胆汁酸盐、肾上腺皮质激素、性激素和维生素 D_3 等许多具有重要生理功能的类固醇化合物。由于人体自身能够合成胆固醇，且其每天合成的总量远比食物中所提供的胆固醇要多，因此一般不需要从食物中供应胆固醇。

医学研究证明，动脉硬化、冠心病、高血压的发生和发展与脂类特别是胆固醇的代谢紊乱密切相关，因为在动脉硬化病变部位有大量胆固醇沉积。这些胆固醇直接来自血浆，而血浆胆固醇在一定程度上受饮食胆固醇的影响（但大部分是内源合成的）。因此，长期过多的荤食可能会造成高胆固醇血症和动脉粥样硬化等。但经常大量吃鱼的居民，虽然摄入大量的胆固醇，由于鱼体内含有大量的不饱和脂肪酸，所以他们发生冠状动脉硬化症较少。

胆固醇主要存在于动物性食品之中。动物内脏，尤其是脑中含胆固醇较丰富。蛋类和鱼子中含量也高，瘦肉、鱼和乳类中含量较低。常见食物中胆固醇的含量见表 2-2-18。

表 2-2-18　常见食物中胆固醇的含量　　单位：mg/100g

名　称	含　量	名　称	含　量	名　称	含　量
火腿肠	57	猪脑	2571	鸡蛋	585
腊肠	88	猪肉(肥瘦)	80	鸡蛋黄	2850
香肠	59	猪舌	158	鸭蛋(咸)	1576
方腿	45	猪小排	146	鳊鱼	94
火腿	98	猪耳	92	鲳鱼	77
酱驴肉	116	鸡	106	鲳鱼子	1070
酱牛肉	76	鸡翅	133	鳝鱼	126
酱羊肉	92	鸡肝	356	带鱼	76
腊肉(培根)	46	鸡腿	162	墨鱼	226
牛肉(瘦)	58	鸭	112	鲜贝	116
牛肉(肥)	133	烤鸭	91	基围虾	181
牛肉松	169	鸭肫	153	河蟹	267
午餐肉	56	炸鸡	198	蟹黄(鲜)	466
羊肝	349	牛乳	9	甲鱼	101
羊脑	2004	奶粉(牛,全脂)	71	蛇肉	80
羊肉(瘦)	60	奶粉(牛,脱脂)	28	田鸡	40
羊肉(肥)	148	酸乳	15	蚕蛹	155
羊肉串(电烤)	109	豆奶粉	90	蝎子	207
猪肝	288	鹌鹑蛋	515		

注：引自中国营养学会编，中国食物成分表，2009。

植物固醇可促进饱和脂肪酸和胆固醇代谢，具有降低血中胆固醇的作用。如豆固醇、菜油固醇、谷固醇、燕麦固醇。植物固醇能够干扰食物中胆固醇被肠道吸收（外源性）和干扰胆汁所分泌的胆固醇的重吸收（内源性），促进胆固醇排泄，具有降低人体血清胆固醇、预防心脑血管疾病的功能。另外植物固醇可在人体内转变成胆汁酸和性激素，参与人体的新陈代谢。植物固醇主要存在于麦胚油、大豆油、菜子油、燕麦油等植物油中，工业上可从植物油精炼的脱臭工序所产生的脱臭挥发物中提取植物固醇。

2. 脂类的功能

（1）构成体质　脂类是人体重要的组成部分。它以多种形式存在于各种组织中，皮下脂肪是机体的储存组织，绝大部分以甘油三酯（三酰甘油）形式存在。类脂是多种组织和细胞的组成成分，如细胞膜是由磷脂、糖脂和胆固醇等组成类脂层。脑髓和神经组织含有磷脂和糖脂，固醇则是机体合成胆汁酸和固醇类激素的必需物质。它们在体内相对稳定。

（2）供能与保护机体　脂肪是人体主要的供能物质之一，每克脂肪供能可高达 38kJ，比碳水化合物和蛋白质高约1倍。只要机体需要，可随时用于机体代谢。若机体摄食能量过多，体内储存的脂肪增多，人就会发胖。如若机体3d不进食，则能量的80%来自脂肪；若长期摄食能量不足则储脂可耗竭，使人消瘦。但是，机体不能利用脂肪酸分解产物合成葡萄糖以供给脑和神经细胞等的能量需要，故人在饥饿、供能不足时就必须消耗肌肉组织中的糖原和蛋白质，这也正是“节食减肥”的危害之一。此外，脂肪可隔热、保温、支持和保护体内各种脏器，从而具有保护机体的作用。

(3) 提供必需脂肪酸与促进脂溶性维生素的吸收　脂肪所含多不饱和脂肪酸中，有的是机体的必需脂肪酸。它们除了是组织细胞特别是细胞膜的结构成分外，还具有很重要的生理作用。此外，脂类中还含有脂溶性维生素，食物脂肪有助于脂溶性维生素的吸收。

(4) 增加饱腹感和改善食品感官性状　脂类在胃中停留时间较长。碳水化合物在胃中迅速排空，蛋白质排空较慢，脂肪更慢。一次进食含50g脂肪的高脂膳食，需经4～6h才能从胃中排空，因而使人有高度饱腹感。此外，脂肪还可改善食品的感官性状，如油炸食品等特有的美味、脂香。

3. 脂类的营养评价

(1) 食物脂肪的消化率　食物脂肪的消化率与其熔点有密切关系，一般认为熔点50℃以上者消化率较低，一般在80%～90%，而熔点接近或低于人的体温的消化率则高，可达97%～98%。熔点又与食物脂肪中所含不饱和脂肪酸的种类和含量有关。含不饱和脂肪酸和短碳链脂肪酸越多，其熔点越低，越容易消化。熔点低，消化率高，且吸收速度快的油脂，机体对它们的利用率也较高。一般说来，植物油脂熔点较低，易消化。而动物油脂则相反，通常消化率较低（表2-2-19）。

表2-2-19　常用食用油的熔点及消化率

油脂名称	熔点/℃	消化率/%
羊脂	44～45	81
牛脂	42～50	89
猪脂	36～50	94
乳脂	28～36	98
椰子油	28～33	98
花生油	室温下液体状	98
菜子油	室温下液体状	98
棉籽油	室温下液体状	98
豆油	室温下液体状	91
橄榄油	室温下液体状	98
麻油	室温下液体状	98
葵花子油	室温下液体状	96.5

(2) 必需脂肪酸的含量

① 必需脂肪酸的概念：必需脂肪酸是指人体不能自行合成，必须由食物中供给，并且能够预防和治疗脂肪酸缺乏症的脂肪酸。

人体可以自身合成多种脂肪酸，包括饱和脂肪酸、单不饱和脂肪酸和多不饱和脂肪酸。但是，亚油酸（$C_{18:2}n$-6）和α-亚麻酸（$C_{18:3}n$-3）却不能自行合成，必须由食物供给，是人体的必需脂肪酸。

成人很少有必需脂肪酸缺乏的报道。这是因为要耗尽储存在体内脂肪中的必需脂肪酸相当困难，只有在患长期吸收不良综合征或静脉注射无脂肪制剂时才有所见。临床上曾见有成人单靠静脉营养，而输液时又没有脂肪酸供给所引起的皮肤炎现象。此外，据报告有8个维持体重不变的人，用了5年时间才耗尽其必需脂肪酸。对储存在体内脂肪组织中的亚油酸，要耗费一半的时间大约是26个月，故成人不易缺乏必需脂肪酸。

必需脂肪酸在植物油中含量较多，而动物脂肪中含量较少。一些常用食物油脂中的亚油酸和α-亚麻酸含量如表2-2-20所示。

表2-2-20 常用食物油脂中必需脂肪酸的含量①

名称	必需脂肪酸		名称	必需脂肪酸	
	亚油酸	α-亚麻酸		亚油酸	α-亚麻酸
可可油	1		芝麻油	46	0.3
椰子油	6	2	玉米油	56	0.6
橄榄油	7		棕榈油	12	
菜子油	16	9	米糠油	33	3
花生油	38	0.4	文冠果油	48	
茶油	10	1	猪油	9	
葵花子油	63	5	牛油	2	
豆油	52	7	羊油	3	
棉籽油	44	0.4	黄油	4	
大麻油	45	0.5			

① 以食物中脂肪总量的质量百分数表示。

注：引自中国营养学会编，中国食物成分表，2009。

关于必需脂肪酸的需要量尚未见具体报告。中国营养学会新近提出，膳食亚油酸占膳食能量的3%～5%，α-亚麻酸占0.5%～1%时可使组织中DHA达最高水平和避免产生任何明显的缺乏症。

② 必需脂肪酸的生理学意义

a. 组成磷脂的重要成分：磷脂是线粒体和细胞膜的重要结构成分，必需脂肪酸参与磷脂合成，并以磷脂形式出现在线粒体和细胞膜中。必需脂肪酸缺乏时，磷脂合成受阻，会诱发脂肪肝，造成肝细胞脂肪浸润。此外亚油酸对维持膜的功能和氧化磷酸化的正常偶联也有一定作用。

b. 对胆固醇代谢十分重要：体内约有70%的胆固醇与脂肪酸结合成酯，方可被转运和代谢，如亚油酸和胆固醇结合而成的高密度脂蛋白（HDL）可将胆固醇从人体各组织运往肝脏而被代谢分解，从而具有降血脂作用。但如果缺乏必需脂肪酸，胆固醇将与一些饱和脂肪酸结合，易造成胆固醇在血管内沉积，引发心血管疾病。

c. 合成前列腺素、血栓烷、白三烯的原料：前列腺素是由亚油酸合成的，含二十碳不饱和脂肪酸的局部性激素。机体各个组织几乎都能合成和释放前列腺素，但它不通过血液传递，而是就地局部发挥作用。前列腺素有许多生理功能，如对血液凝固的调节、血管的扩张与收缩、神经刺激的传导、生殖和分娩的正常进行及水代谢平衡等，此外母乳中的前列腺素可防止婴儿消化道损伤。因此，亚油酸营养正常与否，直接关系到前列腺素的合成量，从而影响到人体功能的正常发挥。血栓烷、白三烯则参与血小板凝聚、平滑肌收缩、免疫反应等过程。

d. 维持正常视觉功能：α-亚麻酸（ω-3）可在体内转变为二十二碳六烯酸（DHA）。DHA在视网膜光受体中含量丰富，是维持视紫红质正常功能的必需物质，因此必需脂肪酸对增强视力、维护视力正常有良好作用。此外，必需脂肪酸可以帮助因X射线、高温等因素而受伤的皮肤迅速修复。

必需脂肪酸的含量与组成是衡量食物油脂营养价值的重要方面。植物油中含有较多的必需脂肪酸，是人体必需脂肪酸（亚油酸）的主要来源，故其营养价值比动物油脂高。但椰子油例外，其亚油酸含量很低，且不饱和脂肪酸含量也少。动物的心、肝、肾及血中含有较多的亚油酸和花生四烯酸。

（3）脂溶性维生素含量　脂溶性维生素存在于多数食物的脂肪中，以鲨鱼肝油中的含量为最多，奶油次之，猪油中几乎不含维生素 A 和维生素 D，所以营养价值较低。一些海产鱼类肝脏脂肪中维生素 A、维生素 D 含量很高，植物油中含有丰富的维生素 E，谷类种子的胚中维生素 E 含量也较高。一般脂溶性维生素含量高的脂肪营养价值也高。

（4）油脂的稳定性　耐储藏、稳定性高的油脂不易发生酸败，也是考察脂肪优劣的条件之一，但影响油脂稳定性的因素很多，主要与油脂本身所含的脂肪酸、天然抗氧化剂以及油脂的储存条件和加工方法等有关。植物油脂中含有丰富的维生素 E，它是天然抗氧化剂，使油脂不易氧化变质，有助于提高植物油脂的稳定性。

此外，某些有特殊生理功能的脂肪酸如鱼类脂肪，尤其是鱼油中含有丰富的 DHA 和 EPA，具有重要的营养价值。

4. 脂类的食物来源及人体需要量

（1）脂肪的食物来源　脂肪的摄入可受民族、地区、饮食习惯以及季节、气候条件等所影响、变动范围很大。至于脂肪的摄入量各国大都以脂肪供能所占总能摄取量的百分比计算，并多限制在 30%以下。

过去，西方国家由于食用动物性食物较多，脂肪摄入量很高，其膳食脂肪供能可高达总能摄入量的 40%以上。随着人们对脂肪摄入量，尤其是饱和脂肪酸摄入量过高与心血管疾病和癌症等认识的深入，一般认为必须降低脂肪的摄食量。我国 2010 年修订的“推荐的每日膳食中营养素供给量”规定，脂肪能量所占总能量的百分比，儿童和青少年为 25%～30%，成人为 20%～25%。目前有资料表明我国部分城市中老年人的脂肪供能占总能摄入量的百分比已超过 30%，这不利于心血管等慢性病的防治。

关于脂肪推荐摄入量中不同脂肪酸的组成比例问题，各国均很重视。不同脂肪酸的组成比例包括两个方面：一方面是饱和脂肪酸、单不饱和脂肪酸与多不饱和脂肪酸之间的比例，另一方面是多不饱和脂肪酸中 n-6 和 n-3 多不饱和脂肪酸之间的比例。

关于饱和脂肪酸（s）、单不饱和脂肪酸（m）和多不饱和脂肪酸（p）之间的比例，大多认为以 s∶m∶p＝1∶1∶1 为好，而对 n-6 和 n-3 多不饱和脂肪酸之间的比例认识不一。中国营养学会根据我国实际情况，参考国外资料提出不同年龄阶段建议膳食脂肪适宜摄入量如表 2-2-21 所示。

表 2-2-21　中国居民膳食脂肪可接受范围（AMDR）

年龄/岁	总脂肪/%E	饱和脂肪酸 U-AMDR/%E	n-6 多不饱和脂肪酸/%E	n-3 多不饱和脂肪酸/%E	EPA＋DHA/(g/d)
0～	48(AI)	—	—	—	—
0.5～	40	—	—	—	—
1～	35	—	—	—	—
4～	20～30	<8	—	—	—
7～	25～30	<8	—	—	—
11～	20～30	<8	—	—	—
14～	20～30	<8	—	—	—
18～	20～30	<10	2.5～9.0	0.5～2.0	0.25～2.0
50～	20～30	<10	2.5～9.0	0.5～2.0	0.25～2.0
65～	20～30	<10	2.5～9.0	0.5～2.0	0.25～2.0
80～	20～30	<10	2.5～9.0	0.5～2.0	0.25～2.0
孕妇(早)	20～30	<10	2.5～9.0	0.5～2.0	—
孕妇(中)	20～30	<10	2.5～9.0	0.5～2.0	—
孕妇(晚)	20～30	<10	2.5～9.0	0.5～2.0	—
母乳	20～30	<10	2.5～9.0	0.5～2.0	—

注：1. %E 为占能量的百分比。

2. “—”表示未制定参考值。

3. 引自中国营养学会编著，中国居民膳食营养参考摄入量，2013。

此外，近年来由于人们对二十碳五烯酸（EPA）和二十二碳六烯酸（DHA）的认识不断深入，认为也有必要控制其在人类膳食中的适宜比例，特别是由于农业现代化致使植物油和畜牧饲养业发展很快，人类膳食结构发生显著变化。膳食脂肪酸中 n-6 多不饱和脂肪酸增加，相对主要来自水产（尤其是海鱼）的 n-3 多不饱和脂肪酸下降，致使多不饱和脂肪酸中 n-6：n-3 的比例显著上升，并可使二者之比值高达 10～20。应当适量增加鱼类（尤其是海鱼）的消费，以降低二者的比，并推荐其比值以 5～10 为好。中国营养学会则建议二者之比为（4～6）：1。

膳食中脂类的主要来源为植物油和动物脂肪，我国广大居民常食用的植物油是菜籽油、豆油、花生油、芝麻油，有些地方食用棉籽油等。有些植物油含有丰富的不饱和脂肪酸和 EPA。经常食用，基本可满足人体对 EPA 的需要，不会造成 EPA 的缺乏。动物类食品依来源和部位不同，脂类含量和种类差异很大，脂肪组织含有大量的饱和脂肪酸，脑、心、肝、肺含较多的磷脂，乳及蛋黄是婴幼儿脂类的良好来源。水产品的多不饱和脂肪酸含量高，深海鱼如鲱鱼、鲑鱼的油富含 EPA 和 DHA，它们属 n-3 系的多不饱和脂肪酸，具有降低血脂和预防血栓形成的作用。粮谷类、蔬菜、水果脂肪含量很少，不作为油脂的来源。

随着我国经济的不断发展和人民生活水平的提高，脂肪在膳食中的比例有逐渐增高的趋势。一些经济发达地区，因能量摄入太高而出现各种病症的人数不断增多，应引起重视。

（2）人体的脂肪需要量　在人类合理膳食中，人体所需热量的 20%～30% 应由脂肪供给。其中成人为 20%～25%，儿童、青少年为 25%～30%。必需脂肪酸则占总热量的 2%，饱和脂肪酸（SFA）、单不饱和脂肪酸（MFA）和多不饱和脂肪酸（PUFA）之间的比例以 1：1：1 为宜。

三、碳水化合物

1. 碳水化合物的功能

碳水化合物又称糖类，是由碳、氢、氧组成的一类多羟基醛或多羟基酮类化合物，其基本结构式为 $C_m(H_2O)_n$。碳水化合物是人类能量的最经济和最重要的来源。在植物组织中它主要以能源物质（如淀粉）和支持结构（如纤维素和果胶等）的形式存在。在动物组织中，碳水化合物主要以肝糖原、肌糖原、核糖、乳糖的形式存在。碳水化合物的功能表现为以下几点。

（1）供给机体代谢能量　碳水化合物是供给人体能量的最主要、最经济的来源。1g 碳水化合物可产生 16.7kJ(4kcal)能量。正是由于碳水化合物在体内释放能量较快，供能也快，故碳水化合物是神经系统和心脏的主要能源，也是肌肉活动时的主要燃料，碳水化合物对维持神经系统和心脏的正常供能、增强耐力、提高工作效率都有重要意义。在正常情况下，神经组织主要靠葡萄糖氧化供给能量。若血液中葡萄糖水平下降（低血糖），脑缺乏葡萄糖可产生如昏迷、四肢麻木等不良反应。

（2）参与机体营养素的代谢过程　食物中碳水化合物的供给充足，机体首先利用它提供能量，从而减少了蛋白质作为能量的消耗，使蛋白质用于最合适的地方。相反，体内碳水化合物供给不足时，机体为满足对能量的需要，要动用蛋白质转化为葡萄糖提供能量，这样会使机体蛋白质受到损失，影响机体健康。因此，足够的碳水化合物对蛋白质有保护作用，也就是节约蛋白质的作用。

当膳食中碳水化合物供应不足时，脂肪酸不能彻底氧化而产生过多酮体，酮体不能及时被氧化而在体内蓄积，以致产生酮血症和酮尿症。膳食中充足的碳水化合物则可以防止上述现象发生，被称为抗生酮作用。

（3）构成机体的重要物质　碳水化合物是构成机体的重要物质，并参与机体细胞的许多生命活动。所有神经组织和细胞都含有碳水化合物，如糖和脂形成的糖脂是细胞膜与神经组织的组成部分，糖与蛋白质结合的糖蛋白是一些具有重要生理功能的物质如某些抗体、酶和激素的组成部分，核糖和脱氧核糖是核酸的重要组成成分，在遗传中起着重要作用。由此可见碳水化合物参与多种有机物质的组成，是构成机体必不可少的成分。

（4）具有解毒功能　碳水化合物经糖醛酸途径生成的葡萄糖醛酸是体内一种重要的结合解毒剂，在肝脏中能与许多有害物质如细菌毒素、酒精、砷等结合，以消除或减轻这些物质的毒性或生物活性，从而起到解毒的作用。

（5）作为食品加工中的重要原辅材料　碳水化合物是食品工业生产中的重要原辅材料。很多加工食品都含有糖，并且对食品的感官性状的形成起到很重要的作用。例如在饮料等产品加工时要控制一定的糖酸比以保证产品口味；焙烤食品主要由富含碳水化合物的谷类原料制成，而硬糖则几乎全由蔗糖制成。

简单的碳水化合物一般都有甜味，不仅可以作为食物，而且可以做成佐料，调节食物风味，增加食欲。

此外，一些不能被消化、吸收的碳水化合物如纤维素、果胶、抗性淀粉等，能刺激消化液的分泌与肠道的蠕动，有助于正常消化和增加排便量。

正是因为碳水化合物有诸多重要的生理功能，食物中碳水化合物应该有一个适当的摄入水平。中国营养学会推荐的摄入量（RNI）占总能量的55%～65%。其中精制糖在碳水化合物中的比例不超过10%。

2. 碳水化合物的营养评价及人体需要量

（1）食物中重要的碳水化合物　食物中碳水化合物的主要来源有五大类：谷物、蔬菜、水果、乳和糖。人体总能量的60%～70%来自食物中的碳水化合物。它在人体内消化后，主要以葡萄糖的形式被吸收利用。中国以淀粉类食物为主食，主要有大米、玉米、小米等谷物以及根茎类等富含淀粉的食物。

根据碳水化合物结构和性质的不同，通常将其分为单糖、双糖和多糖三类，此外也包括其衍生物——糖醇类物质。

① 单糖：单糖是碳水化合物的基本构成单位，易溶于水，可直接被人体吸收利用。

a. 葡萄糖：是一类有右旋性和还原性的醛糖。它是在人类空腹时唯一存在的单糖。人体的血糖就是指血液中葡萄糖的含量。葡萄糖主要由淀粉水解而来，还可来自蔗糖、乳糖等的水解。葡萄糖是机体最方便吸收、利用的单糖。有些器官实际上完全依靠葡萄糖供给所需的能量。例如，大脑中无能量储备，需由葡萄糖提供，每日需100～120g葡萄糖。要维持大脑进行正常工作，必须保持一定的血糖水平，因此在早餐仅提供牛乳加鸡蛋这样的高蛋白质食物是不符合营养学要求的。

b. 果糖：果糖存在于蜂蜜和许多水果中，为白色晶体，人工制作的玉米糖浆中含果糖可达到40%～90%，是饮料、冷冻食品、糖果蜜饯生产的重要原料。

机体内的果糖是由蔗糖分解为一分子的果糖和一分子的葡萄糖而得，吸收时部分果糖进一步被肠黏膜细胞转变成葡萄糖和乳酸。人体的肝脏是实际利用果糖唯一的器官，它可以将果糖迅速转化，其他部位果糖含量极低。因此，果糖作为肌肉运动的能源不如葡萄糖及时，但作为运动后的恢复糖原储备较为有利。另外，果糖的代谢可以不受胰岛素制约，故糖尿病患者可适当食用果糖。大量摄入果糖容易出现恶心、呕吐、上腹部疼痛以及不同血管区的血管扩张现象。

果糖的甜度很高，是通常碳水化合物中最甜的物质。若以蔗糖的甜度为100，则葡萄糖的甜度为74，而果糖的甜度为173，因而果糖是食品工业中重要的甜味物质。

c. 半乳糖：半乳糖是乳糖的重要组成成分，很少以单糖的形式存在于食品中。半乳糖吸收后在肝脏内转变成肝糖，然后分解为葡萄糖被机体利用。此外，半乳糖的吸收速度较快，以葡萄糖的吸收速度为100，则果糖为43，半乳糖为130。

② 双糖

a. 蔗糖：目前已知的一些蔗糖的功能，比如蔗糖可以增加机体ATP的合成，有利于氨基酸的活力与蛋白质的合成；蔗糖具有一定解毒功能，食物中毒者，在没有得到医生救治时，可立即服用大量的白糖水，起到解毒保肝的作用；蔗糖对肝病患者有提高肝的解毒能力、促进肝细胞恢复、保护肝脏的作用；轻度烫伤、擦伤、创口出血时，在没有医疗救治的条件下，可将伤口清洗后，用蔗糖敷在伤口上，能抑制细菌的繁殖并止血消炎，有助于伤口愈合。

当然，过度摄入蔗糖会引起健康问题，比如龋齿的发生，对于肥胖症、糖尿病患者要严格限制蔗糖的摄入等。因此生产中蔗糖的理想替代物有异麦芽酮糖、异麦芽酮糖醇和异麦芽酮糖浆等。异麦芽酮糖又称帕拉金糖，是将蔗糖在蔗糖异构酶的作用下发生异构而形成的。普通的糖从进入口腔开始就能够被人体迅速吸收，而异麦芽酮糖在进入口腔后，唾液并不能将其水解，只有到达肠内以后，才能经肠内微生物缓慢分解。由于分解十分缓慢，它仍是一种能源物质（只相当于普通糖的一半的能量），使人体对糖的吸收和利用达到了平衡，不会使血糖浓度提高。此外，由于它的分解需要经过微生物参与，因此可以刺激肠道内有益菌群的生长和繁殖，优化人体的消化系统。

b. 麦芽糖：麦芽糖又称饴糖，为蔗糖的同分异构体。一般植物含量很少，但种子发芽时可因酶的作用分解淀粉生成，尤其在麦芽中含量较多。动物体内除淀粉水解外不含麦芽糖。食品工业中所用麦芽糖主要由淀粉经酶水解而来，是食品工业中重要的糖质原料。其甜度约为蔗糖的1/2。它除了是一种高能物质外，在少量促进双歧杆菌生长的同时，也能被腐败菌所利用，产生气体，会引起消化道不适感觉，儿童多食对牙齿不利。

c. 乳糖：乳糖是由葡萄糖、半乳糖组成的双糖，甜度较低，是哺乳动物乳汁的主要成分，其含量依动物不同而异。通常人乳含约7%，牛乳含约5%。实际上，乳糖是婴儿主要食用的碳水化合物。随着年龄的增长，肠道中的乳糖酶活性下降，因而很多成年人食用大量的乳糖后不易消化，即乳糖不耐受症。食物中乳糖含量高于15%时可导致渗透性腹泻。

乳糖的功能除供能外，还可促进钙、磷、镁、锌和其他微量元素的吸收，对婴儿生长发育十分重要。1周岁以内的小儿每千克体重每天约需要糖13g，主要摄入的就是乳糖；乳糖在通过小肠中段后，被黏膜上皮细胞的乳糖酶分解成葡萄糖和半乳糖，最终产物乳酸造成肠道酸性环境，增加了钙盐的溶解性，使更多的钙被吸收；乳糖代谢产生的酸性环境促进双歧杆菌的生长，双歧杆菌代谢产生乳酸和乙酸，抑制了致病菌的生长，使婴儿减少肠道感染；乳糖很少致龋齿，对婴儿有利。幼儿若缺乏乳糖会出现消瘦、乏力、体重减轻、生长发育缓慢，甚至因消耗体内脂肪、蛋白质而导致蛋白质缺乏症。故在婴儿食品中可添加适量的乳糖。因人乳比牛乳的乳糖含量要高，调整牛乳的乳糖含量到7%～8%。8～12g/mL为最适乳糖含量，能满足婴儿碳水化合物的要求。

d. 异构乳糖：异构乳糖是乳糖的异构体，它在天然界不存在。例如原乳中就没有异构乳糖。但是，经过不同加工处理后所得的乳制品可含有一定量的异构乳糖。

异构乳糖的甜度约为蔗糖的一半。由于机体内没有异构乳糖酶，故不能被消化、吸收。但它却有利于肠道双歧杆菌的生长、发育，从而抑制肠中碱性腐败菌的生长等，对人体健康有利。

异构乳糖可以促进肠道有益菌——双歧杆菌的增殖，抑制腐败菌的生长。这主要是双歧乳酸杆菌的代谢产物——乳酸、已酸等有机酸降低肠道pH值所致；促进肠中双歧杆菌自行

合成维生素 B_1、维生素 B_2、维生素 B_6、维生素 B_{12}、烟酸、泛酸以及维生素 E、维生素 K 等，尤以维生素 B_1 的合成更显著；促进肠蠕动、通便等作用。

③ 多糖：多糖是由单糖聚合形成的一类天然高分子化合物，它是维持机体正常运转的基本物质之一。现发现的多糖化合物有数百种，广泛分布于植物、动物和微生物中。

多糖可用通式 $(C_6H_{10}O_5)_n$ 表示。组成多糖的单糖可以相同也可以不同。由相同的单糖组成的多糖称为均多糖，如淀粉、纤维素和糖原；以不同的单糖组成的多糖称为杂多糖，如阿拉伯胶是由戊糖和半乳糖等组成。多糖不是一种纯粹的化学物质，而是聚合程度不同的物质的混合物。食品中常用的多糖如下。

a. 淀粉：淀粉主要储存在植物细胞中，尤其是根、茎和种子细胞之中。薯类、豆类、谷类含有大量的淀粉。淀粉是食品工业中重要的原料，尤其是许多焙烤食品如面包、饼干、糕点等的主要成分。

淀粉是人体能量的主要来源。根据其结构可分为直链淀粉（糖淀粉）与支链淀粉（胶淀粉），前者易使食物老化，后者易使食物糊化，糊化后的淀粉消化吸收率显著提高。

淀粉在肠道逐渐水解，这需要一定的时间。因此，机体不会突然出现葡萄糖过量，血糖水平上升较慢，且不会达到极限高度。所以，人们通常食用淀粉后不会发生饮食性糖尿症，并且在任何情况下均能较好地适应。在食品工业中，可以利用高直链玉米淀粉生产减肥食品和煎炸食品，也是糖尿病患者的理想食品，被称为“功能性食品”；此外，高直链淀粉还是胆结石及高血压病患者的理想食品，具有防止胆结石形成及降低血液胆固醇的作用。

b. 糖原：是葡萄糖在动物及人体内储存的主要形式，也叫动物性淀粉，在人体储存量有限，一般不超 500g。人体内的糖原约有 1/3 存在于肝脏，称为肝糖原，含量可达肝重的 5%（总量为 90～100g）；另有 2/3 存在于肌肉，称为肌糖原，含量为肌肉重的 1%～2%（总量为 200～400g）。此外肾脏中有极微小的肾糖原存在。肝糖原可维持正常的血糖浓度，肌糖原可提供机体运动所需要的能量，尤其是高强度和持久运动时的能量需要。食物中糖原含量很少，因此它不是有意义的碳水化合物的食物来源。见表 2-2-22。

表 2-2-22 肝糖原和肌糖原的比较

项目	肝糖原	肌糖原
储量	90～100g(<5%)	200～500g(1%～2%)
合成原料	单糖/非糖物质	葡萄糖
产物	葡萄糖	乳糖
功能	维持血糖浓度相对稳定	满足剧烈运动时肌肉对能量的需要
消耗	餐后 12～18h	剧烈运动后

c. 糊精：糊精是淀粉分解的中间产物，其甜度低于葡萄糖。糊精的溶解度比淀粉大，机体摄入后，被分解成葡萄糖分子，在小肠吸收。糊精在肠道中有利于嗜酸杆菌的生长，能减少肠内细菌的腐败作用。

糊精与淀粉不同。糊精具有易溶于水、强烈保水及易于消化等特点，在食品工业中常被用来增稠、稳定或保水，例如在制作羊羹时添加少许糊精可以防止结晶析出，避免外观不良。

d. 纤维素：人类膳食中的纤维素主要含于蔬菜和粗加工的谷类中，虽然不能被消化吸收，但有促进肠道蠕动、利于粪便排出等功能。草食动物则依赖其消化道中的共生微生物将纤维素分解，从而得以吸收利用。

食物纤维素包括纤维素、半纤维素和木质素。因为食物纤维素是一种不被消化吸收的物质，过去一直被认为是“废物”，现在的研究证明食物纤维素在保障人类健康、延长生命方面有着重要作用。因此，称它为“第七种营养素”。

有研究表明纤维素能够减慢人体对糖的吸收，降低人体血液中葡萄糖的含量，在一定程度上减轻体重，起到控制肥胖的作用。

半纤维素是谷类纤维的主要成分，在人类的大肠内半纤维素比纤维素易于被细菌分解。木质素是植物木质化过程中形成的非碳水化合物，在木材等硬组织中含量较多，蔬菜中则很少见，一般存在于豆类、麦麸、可可、巧克力、草莓及山莓的种子部分。木质素不能被人体消化吸收，其最重要的作用就是吸附胆汁的主要成分胆汁酸，并将其排出体外。

e. 树胶及海藻胶：树胶也称植物胶，包括植物分泌胶如阿拉伯胶和黄蓍胶、种子胶如瓜尔豆胶和角豆胶等。此外，尚有来自海藻类的海藻胶如琼脂和红藻胶，以及来自微生物的黄原胶等。它们均属多糖，摄食后均不能被人体消化、吸收。

琼脂系选用优质天然石花菜、江蓠菜、紫菜等海藻为原料，采用科学方法精炼提纯的天然高分子多糖物质。含有多种元素，并具有清热解暑、开胃健脾之功能。琼脂能够吸收大量水分，促进肠壁蠕动，清除肠壁多余脂肪，因此具有缓解便秘的作用。琼脂是目前世界上用途最广泛的海藻胶之一。琼脂用于食品中能明显改变食品的品质，提高食品的档次。在食品工业中则多作为食品增稠剂应用。

④ 糖醇：糖醇是糖的衍生物，由单糖或多糖加氢而成，也有天然存在的，在食品工业中常用其代替蔗糖作甜味剂使用，在营养上也有其独特的作用。食品中的糖醇主要有以下几种。

a. 山梨糖醇：山梨糖醇广泛存在于植物中，海藻和果实类（如苹果、梨、葡萄等）中多有存在。工业上可由葡萄糖氢化制得。其甜度约为蔗糖的一半。山梨醇在人体内代谢产生的热量与葡萄糖和蔗糖不相上下，而它的代谢为被动扩散缓慢吸收，代谢时可转化成果糖，而不转变成葡萄糖，不需要通过胰岛素，不会引起血糖水平的波动，可以作为糖尿病患者的保健食品和甜味剂。此外，因其具有吸湿作用，故尚可用作糕点等的保湿剂。

b. 木糖醇：木糖醇是天然存在于多种水果、蔬菜中的五碳糖醇，工业上则常用木屑等经水解制成木糖后氢化获得。木糖醇的甜度和供能与蔗糖相似，但代谢不受胰岛素调节，因此糖尿病患者可以食用。特别是木糖醇不能被口腔细菌发酵，因而对牙齿完全无害，可用作无糖糖果中具有止龋或抑龋作用的甜味剂。自 20 世纪 80 年代以来，木糖醇的全球销量整整增长了 500%。关于它的研究目前仍在继续深入。

c. 麦芽糖醇：麦芽糖醇是由麦芽糖氢化制得的，在食品工业中主要作为甜味剂使用。麦芽糖醇的甜度为蔗糖的 75%～95%。麦芽糖醇摄入后在小肠内的分解量是同量麦芽糖的 1/40，为非能源物质，不升高血糖，也不增加胆固醇和中性脂肪的含量。因此它是心血管病、糖尿病等患者作为疗效食品用的理想甜味剂。它也不能被微生物利用，故也有防龋作用。

d. 异麦芽酮糖醇（帕拉金糖醇）：国外称益寿糖，是异麦芽酮糖在催化剂作用下氢化的产物，是近年来国际上新兴的功能性食用糖醇，是一种理想的代糖品。其独特的理化性质、生理功能和食用安全性已经实验充分证实，被美国 FDA 给予食品安全最高等级“GRAS（公认安全）”，对其每日摄入量不作限制。其用量近年来急剧上升。

多糖是生物体内一类重要的大分子，除了储存能量和支持结构外，还是一类重要的信息分子，在生物体内起着信息传递的功能。近年来，科学家对人类食物中的多糖的研究更加广泛深入。研究表明，多糖在抗肿瘤、抗炎、抗病毒、降血糖、抗衰老、抗凝血、免疫促进等方面发挥着生物活性作用。为此，多糖在营养、保健、治疗等方面的应用渐渐引起人们的兴趣。

(2) 碳水化合物的供给与食物来源 膳食中碳水化合物的供给主要根据民族饮食习惯、生活条件而定。中国营养学会认为，现阶段我国居民碳水化合物所供能量以占全日总能的

55%～65%为宜，儿童食用过多蔗糖、糖果又不注意口腔卫生，容易发生龋齿，中老年人也应控制精制糖的摄入量。

膳食中主要可利用的碳水化合物是淀粉类多糖，主要存在于植物性食物中，是碳水化合物良好的食物来源。重要的食物来源是粮谷类（70%～75%）、薯类（20%～25%）、豆类（20%～25%），水果中的坚果类（栗子等）含淀粉较高。一般蔬菜、水果含一定量的双糖、单糖，另外含有纤维素和果胶类。乳糖是哺乳动物乳腺分泌的一种特有碳水化合物，一般仅存于乳制品中。纯碳水化合物食物还包括糖果、酒类、饮料等。食用糖或纯糖制品被摄取后迅速吸收，但其营养密度较低，且易于以脂肪形式储存，一般认为摄入量不宜过多，占热量10%以下。

(3) 碳水化合物的营养评价　碳水化合物除为机体提供能量外，不同的碳水化合物因代谢途径不同发挥着不同的生理作用，如血糖、胰岛素调控，大肠发酵和肠道健康等。因此，对碳水化合物的分类学分析和评价是食物碳水化合物评价的重要内容。其中碳水化合物与血糖的关系也是人们关注的重要内容。碳水化合物由于来源、结构、数量、加工方式等的不同，可能有不同的血糖应答。为评价碳水化合物的生理效应，国际上提出了食物血糖生成指数（GI）的概念。食物GI同时考虑了碳水化合物的含量和数量，而随后引入的血糖生成负荷（GL）的概念，更加强调碳水化合物的数量对血糖的影响。将GI和GL有效结合，有利于对食物的血糖应答效应进行很好的评价，从而有利于科学利用食物。

① 血糖生成指数（GI）的概念：食物GI是1981年由Jenkins提出的评价食物血糖应答反应的方法，是经过人体试食实验测出来的数据，反映了人体在食用一定食物以后血糖的变化特征，及与进食等量葡萄糖相比血糖变化的幅度大小。根据WHO/FAO对血糖生成指数的定义，食物GI是指人体进食含50g可利用碳水化合物的待测食物后，血糖应答曲线下的面积（AUC）与食用含等量碳水化合物标准参考物后血糖AUC之比。通常标准参考物选择葡萄糖和白面包。

$$GI=\frac{\text{含 50g 可利用碳水化合物试验食物餐后 2h 血糖应答曲线下的面积}}{\text{等量碳水化合物标准参考物餐后 2h 血糖应答曲线下面积}}\times 100$$

GI是用于衡量某种食物或某种膳食组成对血糖浓度影响的一个指标。不同来源的碳水化合物由于消化吸收速度不同可能有不同的GI值。消化吸收快的碳水化合物餐后血糖应答迅速，血糖升高幅度大，餐后2h的血糖动态曲线下面积大，GI值高；相反，消化分解慢的碳水化合物，向血液中释放葡萄糖的速度缓慢，血糖上升较慢，因此具有较低的GI值。常见碳水化合物的GI见表2-2-23，某些常见食物的GI见表2-2-24。

表 2-2-23　常见碳水化合物的 GI

碳水化合物	GI	碳水化合物	GI
葡萄糖	100	麦芽糖	105.0±5.7
蔗糖	65.0±6.3	绵白糖	83.8±12.1
果糖	23.0±4.6	蜂蜜	73.5±13.3
乳糖	46.0±3.2	巧克力	49.0±8.0

② 食物GI的评价：同其他营养成分分析评价方法不同，食物GI的测定是在大量人体试食试验基础上完成的，因此GI更能反映人体的真实状态，但也因受试者个体差异的影响，不同国家、地区的GI值有一定差异，但无论如何食物GI的大致趋势一致，根据食物GI值可判断食物对血糖影响的差异。

表 2-2-24 常见食物的 GI

食物名称	GI	食物名称	GI	食物名称	GI
馒头	88.1	玉米粉	68.0	葡萄	43.0
熟甘薯	76.7	玉米片	78.5	柚子	25.0
熟马铃薯	66.4	大麦粉	66.0	梨	36.0
面条	81.6	菠萝	66.0	苹果	36.0
大米饭	83.2	闲趣饼干	47.1	藕粉	32.6
烙饼	79.6	荞麦	54.0	鲜桃	28.0
苕粉	34.5	甘薯(生)	54.0	扁豆	38.0
南瓜	75.0	香蕉	52.0	绿豆	27.2
油条	74.9	猕猴桃	52.0	四季豆	27.0
荞麦面条	59.3	山药	51.0	面包	87.9
西瓜	72.0	酸乳	48.0	可乐	40.3
小米	71.0	牛乳	27.6	大豆	18.0
胡萝卜	71.0	柑	43.0	花生	14.0

GI 大于 70 的为高 GI 食物，GI 在 55～70 的为中 GI 食物，GI 小于 55 的为低 GI 食物。

③ 食物血糖生成指数影响因素：影响 GI 的因素很多，包括食物烹调加工方式、食物其他成分的含量等物化因素以及胃排空率、胰岛素反应强度、咀嚼程度、小肠中淀粉酶的含量等生理性因素。表 2-2-25 总结了影响食物 GI 的物化因素。

表 2-2-25 影响食物 GI 的物化因素

GI 的影响因素	使 GI 降低的因素	使 GI 升高的因素
淀粉组成	支链淀粉↓	支链淀粉↑
单糖成分的性质	果糖、半乳糖	葡萄糖
黏性纤维	胶体、β-葡聚糖含量↑	胶体、β-葡聚糖含量↓
其他成分	蛋白质、脂肪含量↑	蛋白质、脂肪含量↓
烹调/加工	半熟	压出水分，糊化
	冷冻压榨	晒干、膨化
颗粒大小	大颗粒	小颗粒
成熟度和食品储藏	未成熟、生的、酸度	熟透
	冷冻储藏、时间长	新鲜
α-淀粉酶限制因子	凝集素、植酸盐↑	凝集素、植酸盐↓

④ 食物血糖负荷（GL）：食物 GI 是以受试者食用等量碳水化合物（一般为 50g）条件下测定的，而碳水化合物的受试量也同样可影响血糖应答。有些食物 GI 较低，但消费量较高，有些则反之，GL 的提出正是体现了碳水化合物的数量对血糖的影响，其计算公式如下。

GL＝食物 GI×摄入该食物的实际可利用碳水化合物的含量(g)

GL 分级和评价为：GL 大于 20 的为高 GL 食物；GL 在 11～19 的为中 GL 食物；GL 小于 10 的为低 GL 食物。

⑤ 混合膳食 GI 的计算：每种食物都应测定其 GI 值，但由于试验方法限制，使用者可

采用匹配的方法从GI表中查找相关数据，目前我国有200余种食物GI表。而对于混合食物，可以通过单一食物的GI和配比，来预测一餐（混合食物）的GI。

例：一餐膳食，包括一杯牛乳（200mL）、半个馒头（50g）、一碗面条（150g），请计算其血糖生成指数血糖负荷。

其计算步骤如下。

步骤1：查阅食物碳水化合物含量和质量比。

a. 查阅食物成分表，查出膳食中每种食物的碳水化合物含量和膳食纤维含量，将碳水化合物含量减去膳食纤维含量获得可利用碳水化合物含量（A）。

b. 根据混合膳食中每种配料求食物的质量（B），计算每种配料求食物提供的碳水化合物($C=A\times B/100$)以及混合膳食中的碳水化合物总量（$\sum C$）。

c. 计算各配料提供的碳水化合物质量百分比[$D=(C/\sum C)\times 100\%$]。混合食物碳水化合物含量及质量比见表2-2-26。

表2-2-26 混合食物碳水化合物含量及质量比

食物/配料	可利用碳水化合物含量A/(g/100g)	质量B	$C=A\times B/100$	占一餐碳水化合物质量比D/%
一杯牛乳	3.4	200mL	6.8	10.2
半个馒头	47.0	50g	23.5	35.2
一碗面条	24.3	150g	36.5	54.6
总计	—	—	$\sum C=66.8$	—

步骤2：混合膳食GI的计算。

a. 查阅资料，按照食物分类、名称、加工方法、来源尽可能匹配原则查找并记录每种事物的GI值列于表2-2-27。

b. 将每种食物的GI乘以占一餐中碳水化合物质量比（D），计算该食物对一餐总GI的贡献。

c. 将每种食物对GI的贡献相加得出一餐食物的总GI。

表2-2-27 混合膳食血糖生成指数的计算

食物	食物GI	占一餐碳水化合物质量比D/%	对一餐总GI的贡献
一杯牛乳	27.6	10.2	27.6×10.2%=2.8
半个馒头	88	35.2	31.0
一碗面条	37	54.6	20.2
总计	—	—	54.0

步骤3：食物GL计算。

根据公式计算GL。

$$GL=食物GI\times 摄入该食物的实际可利用碳水化合物的含量(g)$$

本例GL=54.0%× 66.8=36.1。

步骤4：提出建议。

综合GI与GL对混合膳食总GI进行评价，并结合它们的应用及意义，提出不同人群及不同情况下选择食物时的建议。根据GI、GL分级和评价标准，本例中一餐GI为54，属低GI膳食；GL为36.1，属高GL膳食。说明此餐为低GI膳食，但也不能食用过量。

⑥ GI的应用与意义：对血糖生成指数的研究，最早主要是研究其即时效应，即对血糖

的控制。随后更多的研究发现，长期摄入低GI的食物，对心血管疾病、体重控制、调节血脂等诸多方面都有积极意义。

许多项研究结果证明，用食物的GI对2型糖尿病患者进行教育，与传统的食物交换份法相比，两种方法对血糖的控制相似，可是大部分人减少降糖药的用量或停药，并且由于食物GI的简单易懂和易接受性，更受到糖尿病患者的欢迎。无论对健康人还是糖尿病患者来说，保持一个稳定的血糖浓度、没有大的波动才是理想状态，达到这个状态就需要合理利用低GI食物；而高GI食物进入胃肠后消化快、吸收率高，葡萄糖进入血液后峰值高、释放快。食物GI可作为糖尿病患者选择多糖食物的参考依据，也可广泛用于高血压患者和肥胖患者的膳食管理、居民营养教育，甚至扩展到运动员的膳食管理与研究等。许多研究显示，长期食用低GI的食物还可降低血脂和减少心脏病的发病率等，对肥胖和体重控制也有明显作用。随后有很多研究者将其引入运动员膳食，证明给运动员吃低GI的食品，由于能量缓慢释放，可提高其运动耐力和持久力。甚至有研究结果显示，摄入低GI的食品对阻止癌症的发展有益，如肠癌、乳腺癌等。无论如何，用食物的GI来评价一种食物，仍是一个有价值的指标。

【案例二】 营养不良的判断

【操作内容】 回答以下营养调查中的案例的问题。

① 小方今年22岁，最近觉得无故疲劳，发现牙龈出血、皮肤瘀斑。经医生询问，小方由于平时工作繁忙，饮食单一且不规律，不喜欢蔬菜，也很少吃水果。

请问：小方可能出现的营养问题是什么？针对目前状况，她应该如何调整膳食？需要重点补充哪类食物？

② 某成年运动员出现疲劳、四肢无力、耐久力下降、手指麻木、口角略有溃疡等症状，经深入咨询了解到该运动员近日运动量较大，出汗多，运动前后爱喝浓茶，身体健康，无其他病史。该运动员出现这些症状可能的原因是什么？营养治疗应选择何种食物及额外补充何种营养元素？

③ 黎黎是个2岁的小女孩，总是不好好吃饭，对着满桌子香喷喷的饭菜经常是挑来拣去，不是这个不爱吃，就是那个不好吃，尤其讨厌蔬菜、牛乳和肉类食物。近来，不知为什么，黎黎经常爱烂嘴角。小嘴唇的周围时常有几个又细又小的裂口，上面还盖着薄薄的一层痂皮。周围的皮肤，不仅轻微发肿，有时还发生糜烂，一张嘴小裂口就出血，严重时下嘴唇甚至会肿胀起来。如此下去黎黎可能患哪些疾病？试问营养师对黎黎应做出怎样的诊断和营养治疗计划？

【操作要求】

① 根据调查对象罗列情况，逐一进行说明，对营养素缺乏体征给出判断与建议，说明缺乏的原因及膳食改进措施。

② 书写×××营养素缺乏情况报告。

【必备知识二】 食物中的其他营养素

一、食物纤维及其作用

1. 食物纤维的功能与作用

(1) 食物纤维的定义　食物纤维又称膳食纤维，是指能抗人体小肠消化吸收，而在人体大肠能部分或全部发酵的可食用的植物性成分、碳水化合物及其相类似物质的总和，包括多糖、寡糖、木质素以及相关的植物物质。食物纤维没有营养功能，但却是人体健康所必要的物质，是平衡膳食结构的一种特殊的营养素。

虽然食物纤维在人体口腔、胃、小肠内不被消化吸收，但人体大肠内的某些微生物仍能降解它的部分组成成分，且降解后的某些成分被认为是其生理功效的一个起因。

(2) 食物纤维的化学组成　按照营养成分，中国营养学会将膳食纤维划分为以下几类。

① 总膳食纤维（TDF）：包括所有的组分在内，如非淀粉多糖、木质素、抗性淀粉（包括回生淀粉和改性淀粉）以及美拉德反应产物等。

② 可溶性膳食纤维（SDF）：可溶性膳食纤维是指不被人体消化酶消化，但溶于温水或热水且其水溶性又能被乙醇再沉淀的那部分膳食纤维。主要包括存在于苹果、橘类中的果胶，植物种子中的胶，海藻中的海藻酸、卡拉胶、琼脂和微生物发酵产物黄原胶，以及人工合成的羧甲基纤维素钠盐等。

③ 不溶性膳食纤维（IDF）：是指不被人体消化道酶消化且不溶于热水的那部分膳食纤维，是构成细胞壁的主要成分，包括纤维素、半纤维素、木质素、原果胶和动物性的甲壳素和壳聚糖。不溶性膳食纤维中木质素不属于多糖，是使细胞壁保持一定韧性的芳香族碳氢化合物。

④ 非淀粉多糖：食物样品中除去淀粉后，残渣用酸水解成中性糖，然后用气相色谱（GC）或高效液相色谱（HPLC）定量检测其总和，即为非淀粉多糖，或用酶解方法检测，包括纤维素、半纤维素、果胶及可溶性非纤维素的多糖。

膳食纤维主要存在于水果和蔬菜里面，其他植物性食物（如谷类、豆类）中也有，但果蔬类含的膳食纤维种类最齐全、最丰富。膳食纤维具有吸水的特性，其中水溶性膳食纤维的吸水性比非水溶性膳食纤维要强得多。按照化学组成分类如下。

① 纤维素：纤维素是自然界最大量存在的多糖，它是细胞壁的主要结构物质，通常和各种半纤维素及木质素结合在一起。纤维素化学结构与直链淀粉相似，由约数千个葡萄糖所组成。人体内的淀粉酶只能水解 α-1,4-糖苷键而不能水解 β-1,4-键。因此纤维素不能被人体胃肠道的酶所消化。纤维素具有亲水性，在消化道内可以大量吸收水分。

② 半纤维素：半纤维素是由多种糖基组成的一类多糖，其主链上由木聚糖、半乳聚糖或甘露糖组成，在其支链上带有阿拉伯糖或半乳糖。在人的大肠内半纤维素比纤维素易于被细菌分解，它有结合离子的作用。半纤维素的种类很多，绝大部分不溶于水，它也起到一定的生理作用。在人的大肠内，半纤维素比纤维素易于被细菌分解，它有结合离子的作用。半纤维素中的某些成分是可溶的，在谷类中可溶的半纤维素被称为戊聚糖，它们可形成黏稠的水溶液并具有降低血清胆固醇的作用。半纤维素大部分为不可溶性。

③ 果胶及果胶类物质：天然果胶一般有两类，一类分子中超过一半的羧基是甲酯化的，称为高甲氧基果胶（HM），余下的羧基是以游离酸及盐的形式存在；另一类分子中低于一半的羧基是甲酯化的，称为低甲氧基果胶（LM）。

果胶类物质主要有阿拉伯聚糖、半乳聚糖和阿拉伯半聚糖等。果胶或果胶类物质可在热溶液中溶解，在酸性溶液中遇热形成胶态。果胶也具有与离子结合的能力，对维持食物纤维的结构有重要作用。

④ 木质素：木质素不是多糖物质，而是苯基类丙烷的聚合物，具有复杂的三维结构。天然存在的木质素大多与碳水化合物紧密结合在一起，很难将之分离开来。故在膳食纤维的组成中包括了木质素。人和动物均不能消化木质素。

⑤ 抗性淀粉（RS）：包括改性淀粉和经过冷却加热处理的淀粉。抗性淀粉在生理功能上与膳食纤维极为相似，故归入膳食纤维。它属于不溶性膳食纤维，但通常兼具可溶性膳食纤维的特点，可用作葡萄糖的缓释剂，用于降低餐后血糖。有动物研究表明，在体内和体外试验中抗性淀粉都可促进益生菌的生长，增加大肠双歧杆菌的数目。

(3) 食物纤维的功能　从膳食纤维的构成特点来看，食物纤维具有的理化功能有以下几种。

① 具有高持水力和膨胀功能：食物纤维化学结构中含有很多亲水基团，具有很强的持水力，对调节肠道功能有重要影响。膳食纤维可吸收相当于自身重数倍的水，在肠胃中吸水膨胀并形成高黏度的溶胶或凝胶，使人产生饱腹感并抑制进食，对肥胖人群有较好的调节减肥功能。同时增加大便水分、体积，刺激肠道蠕动，加速排便频率，使粪便中的有害物质特别是致癌物质及时排出体外，大大减少肠道癌和痔疮等的发病概率。

② 具有吸附有机物的功能：食物纤维表面带有很多活性基团，能吸附胆汁酸、胆固醇变异原等有机分子，抑制总胆固醇（TC）浓度升高，降低胆酸及其盐类的合成与吸收，降低人体血浆和肝脏胆固醇水平，预防心脑血管疾病和胆石症。膳食纤维还能吸附葡萄糖使吸收减慢，另外膳食纤维还具有抑制增血糖素分泌的作用，这样就可充分发挥胰岛素的作用，预防糖尿病。此外，膳食纤维还具有吸附人体肠道内有毒物质（内源性毒素）、有毒化学品（外源性毒素）等的作用。

③ 阳离子结合和交换功能：食物纤维分子结构中的羧基、羟基和氨基等侧链基团，可产生类似弱酸性阳离子交换树脂的作用，可与阳离子尤其是有机阳离子进行可逆的交换，从而影响消化道的pH、渗透压等，形成一个更缓冲的环境，有利于消化吸收。

此外，膳食纤维可与Cu、Pb等重金属离子进行交换，缓解重金属中毒。更重要的是它能与肠道中的K^+、Na^+进行交换，促使尿液和粪便中大量排出Na^+、K^+，从而降低血液中的Na^+与K^+比，产生降低血压的作用。

④ 无能量填充剂：食物纤维体积较大，缚水膨胀后体积更大，在胃肠道中会起填充剂的溶剂作用，易引起饱腹感。同时，它还利用碳水化合物等在肠道中的消化吸收，使人不易产生饥饿感。所以食物纤维对预防肥胖症十分有利。

⑤ 发酵作用：食物纤维虽不能被人体消化道内的酶所降解，但膳食纤维可被大肠有益菌部分发酵或全部发酵，产生大量乙酸、乳酸等。可调节肠道pH，改善有益菌的繁殖环境，使双歧杆菌、乳酸菌等有益菌增殖，从而使有益菌群能迅速扩大。诱导产生大量的好气有益菌，抑制厌气腐败菌，防止肠道黏膜萎缩和支持肠黏膜屏障功能，维持维生素供应，对保护肝脏等都是十分重要的。

过去，人们认为膳食纤维不能被人体消化、利用，因此无营养价值、无关紧要，甚至予以排斥。而近年来大量的研究表明，膳食纤维对预防许多疾病都具有显著的效果，因此越来越多的人认为膳食纤维在营养上已不再是惰性物质，而是人们膳食中不可缺少的部分。膳食纤维的营养功能主要有以下几方面。

① 低能量，预防肥胖症：纤维素属于多糖，有饱腹感，因而可减少体内产能营养素的摄入。同时，食物纤维的高持水性和缚水后体积的膨胀性，对肠道产生容积作用，以及引起胃排空的减慢，更快产生饱腹感且不易饥饿，对预防肥胖症有益处。膳食纤维对妇女乳腺癌也有一定预防作用。

② 控制血糖，预防糖尿病：糖尿病是近年来的一种高发病，有人认为糖尿病发病率高与食物纤维摄入量有很大的关系。含有大量食物纤维的食品，食物纤维中的果胶可延长食物在肠内的停留时间，降低葡萄糖的吸收速度，使进餐后血糖不会急剧上升，有利于糖尿病患者病情的改善；同时，高纤维食品可以改善末梢组织对胰岛素的感受性，降低生理范围内的胰岛素的分泌，调节糖尿病患者的血糖水平，对糖尿病有预防和治疗作用。

③ 降低血脂，防止冠心病：血清胆固醇水平高是心血管的诱发因子之一。由于可溶性膳食纤维可降低血糖水平，因此也可减少体内胰岛素的释放，而胰岛素可刺激肝脏合成胆固醇，所以胰岛素释放的减少可以使血浆胆固醇水平受到影响。另外，膳食纤维还可以螯合胆

固醇，吸附胆汁酸，降低胆固醇和甘油酯溶解，阻止其消化吸收，从而起到防止动脉粥样硬化及冠心病的作用。

④ 吸水通便，防治结肠癌：食物中的某些刺激物或有毒物质长时间停留在结肠部位，对结肠具有毒害作用，甚至毒物被结肠壁细胞吸收，刺激结肠细胞发生变异，诱发结肠癌。研究表明，膳食纤维对防治结肠癌有明显效果。这有两方面原因：一方面膳食纤维虽然在体内不被消化吸收，但能刺激消化液分泌和促进肠道蠕动，缩短食物通过肠道时间，加速粪便的排泄速度，减少了粪便中有毒物质与肠壁接触的机会；另一方面，膳食纤维可以吸收大量水分，增大粪便的体积，相对降低了有毒物质的浓度，从而有利于防治结肠癌。

⑤ 调节肠道菌群，提高人体免疫力：脂肪和过精膳食可以使肠内厌氧细菌大量繁殖，这些细菌能使肠道中的胆碱、胆固醇及其代谢产物进一步分解产生致癌物质，在有充分纤维素存在的情况下，耗氧细菌易于生长，厌氧细菌受到抑制，由于膳食纤维被结肠内某些细菌酵解，产生短链脂肪酸，使结肠内 pH 下降，影响结肠内微生物的生长和增殖，促进肠道有益菌的生长和繁殖，而抑制了肠道内有害腐败菌的生长，从而提高人体免疫力，增强抵抗疾病的能力。同时，膳食纤维还可使肠道内容物通过肠道的时间变短，减少致癌物质与肠黏膜的接触时间，防止发生癌变。为此，有人称膳食纤维为“清道夫”。

2. 膳食纤维的营养评价及人体需要量

膳食纤维是不易被消化的食物营养素，主要来自于植物的细胞壁，包含纤维素、半纤维素、树脂、果胶和木质素等。膳食纤维在健康饮食中不可缺少，在维护消化系统上扮演着重要的角色。摄取足够的纤维可以预防心血管疾病、癌症、糖尿病和其他疾病；可以清洁消化壁和增强消化功能；可以稀释和加速食物中的致癌物质和有毒物质的移除，保护脆弱的消化道和预防结肠癌；还可减缓消化速度和最快速地排泄胆固醇，让血液中的血糖和胆固醇控制在最理想的水平。

膳食纤维摄入过量会影响其他营养物质的消化和吸收，还会增加肠道蠕动和产气量导致腹胀不适；增加粪便中排出甲烷的量，并将有益的金属离子同时排出体外；还可降低血清中铁和叶酸的含量，导致贫血。

国际相关组织推荐的膳食纤维素日摄入量：美国防癌协会推荐标准为每人每天 30～40g；欧洲共同体食品科学委员会推荐标准为每人每天 30g；世界粮农组织建议正常人群摄入量为每人 27g/d；中国营养学会提出中国居民摄入的食物纤维量及范围是低能量饮食（1800kcal）为 25g/d，中等能量饮食（2400kcal）为 30g/d，高能量饮食（2800kcal）为 35g/d。

二、维生素

1. 维生素概述

（1）维生素的概念　维生素是人和动物维持机体正常代谢所必需的且需要量极少的一类有机化合物。维生素与人体的关系十分密切，它们与碳水化合物、脂类、蛋白质不同，在人体内不能产生能量，也不参与人体细胞、组织的构成。人体对各种维生素的需要量很少，每日需要量仅以“mg”或“μg”来计算。但维生素对维持人体正常生长和调节生理功能却起着十分重要的作用。因为大多数维生素是机体酶系统中辅酶的组成成分。

维生素在体内不能合成或合成数量极少，不能满足机体的需要，因此必须经常由食物供给。当日常膳食中长期缺乏某种维生素或供给量不足时，会引起机体新陈代谢紊乱而发生病态反应，形成维生素的缺乏症。但长期过量补充维生素（如维生素 A、维生素 D 等）又容易造成维生素过多症。因此健康人只要有合理的膳食，无需另外增补维生素。

（2）维生素的分类　维生素种类繁多，化学结构和生理功能差异也很大，所以很难按其化学结构或生理功能进行分类。一般根据它们的溶解性，分为脂溶性维生素和水溶性维生素两大类。

① 脂溶性维生素：包括维生素A、维生素D、维生素E、维生素K，它们溶于脂肪或有机溶剂中，不溶于水。其吸收与脂肪的存在有密切关系，吸收后可在体内储存，主要储存在肝脏中。

② 水溶性维生素：包括维生素B_1、维生素B_2、维生素B_5、维生素B_6、泛酸、叶酸、生物素、维生素B_{12}、维生素C等。水溶性维生素只溶于水而不溶于脂肪，当机体水溶性维生素饱和后即从尿中排出。

2. 水溶性维生素

水溶性维生素易溶于水，大多是辅酶的组成部分，通过辅酶而发挥作用，以维持人体的正常代谢和生理功能。人体对水溶性维生素的储量不大，当组织储存饱和后，多余的维生素可迅速自尿液中排出。

（1）维生素C（抗坏血酸）

① 维生素C的稳定性：维生素C易溶于水，具有强还原性，它可以很容易地以各种形式进行分解，是最不稳定的一种维生素。除在酸性溶液中比较稳定外，遇热和碱均能遭到不同程度的损失。在空气中易氧化失效，与某些金属特别是与铜接触破坏更快。冷冻或冷藏、热加工均可造成维生素C的损失。

② 维生素C的生理功能：维生素C具有很强的抗氧化性，可防止维生素A、维生素E的氧化，在机体生理氧化还原过程中发挥重要作用，是机体新陈代谢不可缺少的物质。维生素C参与细胞间质的生成，维持牙齿、骨骼、血管、肌肉的正常功能，参与组织胶原的形成，因此对保持血管壁正常弹性极为重要。维生素C可降低血清胆固醇，对防治高胆固醇血症、动脉粥样硬化有益。维生素C能增加抗体的形成，提高白细胞的吞噬作用，增强对疾病的抵抗力，防止感染，促进伤口愈合。维生素C对有毒物质具有解毒作用，同时在胃中能阻碍强致癌物亚硝胺的形成。

③ 维生素C的缺乏症和过多症：维生素C缺乏的典型症状是坏血病，主要病变是出血和骨骼变化。其症状是缓慢地、逐渐地出现的。维生素C缺乏数月，患者出现全身乏力、食欲差、精神压抑；小儿则生长迟缓、烦躁和消化不良。严重时可患坏血病，症状是创口溃疡不易愈合，骨骼、牙齿易折或易脱落，毛细血管通透性增强，易引起皮下、黏膜、肌肉等处出血。

维生素C不具有毒性，但若每日超量摄取（每日超过8000mg），会有腹痛、红细胞破坏、铁质过量吸收等异常状况出现，而且由于维生素C代谢产生草酸盐，草酸增加易形成结石，有可能使肾结石、膀胱结石罹患率上升。所以要大剂量采用维生素C制剂时，必须经医师处方才可服用。

④ 维生素C的食物来源和需要量：维生素C广泛存在于新鲜的果蔬中，尤其是绿叶蔬菜，酸性果蔬如柠檬、柑、柚、酸枣、草莓、番茄中含量很丰富。各式芽菜、芥菜、青椒、苦瓜、花椰菜、香菜、红辣椒、卷心菜、莴苣、菠菜中也富含维生素C。豆类中干豆类不含维生素C，但豆类在发芽时含有维生素C。

从志愿受试者进行的实验和实际调查中发现，人体每日摄取10mg维生素C不仅可预防坏血病，而且还有辅助治疗作用。考虑到维生素C较高可以增进健康、提高对疾病的抵抗能力，及维生素C性质不稳定，食物中的维生素C在烹调和加工过程中易破坏，因此我国建议成人和青少年每日供给量为60mg，孕妇80mg，乳母为100mg。

（2）维生素B_1

① 维生素B_1的性质：维生素B_1又称硫胺素、抗脚气病维生素。在酸性溶液中比较稳定，加热不易分解，在酸性溶液中加热至120℃经30min仍稳定；在碱性溶液中极不稳定，即使是在室温下也能被破坏。所以在烹调或加工食物时应尽量不放或少放碱。

② 维生素 B_1 的生理功能：维生素 B_1 是糖代谢中脱羧酶辅酶的重要组成部分，它的主要生理功能是促进碳水化合物在体内的代谢。碳水化合物代谢的中间产物丙酮酸在组织（特别是脑组织）和血液中积蓄会出现神经功能障碍，会损伤人的大脑、神经和心脏，而维生素 B_1 能使丙酮酸氧化成二氧化碳和水；维生素 B_1 是末梢神经兴奋传导不可缺少的物质；可预防和治疗脚气病、多发性神经炎；还能增加肠胃蠕动以及胰液和胃液的分泌，故可增进食欲、帮助消化；可促进儿童的生长发育。

③ 维生素 B_1 缺乏症：人们若长期以食用精白米、精面粉为主，又无其他多种副食品补充，无其他杂粮进行调剂，或烹调不当造成食物中维生素 B_1 大量流失，或酗酒引起摄入不足及小肠吸收不良患者均可造成缺乏。当人体维生素 B_1 缺乏时，轻者表现为肌肉乏力、精神淡漠和食欲减退，重者会发生典型的脚气病，更重者可引起心脏功能失调、心力衰竭和精神失常。

其中，脚气病并非人们所说的那种因真菌感染引起的脚癣，而是一种全身性的疾病。根据症状的不同可分为两类：一类称“干性脚气病”，自觉症状有全身无力、下肢沉重感、四肢末端感觉异常、烦躁、食欲缺乏等；另一类脚气病称为“湿性脚气病”，主要症状是水肿，多见于足踝部，严重者整个下肢水肿。同时出现活动后心悸、气短，并有心脏扩大，严重者可发生心力衰竭、心动过速、血压下降，称为“急性恶性脚气病”。近年来，由于人民生活水平提高和营养知识的缺乏，爱吃精米、精面已成风气，脚气病又卷土重来。

④ 维生素 B_1 的食物来源和需要量：维生素 B_1 广泛分布于整个动植物界，并且可以多种形式存在于各类食物中。含维生素 B_1 较多的有米、麦的皮、胚芽。此外酵母、肝、肾、蛋类、豆类、瘦猪肉、白菜、芹菜、坚果等亦含有丰富的维生素 B_1。目前谷物仍为我国传统膳食中维生素 B_1 的主要来源，未精制的谷类食物含维生素 B_1 达 0.3～0.4mg/100g，过度碾磨的精白米、精白面会造成维生素 B_1 大量丢失。

维生素 B_1 的需要量与能量摄入量有密切关系。推荐的膳食摄入量为 0.5mg/4.2MJ（1000kcal），相当于可出现缺乏症的数量的 4 倍，这个数量足以使机体保持良好的健康状态。但是，能量摄入不足 2000kcal/d 的人，其维生素 B_1 摄入量不应低于 1mg。维生素 B_1 的推荐摄入量（DRIs）：成人男性为 1.4mg/d，女性为 1.3mg/d，孕妇和乳母为 1.5mg/d 和 1.8mg/d。

（3）维生素 B_2

① 维生素 B_2 的性质：维生素 B_2 因色黄、含核糖，故又名核黄素。纯粹的维生素 B_2 是黄橙色结晶，不溶于脂肪，能溶于水。维生素 B_2 对热稳定，在酸性溶液中加热到 100℃时仍能保存，在碱性溶液中很快被破坏。游离维生素 B_2 对光很不稳定，受光作用时，容易失去生理效能。食物中还含有一部分非游离状态的维生素 B_2，主要是与磷酸和蛋白质结合在一起，这种结合型的维生素 B_2 对光较稳定。为了避免食品中维生素 B_2 的损失，应尽量避免在阳光下暴露。

② 维生素 B_2 的生理功能：维生素 B_2 是机体许多重要辅酶的组成成分，在人体中以黄素单核苷酸（FMN）及黄素腺嘌呤双核苷酸（FAD）两种辅酶的形式存在，参与生物氧化酶体系。当辅酶与某些特定的蛋白质结合在一起时形成黄素蛋白，帮助机体组织中的糖和脂肪释放能量；维生素 B_2 能将体内的维生素 B_6 激活，维生素 B_6 又去帮助色氨酸转化为有活性的维生素——烟酸；维生素 B_6 参与体内抗氧化防御系统，提高机体对环境应激适应能力。

③ 维生素 B_2 缺乏症：摄入不足和酗酒是维生素 B_2 缺乏最常见的原因。维生素 B_2 缺乏症表现为疲倦、乏力，出现口角裂纹、口腔黏膜溃疡及地图舌等口腔症状，皮肤出现丘疹或湿疹性阴囊炎、脂溢性皮炎，眼部出现角膜毛细血管增生等。

长期缺乏维生素 B_2 还可导致儿童生长迟缓、轻中度缺铁性贫血。由于维生素 B_2 辅酶参与叶酸、吡哆醛、烟酸的代谢，因此在严重缺乏时常常伴有其他B族维生素缺乏的表现。

④ 维生素B_2的食物来源和需要量：由于我国居民的膳食构成以植物性食物为主，使维生素B_2成为最容易缺乏的营养素之一。日常膳食中应注意多加摄入。富含维生素B_2的食物主要是动物肝脏、肾脏、心脏、蛋黄、鳝鱼，以及乳类、豆类、酵母、菌藻类等。新鲜绿叶菜、糙米、糙面也是维生素B_2的来源。

维生素B_2是氧化还原酶系统的组成部分，其需要量与维生素B_1一样与能量代谢有关。人体热量需要量高时，维生素B_2的需要量也要相应增加，制定膳食维生素B_2摄入量一般按热量摄入量计算，摄入量可按0.31～0.35mg/4.2MJ（1000kcal）计。我国居民维生素B_2的每日膳食推荐摄入量为：1～14岁0.6～1.5mg，成年男性1.4mg，成年女性1.2mg，孕妇1.7mg。

（4）烟酸

① 烟酸的性质：烟酸又称为维生素PP、尼克酸、抗癞皮病因子，是吡啶衍生物，包括烟酸和烟酰胺两种物质。烟酰胺是烟酸在体内的重要存在形式。

烟酸溶于水和乙醇，烟酰胺的溶解性明显好于烟酸。它耐热，即使在120℃加热20min，也几乎不被破坏，对酸、碱、光、氧也很稳定，一般烹调损失小，是性质最为稳定的一种维生素。

我国营养学家证实，玉米中所含烟酸大部分为结合型烟酸，占总烟酸的64%～73%，不能被人体利用。但是这种结合型烟酸在碱性溶液中可以分解出游离烟酸。例如在玉米粉中加入0.6%～1.0%的$NaHCO_3$，按1∶1加水做成窝头，蒸熟后制品中游离烟酸含量随pH升高而增加。经动物和人体试验证明，玉米中结合型烟酸经$NaHCO_3$处理后，其烟酸可以被人体和动物利用，并可预防癞皮病发生。

② 烟酸的生理功能：烟酸在体内以烟酰胺的形式构成呼吸链中辅酶Ⅰ（NAD^+）和辅酶Ⅱ（$NADP^+$），在生物氧化还原反应中起电子载体或递氢体作用。在代谢中起重要作用，特别是参与葡萄糖酵解、脂类代谢、丙酮酸代谢、戊糖合成以及高能磷酸键的形成等。此外，烟酸也可作为葡萄糖耐受因子的组分，促进胰岛素反应（游离烟酸无此作用）。

③ 烟酸缺乏症：人体缺乏烟酸会发生癞皮病，主要出现于以玉米、高粱为主食的人群，主要损害皮肤、口、舌、胃肠道黏膜以及神经系统。其典型病例可有皮炎（dermatitis）、腹泻（diarrhea）和痴呆（depression），又称“3D症”。初期症状有体重减轻、食欲缺乏、失眠、头痛、记忆力减退等；重度缺乏时表现为皮肤、消化道和神经系统病变。烟酸缺乏常与硫胺素、核黄素缺乏同时存在。

④ 烟酸的食物来源和需要量：烟酸及其酰胺广泛存在于动物性和植物性食物中，其中以酵母、花生、全谷、豆类及肉类、动物肝脏中含量最丰富，为15mg/100g左右。人体所需的烟酸除了以食物为主要来源。色氨酸也可以在体内转变成烟酸。因玉米中含色氨酸少，故以玉米为主食的地区应注意防止烟酸的缺乏。

我国烟酸RNI按维生素B_1 RNI 10倍量定。由于一部分色氨酸在体内可转化为烟酸，故RNI采用烟酸毫克当量（mgNE）作为单位，即食物中的烟酸（mg）与1/60色氨酸（mg）之和。表示为：

烟酸当量(mgNE)＝烟酸(mg)＋1/60色氨酸(mg)

中国居民烟酸推荐摄入量为：成年男性14mgNE/d，成年女性13mgNE/d，孕妇15mgNE/d。

（5）维生素B_6

① 维生素B_6的性质：维生素B_6是吡啶的衍生物，有吡哆醇、吡哆醛、吡哆胺三种形式，它们可以相互转变，都具有维生素B_6的活性。这些化合物以其磷酸盐的形式广泛分布

于动植物体内。维生素 B_6 为无色结晶状粉末，略带苦味，易溶于水和酒精，耐热，对酸、碱均稳定，易被光破坏。

② 维生素 B_6 的生理功能：维生素 B_6 是体内许多酶系统的辅酶，参与体内多种酶的反应，如氨基酸的脱羧作用、氨基转移作用、色氨酸的合成、含硫氨基酸的代谢和不饱和脂肪酸的代谢等生理过程。它还帮助糖原由肝脏或肌肉中释放能量。因此，维生素 B_6 在维护健康、治疗多种疾病中起重要作用，可使维生素 B_2、烟酸在体内发挥作用，能促进维生素 B_{12} 和铁、锌的吸收，还可制止多余的维生素 C 转化为草酸，预防肾结石。

③ 维生素 B_6 的食物来源和需要量：维生素 B_6 的食物来源很广泛，动植物中均含有，但一般含量不高。其中含量较多的食物有蛋黄、肉、鱼、肝、肾、全谷、豆类、蔬菜。人体肠道也可合成少量维生素 B_6，一般认为人体不易缺乏维生素 B_6。

我国居民膳食中维生素 B_6 每日适宜摄入量（AI）为：1～14 岁 0.5～1.1mg；成人 1.2mg；50 岁后 1.5mg；孕妇、乳母 1.9mg。

(6) 叶酸

① 叶酸的性质：叶酸是指有相关生物活性的一类同效维生素，这类维生素含有叶酸结构，由蝶啶、地氨基苯甲酸和谷氨酸三种成分组成。天然存在的叶酸，既有单谷氨酸型，也有以多氨酸盐的形式出现。

叶酸在有氧时可被酸、碱水解，可被日光分解。叶酸在酸性溶液中对热不稳定，在中性和碱性条件下十分稳定，即使加热到 100℃维持 1h 也不被破坏。叶酸不耐长时间加热、储藏或加工，在食物储存和烹调中一般损失 50%～70%，在加工和储藏中的失活主要是氧化，维生素 C 可保护叶酸。叶酸在人体内主要储存在肝脏中。

② 叶酸的生理功能：叶酸是人体不可缺少的维生素，其活化型为四氢叶酸（FH_4），四氢叶酸在体内参与一碳单位的转移，是体内一碳单位转移酶系统的辅酶。叶酸在氨基酸代谢，嘌呤、嘧啶的合成，核酸和蛋白质的生物合成中都有重要作用，故叶酸为各种细胞生长所必需。

③ 叶酸缺乏症：妊娠期间妇女体内缺乏叶酸会直接引起氨基酸代谢和蛋白质合成紊乱及 DNA 合成障碍，而细胞分裂增殖的基本条件是 DNA 合成。妇女体内一旦缺乏叶酸，细胞增殖速度快的组织首先受累，尤其是妇女妊娠前的几周和妊娠早期缺乏叶酸，胎儿脊柱关键部位发育受到损伤，导致婴儿神经管缺陷，严重影响人口质量。世界卫生组织建议：每位育龄妇女每天应增补 400μg 的叶酸。

由于叶酸在核酸合成中的重要作用，叶酸缺乏时将引起红细胞中核酸合成受阻，使红细胞的发育和成熟受到影响，红细胞比正常的大而少，称为“巨幼红细胞性贫血”。此类贫血以婴儿和妊娠期妇女较多见，可用叶酸治疗，所以叶酸又称“抗贫血维生素”。近年来国内外医学研究结果表明，叶酸对预防心脑血管疾病有重要作用。

在同样受到病毒感染的情况下，血液中叶酸水平过低的妇女较叶酸水平正常的妇女患子宫颈癌的危险性高 5 倍。研究显示，叶酸摄入不足造成人体低叶酸状态在某些肿瘤形成的早期可能起重要作用。因此膳食中选择富含叶酸的食品对健康是有益的。

膳食摄入不足、酗酒、口服避孕药或抗惊厥药等能干扰叶酸的吸收和代谢，常是导致叶酸缺乏的原因。

④ 叶酸的食物来源和需要量：叶酸广泛分布于动植物性食物中，富含叶酸的食物有动物肝、动物肾、鸡蛋、豆类和各种绿叶蔬菜，例如猪肝含 236μg/100g，菠菜含 347μg/100g，黄豆含 381μg/100g。鱼、肉、乳等含量很少。

叶酸每日摄入量维持在 3.1μg/kg 的水平可保证体内有适量储备，在此基础上，无叶酸摄入仍可维持3～4个月不出现缺乏症。据美国（FNB）报告，叶酸的摄入量应以膳食叶酸当量（DFE）表示。由于食物叶酸的生物利用率仅为50%，而叶酸补充剂与膳食混合时生物利用率为85%，为单纯来源于食物的叶酸利用率的1.7倍，因此膳食叶酸当量（DFE）的计算公式如下。

$$DFE=膳食叶酸+(1.7\times 叶酸补充剂)$$

当叶酸补充剂与食物中叶酸混合使用时，应以DFE计算平均需要量（ERA），再根据EAR×1.2确定RNI。

我国建议叶酸每日推荐摄入量为：成人400μg DFE/d，孕妇600μg DFE/d，乳母500μg DFE/d。

（7）维生素B_{12}

① 维生素B_{12}的性质：维生素B_{12}又名钴胺素（或叫钴胺酸），分子中含钴故呈红色。它是化学上最复杂的一种维生素，为深红色结晶或结晶性粉末；无臭、无味，吸湿性强，可被氧化剂、还原剂等破坏。维生素B_{12}是目前所知唯一含有金属的维生素，而其所含金属钴也只有以维生素B_{12}的形式才能发挥必需微量元素的作用。

维生素B_{12}为浅红色的针状结晶，易溶于水和乙醇，在pH值4.5～5.0的弱酸条件下最稳定，在强酸（pH<2）或碱性溶液中分解，遇热可有一定程度破坏，但短时间的高温消毒后其损失小，遇强光或紫外线易被破坏。普通烹调过程损失量约30%。

② 维生素B_{12}的生理功能：维生素B_{12}参与体内一碳单位的代谢。因此它与叶酸的作用常常互为关联。例如维生素B_{12}可将5-甲基四氢叶酸的甲基移去形成四氢叶酸，以利于叶酸参与嘌呤、嘧啶的合成。所以维生素B_{12}可以通过增加叶酸的利用率来影响核酸和蛋白质的合成，从而促进红细胞的发育和成熟。

③ 维生素B_{12}缺乏症：人体内维生素B_{12}的总量为2～10mg，肝中约1.7mg，50%以上存在于线粒体中，生成足够量红细胞所必需的维生素B_{12}的量为1～2μg/d。由于维生素B_{12}的半衰期长，约为1360d，即使供应量小也要很久以后才会发生贫血。机体的维生素B_{12}含量降至0.5mg左右便会出现贫血，即所谓恶性贫血，出现肝功能和消化功能障碍、疲劳、精神抑郁、记忆力衰退、抵抗力下降，发生造血障碍、贫血、皮肤粗糙和皮炎等。

④ 维生素B_{12}的食物来源和需要量：维生素B_{12}的主要来源为肉类，尤以内脏、鱼类、蛋类为多，其次为乳类。牛肉中含维生素B_{12}较多，猪肉次之。植物性食物则一般不含此维生素。一般情况下，人体不缺乏维生素B_{12}，因为人体的结肠中有一种细菌能源源不断地制造维生素B_{12}来供应人体的需要。但严格的素食者存在缺乏的危险，如果严重缺乏维生素B_{12}，会导致妇女不孕。

FAO/WHO专家委员会建议的每日供给量为：婴儿0.3μg，青少年及成人2.0μg，孕妇后半期3.0μg，乳母2.5μg。美国制定的每日供给量标准为：婴儿0.3μg，青少年及成人2.0μg，孕妇2.2μg，乳母2.5μg。中国营养学会参考有关资料制定中国居民膳食维生素B_{12}适宜摄入量（AI）为：婴儿0.4μg，青少年及成人2.0μg，孕妇2.6μg，乳母2.8μg。

（8）泛酸

① 泛酸的性质：泛酸是B族维生素的一种，又名“遍多酸”，也称为维生素B_5。泛酸在中性溶液中耐热，pH 5～7时最稳定。它对酸和碱很敏感，其酸性或碱性水溶液对热不稳定，但对氧化剂和还原剂极为稳定。

② 泛酸的生理功能：泛酸的生理活性形式是辅酶A和酰基载体蛋白，其作为乙酰基或酯酰基的载体与碳水化合物、脂类和蛋白质代谢都有密切关系。其功能有抗应激、抗寒冷、抗感染、防止某些抗生素的毒性、消除术后腹胀。

③ 泛酸缺乏症：泛酸缺乏导致代谢受阻，可使动物生长迟缓和食物利用率下降。由于泛酸广泛存在于自然界，人类的泛酸缺乏罕见，通常是伴随三大营养素的摄入不足发生。依其缺乏程度不同而显示不同体征和症状，包括易怒、头痛、抑郁、疲劳、冷淡、恶心、呕吐、腹部痉挛、麻木、麻痹、肌肉痉挛、手脚感觉异常、肌无力、低血糖等。

④ 泛酸的食物来源和需要量：泛酸在自然界有广泛的食物来源，存在于所有动物和植物细胞中。最好的来源是肉类与动物内脏、蘑菇、鸡蛋、甘蓝和酵母，全谷物也是良好的泛酸来源。我国14岁以上青少年及成人膳食泛酸AI为5.0mg/d，孕妇为6.0mg/d，乳母为7.0mg/d。

(9) 生物素

① 生物素的性质：生物素又叫维生素H、维生素B_7或辅酶R。它是人体中一种不可缺少的辅酶。生物素的性质非常稳定，遇热、遇光、遇氧都不被破坏，在中等强度的酸性、碱性条件以及中性环境中也呈现稳定状态。

② 生物素的生理功能及缺乏症：生物素是机体羧化酶和脱羧酶的辅酶，参与氨基酸、碳水化合物和脂类的代谢，并在上述物质代谢和能量代谢中有很重要的作用。人和动物罕见皮肤表现生物素缺乏，这是因为肠道细菌可以合成生物素，并提供相当可观的数量。实验证明，人体的生物素缺乏症状是摄入大量生蛋清的结果，生蛋清中有一种抗生物素蛋白，能使生物素失去活性，影响人体对生物素的吸收和利用。长期摄入生蛋清，就会发生全身皮肤剥脱、毛发脱落和指甲损伤。这种皮肤表现常伴有皮脂腺分泌过多的现象。抗生物素蛋白遇热会变性，当鸡蛋煮熟时，抗生物素蛋白即失去破坏作用。生物素与维生素B_6、泛酸一样，在人体摄入不足时不发生特异性疾病，缺乏生物素可引起皮炎并产生疲劳感。

③ 生物素的食物来源和需要量：生物素广泛存在于天然动植物食品中。其含量相对丰富的有乳类、鸡蛋（蛋黄）、酵母、动物肝脏和绿叶蔬菜。其中鸡蛋中的含量为20μg/100g，酿酒酵母中含量可高达80μg/100g。

3. 脂溶性维生素

脂溶性维生素吸收过程复杂，并与脂肪吸收平行。故任何可使脂肪吸收不良的情况（如胆汁酸缺乏、胰腺功能不全、梗阻性黄疸、乳糜泻、热带口炎性腹泻、局限性肠炎）皆可使某种或所有脂溶性维生素缺乏。脂溶性维生素主要储存于肝，由粪便排出。由于这些维生素代谢极慢，过量时即可产生毒性效应。

(1) 维生素A

① 维生素A的性质：维生素A又名抗干眼病维生素、视黄醇。只存在于动物性食物中，以两种形式出现，一种是维生素A_1，即全反式视黄醇，通常以棕榈酸酯的形式存在于哺乳动物和海鱼的肝、乳脂和蛋黄中；另一种是维生素A_2，即3-脱氢胆固醇，主要存在于淡水鱼的肝中，维生素A_2的生理活性仅为维生素A_1的40%。植物性食物中含有维生素A原——胡萝卜素。胡萝卜素能在体内转变为维生素A。目前发现的类胡萝卜素约600种，其中约有10%是维生素A原，以α-胡萝卜素、β-胡萝卜素、γ-胡萝卜素、玉米黄素四种特别重要，其中以β-胡萝卜素的活性最高，一分子β-胡萝卜素理论上可以产生两个等效的维生素A，胡萝卜素是我国人民膳食中维生素A的重要来源。

维生素A是一种淡黄色针状结晶物，化学性质活泼，易被空气中氧所氧化，紫外线照射可使之破坏，对热、碱都比较稳定。常用的烹调方法对食物中的维生素A无严重的破坏作用，但长时间的剧烈加热（如油炸）以及在不隔绝空气的条件下长时间脱水，可使维生素A破坏。

维生素A在食物中常和脂肪混在一起。食物中如果含有脂肪，可帮助对维生素A的吸收。如生食胡萝卜，其胡萝卜素的90%以上不能被吸收；用油烹调时，可增加吸收率。食品中缺乏维生素E或蛋白质亦可影响维生素A的吸收。

② 维生素A的生理功能：维护视觉功能，防止和治疗夜盲症。眼球内层感光组织视网膜上的感光物质视紫红质由维生素A和视蛋白结合而成，当人由亮处进入黑暗环境中时，依靠视紫红质对弱光的敏感性能看清物体。如果维生素A缺乏，就会影响视紫红质的合成和更新，使视紫红质的再生过程受到抑制或者完全停止，从而引起夜盲症（我国古时称雀目），使眼的视觉反常，暗适应能力减弱，在昏暗的光线下看不见东西。

维生素A有维持皮肤和黏膜等上皮组织的正常状态和增强抗病能力的重要作用。缺乏维生素A能使皮肤、黏膜的上皮细胞发生萎缩、角化和坏死，降低机体防卫细菌、病毒入侵的能力，从而引起皮肤、黏膜组织一系列疾病，如呼吸道、消化道、泌尿、生殖系统疾病，以及眼结膜上腺体分泌降低，泪腺分泌减少，发生干眼病，并可进一步发生角膜软化、角膜溃疡等。

维生素A有提高幼小动物对氮的利用的特殊作用，因而能促进蛋白质的合成，加速细胞分裂的速度和刺激新细胞的成长。儿童缺乏维生素A，会导致体内肌肉和内脏器官萎缩、体脂减少、发育迟缓、生长停滞，还易感染其他疾病。

维生素A还可防止多种类型上皮肿瘤的发生和发展，促进人体皮肤及黏膜组织细胞的正常分裂，控制其恶变的可能，从而抑制肿瘤。

③ 维生素A的缺乏症与过多症：近年来还证明维生素A摄入不足的人，患胃肠道癌症、膀胱癌、乳腺癌等上皮细胞癌症的概率成倍增加，补充维生素A则癌块缩小或消失，动物实验还证明了维生素A可抑制亚硝胺及黄曲霉毒素B_1等强致癌物的致癌作用。

维生素A在体内可以储存，长期摄入过量维生素A可以引起维生素A过多症，症状为：厌食，过度兴奋，长骨末端外周部分疼痛，肢端动作受限，头发稀疏，肝肿大，肌肉僵硬和皮肤瘙痒症。维生素A过多则色素沉积，皮肤上出现黄色。孕妇如长期过量摄入维生素A，生出畸形儿的概率增加。因此从食物中摄取足量的维生素A而不是依赖药品来补充是重要的保健理念。

④ 维生素A的食物来源和需要量：维生素A的最好来源是各种动物肝脏、鱼肝油、鱼卵、全乳、禽蛋等。肝脏的含量最高，如猪肝含4972μg RE/100g，鸡肝含10414μg RE/100g，奶油含量亦较高，含1042μg RE/100g。植物性食物则可提供作为维生素A原的类胡萝卜素或胡萝卜素。最好来源是有色蔬菜，如胡萝卜、红心甘薯、辣椒、菠菜等，水果中如芒果、杏子、柿子等。

我国居民膳食维生素A的推荐摄入量（RNI），14岁以上人群男性约800μg RE/d，女性约700μg RE/d。

(2) 维生素D

① 维生素D的性质：维生素D是类固醇的衍生物。具有维生素D活性的化合物约十种，主要以维生素D_2（麦角钙化醇）和维生素D_3（胆钙化醇）最为常见。维生素D也存在维生素D原，可由光转变成维生素D。植物中的麦角固醇在日光或紫外线照射后可以转变成维生素D_2，故麦角固醇可称为维生素D_2原。人体皮下存在7-脱氢胆固醇，在日光或紫外线照射下可以转变为维生素D_3，故7-脱氢胆固醇可称为维生素D_3原。由此可见，多晒太阳是防止维生素D缺乏的方法之一。

维生素D化学性质稳定，它能耐高温，且不易氧化。例如在130℃加热90min仍有生理活性。但它对光敏感，易受紫外线照射而破坏，通常的储藏、加工或烹调不影响其生理活性。

② 维生素D的生理功能：维生素D是维持高等动物生命所必需的营养素，它是钙代谢最重要的生物调节因子。维生素D的生理功能是促进肠道中钙、磷的吸收，调节体内钙、磷的代

谢，维持血浆中钙、磷的正常值，以利骨骼不断更新，为骨骼的正常生长发育所必需。

③ 维生素 D 的缺乏症与过多症：由于缺乏日光照射或膳食原因或吸收障碍而造成体内维生素 D 缺乏时，导致钙、磷吸收障碍，骨失去正常的钙化能力，可引起儿童佝偻病，佝偻病以头部、胸部及四肢有较明显的骨骼变形为突出特征，可观察到肋骨串珠和鸡胸、长骨骨骼增大、出现"O"型腿或"X"型腿等；若钙吸收障碍发生在成年人，骨骼会因过度脱矿化而造成骨质疏松症。这种现象多见于孕产妇、更年期妇女及老年人。常见症状有骨痛、肌无力，可见脊柱弯曲、身材矮小、骨盆变形等症状，严重时会发生自发性或多发性骨折。

不适当地过量补充维生素 D 可导致中毒。其症状为高钙血症、高尿钙、厌食、腹泻、恶心、呕吐、口渴、多尿、皮肤瘙痒、肌肉乏力、关节疼痛等。由于钙可在软组织内（如心脏、血管、肾小管）沉积，往往造成心脏、肾脏及大动脉钙化，引起心血管系统异常而导致肾衰竭。过量服用鱼肝油也可引起维生素 D 过多症。每日服用超过 500μg 可引起中毒，摄取一般食物不会引起维生素 D 过多症。预防中毒最有效的方法是避免滥用。

④ 维生素 D 的食物来源和需要量：经常晒太阳是人体廉价获得充足有效的维生素 D_3 的最好来源。成年人只要经常接触阳光，在一般膳食条件下不会发生维生素 D 缺乏病。在阳光不足或空气污染严重的地区，可采用膳食补充。含脂肪丰富的海鱼（鲱鱼、沙丁鱼、金枪鱼）、蛋黄、动物肝、奶油等动物性食物是维生素 D 的良好来源。瘦肉和牛乳中仅含有少量。谷类、蔬菜、水果则几乎不含维生素 D。一般情况下从天然食物中取得足够的维生素 D 很不容易，尤其是婴幼儿，故应注意进行日光浴，使机体尽量多合成维生素 D。

人体维生素 D 的确切需要量尚未确定。由于人类维生素 D 的主要来源并非食物，而是皮下 7-脱氢胆固醇经紫外线照射转变而来。故一般成人若不是生活或工作在长期不能接触直射日光的环境中，则无需另外补充。中国营养学会新制定的中国居民膳食维生素 D 的推荐摄入量为 16 岁以上成人适宜摄入量（AI）为 5μg/d，儿童、少年、孕妇、乳母、老人为 10μg/d。

(3) 维生素 E

① 维生素 E 的性质：维生素 E 又称为生育酚、抗不孕维生素。它是具有生育酚生物活性的一类化合物，有 α、β、γ 及 δ 型，通常以 α-生育酚在自然界含量最多，生物活性也最高。它是淡黄色油状液体，对热及酸较稳定，易被碱、紫外线（或阳光）破坏。若在铁盐、铅盐或油脂酸败条件下，会加速其氧化而被破坏。食物中维生素 E 在一般烹调温度下破坏不大，但长期高温下（如油炸）则活性大量丧失。

② 维生素 E 的生理功能：维生素 E 是人体重要的抗氧化剂，可保护细胞膜及多元不饱和脂肪酸不被氧化，维持细胞膜的正常脂质结构和生理功能。人体缺乏维生素 E，不饱和脂肪酸被氧化破坏，细胞就要受到损害。如果人体长期缺乏维生素 E，就极易未老先衰或产生疾病。维生素 E 还能促进毛细血管增生，改善微循环，可防止动脉粥样硬化和其他心血管疾病。它还有防止血栓发生的功效。实验还证明，它与性器官的成熟和胚胎的发育有关，故临床上用于治疗习惯性流产和不育症。另外，维生素 E 还可以阻止体内维生素 A 的氧化作用。小儿如果缺乏维生素 E，体内维生素 A 也会受到破坏，容易产生炎症。如果将维生素 E 和维生素 A 合用，对防止青春期男女粉刺（痤疮）有显著效果。维生素 E 还是维持骨骼肌、平滑肌、心肌的结构和功能所必需的物质。缺乏维生素 E 会引起肌肉营养不良。

③ 维生素 E 缺乏症：维生素 E 缺乏症在人类极为少见，表现为溶血性贫血。低的维生素 E 营养状况可能增加动脉粥样硬化、癌（如肺癌、乳腺癌）、白内障以及其他老年退行性病变的危险性。

④ 维生素 E 的食物来源和需要量：维生素 E 主要存在于植物油中，如棉籽油、花生油、玉米油、芝麻油、小麦胚油中均富含。此外，牛乳、蛋黄等动物性食物及所有绿叶蔬菜都含

有一定量的维生素E。

维生素E的单位以α-生育酚当量（α-TE）表示。我国居民膳食维生素E的适宜摄入量（AI）成人为14mg α-TE/d；可耐受摄入量（UL）成人为800mg α-TE/d。目前许多国家已批准维生素E作为食品中的抗氧化剂，有的国家将它添加到糖果、糕饼、乳制品等食品中作为营养强化剂。

(4) 维生素K

① 维生素K的性质：维生素K具有促凝血的功能，故又名凝血维生素和抗出血维生素，是所有具有叶绿醌生物活性的α-甲基-1,4-萘醌衍生物的统称。天然维生素K有两种：维生素K_1存在于绿叶植物中称为叶绿醌；维生素K_2存在于发酵食品中，由细菌所合成。此外，人工合成的某些化合物也具有维生素K的作用，如2-甲基-1,4-萘醌称为维生素K_3，其生物活性是维生素K_1和维生素K_2的2～3倍。

维生素K是一种黄色结晶体，耐热，易被光和碱所破坏。在空气中易被氧缓慢地氧化而分解，故需避光保存。

② 维生素K的生理功能：维生素K的生理作用是促进肝脏生成凝血酶原，从而具有促进凝血的作用。肝脏中存在凝血酶原前体，它并无凝血作用，维生素K的作用在于将此凝血酶原前体转变成凝血酶原。当人体缺乏维生素K时，可出现紫癜。一旦出血，凝血时间就会延长，造成止血困难。因此医学上常用维生素K作止血药。

③ 维生素K的食物来源和需要量：人体对维生素K的需要量约为1μg/（kg·d)。FAO/WHO专家委员会未提出维生素K的供给量标准。中国营养学会提出我国居民膳食维生素K的适宜摄入量（AI)，成年男女分别为120μg/d和160μg/d。

维生素K在食物中分布很广，以绿叶蔬菜中的含量最为丰富。每100g提供50～800μg的维生素K，是最好的食物来源。一些植物油和蛋黄等也是维生素K的良好来源，而肉、鱼、乳等含量较少。

4. 维生素缺乏的原因

严重的维生素缺乏症的后果易于认识和描写，并得到重视。而成为某些慢性病一般病因的部分维生素缺乏症则较难判断。但也有例外，如佝偻病、坏血病的轻型或“亚临床”表现，现象仍然是明显的，特别在儿童。大多数情况下，注意平衡膳食都不至于发生维生素缺乏，导致维生素缺乏的主要原因有以下几方面。

(1) 食物匮乏，营养素摄入不足　食物总量不足是维生素缺乏症的简单病因。

(2) 偏食、厌食　造成食谱狭窄、营养素摄入不足。如长期根据口味喜好，挑选几种爱吃的食物，排斥其他食物，由于营养素分布的不均衡性，可能常吃的几种食物中缺乏某一种或几种营养素，长期下去，就可能导致这几种维生素的缺乏。

(3) 食物储存、加工、烹调方法不当　造成维生素破坏，间接造成维生素的摄入不足。

(4) 自食物中吸收维生素受限　这是消化道疾病的一般并发症。胃酸缺乏症、胃炎或腹泻可能阻止B族维生素各成分的吸收。常伴慢性酒精中毒产生的神经炎可能由维生素B_1吸收不足所致。如长期服用液状石蜡，因其可溶解胡萝卜素，导致其由粪便排出体外，干扰维生素A的吸收。另外就是患阻塞性黄疸的患者吸收维生素K的功能受阻，从而使血液凝固时间延长。因为患者吸收、利用维生素的能力下降，产生继发性维生素缺乏。

(5) 人体对维生素的需要增多　如妇女处于妊娠期、哺乳期，胎儿或婴儿要消耗许多营养素，如不及时增加营养素的摄入量，就可能导致维生素的缺乏。

(6) 消耗与排出增加　因疾病导致代谢紊乱，致使消耗和排泄增加。长期发热的疾病和中毒性甲状腺肿常需增加维生素的供应量。

维生素的供给量取决于两个可变因子，即吸收量与机体需要量。一般情况下，某一种因素不易导致维生素的缺乏，往往是多种因素同时作用产生维生素的缺乏。

三、矿物质和微量元素

1. 概述

人类和自然界的所有物质一样，都是由化学元素组成的。在漫长的生物进化过程中，人体的元素组成在质和量上基本与地球表层和生物圈的元素组成相似。存在于体内的各种元素中，除碳、氢、氧、氮主要以有机物形式存在外，其余的各种元素均统称为矿物质或无机盐。矿物质与有机营养素不同，它们既不能在人体内合成，除排泄外也不能在机体代谢过程中消失，但在人的生命活动中却具有重要的作用。

（1）矿物质的种类　人体几乎含有自然界中的所有元素，但它们的含量差别很大。在从人体中已检出的81种元素中，按它们在体内的含量和膳食中的需要不同，可分为常量元素和微量元素两大类。

常量元素又称宏量元素，含量均占人体总重量的0.01%以上，需要量在每天100mg以上。这些元素包括氧、碳、氢、氮、硫、磷、钙、钠、钾、氯和镁11种元素，它们构成人体总量的99.95%。其中前6种是蛋白质、脂肪、碳水化合物与核酸的主要成分，占人体总重的94%，又称基本结构元素；后5种则是体液的必需成分，又称常量矿物元素。一般把钙、磷、硫、钾、钠、氯和镁称为必需常量矿物元素。

微量元素又称痕量元素。它们在体内的含量很低，每种微量元素的标准量不足人体总重量的0.01%，一般在低浓度下具有生物学作用。按生物学作用而言，微量元素可分为三类：第一类是人体必需的微量元素，包括碘、锌、硒、铜、钼、铬、钴和铁，共8种；第二类是人体可能必需的微量元素，目前认为有锰、硅、硼、钒及镍，共5种；第三类是具有潜在毒性，但在低剂量时可能具有人体必需功能的微量元素，包括氟、铅、镉、汞、砷、铝及锡，共7种。

（2）矿物质的功能

① 必需常量元素的生理功能：构成人体组织，如钙、磷、镁是骨骼和牙齿的主要成分；维持细胞内外液体渗透压的平衡，调节体液的酸碱平衡；维持神经、肌肉细胞膜的生物兴奋性，传递信息，使肌肉收缩；构成酶的成分或激活酶的活性。

② 必需微量元素的生理功能：必需微量元素虽然含量极微，但它们通过与蛋白质和其他有机基团结合，形成了酶、激素、维生素等生物大分子，发挥着重要的生理生化功能。如在各种酶系统中起催化作用，现已确定铁、铜、硒、锰、锌等都是金属酶的必需成分；以激素或维生素的必需成分或辅助因子而发挥作用，如含碘的甲状腺素，铬是糖耐量因子的必需成分，作为胰岛素的辅助因子起作用；形成具有特殊功能的金属蛋白，如含铁的血红蛋白、含铁的细胞色素和含锌的唾液蛋白；铬、锰、钴、铜、锌等可能与核酸代谢有关。

微量元素在人体内的平衡与健康有密切关系。它能影响人体的免疫功能、胎儿的发育，还与癌症的发病率有关。必需微量元素在体内的数量不足或化学形式不符，均可导致其生理功能发生缺陷，出现缺乏症。

（3）酸性食品与碱性食品　人体吸收的矿物元素，因它们性质不同，在生理上有酸性和碱性之别。在生理上把含有带阴离子非金属元素较多的食品称为酸性食品。大部分的肉、鱼、禽、蛋等动物性食品中含有丰富的硫蛋白，主食的米、面及其制品则含磷较多，所以它们均属于酸性食品，可降低血液等的pH。

把带阳离子金属元素较多的食品称为碱性食品。大部分蔬菜、水果、豆类都属于碱性食品，它们代谢后生成碱性物质，能阻止血液等向酸性变化。虽然某些水果具有酸味，但这些有机酸代谢后生成二氧化碳与水排出体外，所以在生理上并不显酸性，留下的仍是碱性元素。

通常，人们在饮食中必须注意酸性和碱性食品的适宜搭配，以便于维持机体正常的酸碱平衡，也有利于食品中各种营养成分的充分利用。

(4) 食品中矿物质的生物有效性　矿物质的生物有效性是指食品中矿物质实际被机体吸收、利用的程度。食品中矿物质的总含量还不足以准确评价该食品中矿物质的营养价值，因为这些矿物元素被人体吸收利用的率决定于矿物质的总量、元素的化学形式、颗粒大小、食物分解成分、pH、食品加工及人体的机能状态等因素的影响。

一般来说，微量元素的有机化合物因是脂溶性，易于吸收；酸性食品可增加金属盐的吸收，胆汁和食物的某些分解产物可促进吸收，类脂化合物、磷酸盐可限制微量元素的利用率。以蔬菜为主的膳食中，微量元素生物利用率低于以动物蛋白为主的膳食，但蔬菜经发酵可提高其中微量元素的利用率。素食中加入动物蛋白，可提高铁、锌的利用程度。用高粱和玉米配制啤酒，铁的生物利用率可提高 12 倍。

(5) 食品加工对矿物质含量的影响

① 烫漂：烫漂对矿物质影响很大，这主要与它们的溶解度有关。如菠菜在烫漂时矿物质的损失率钾为 56%、钠为 43%、镁和磷为 36%、硝酸盐为 70%，但钙的含量还略有增加。

② 烹调：烹调时食品中的矿物质有一定损失，这与烹饪方法的不同有关。

③ 碾磨：可造成矿物质一定损失，尤其是从汤汁流失。矿物质的损失率与食品种类有关。碾磨可使食品中矿物质的含量较明显下降，碾磨次数越多，其损失率越高。

2. 钙 (Ca)

(1) 生理功能　钙是人体必需的常量元素之一。占人体重的 1.5%～2%，其中99%存在于骨骼和牙齿中，剩余的约1%以游离或结合状态存在于软组织、细胞外液及血液中，这部分钙统称为混溶钙池，并与骨骼钙保持动态平衡。

钙以羟基磷灰石[$Ca_{10}(PO_4)_6(OH)_2$]的形式构成骨骼和牙齿，它是血液凝结、心脏和肌肉的收缩与弛缓、神经兴奋与传递、细胞膜通透性的维持、多种酶的激活及体内酸碱平衡等不可缺少的物质。

钙缺乏症是较常见的营养性疾病。人体长期缺钙就会导致骨骼、牙齿发育不良，血凝不正常，甲状腺功能减退。儿童缺钙会出现佝偻病，易患龋齿；成年人膳食缺钙时，骨骼逐渐脱钙，可发生骨质软化，随年龄增加而钙质丢失现象逐渐严重；老年人及绝经后期妇女缺钙较易发生骨质疏松症。

(2) 钙的吸收　食物中的钙总是以钙盐形式存在，人体对钙的吸收很不完全，影响钙吸收的因素有粮食中的植酸、蔬菜中的草酸等，它们都会与钙在肠道中形成不溶性钙盐，从而降低钙的吸收。膳食纤维过多、磷酸盐过多、脂肪过多或脂肪消化不良时，也会影响钙的吸收。维生素 D 的缺乏是造成儿童佝偻病的主要原因，钙的吸收率随年龄的增加而下降。我国人民的膳食以植物性食物为主，钙的吸收率为 20%～30%。

促进钙吸收的因素主要是维生素 D、维生素 C、乳糖及氨基酸中的赖氨酸、色氨酸、精氨酸等，酸性环境能促进钙的溶解和吸收。膳食中的钙磷比是否合适、人体的生理状况等也与钙的吸收有关。

(3) 摄入量与膳食来源　我国居民每日膳食中钙的适宜摄入量 (AI) 成年人为 800mg，11～18 岁的儿童和青少年、50 岁以上成人为 1000mg，孕妇和乳母为 1000～1200mg，11 岁以下为 300～800mg。建议我国儿童以上人群钙的 UL 值为 2g/d。

营养调查表明，我国居民每日钙的实际摄入量仅为推荐摄入量的 50%左右，增加膳食中钙的摄入量和对特定人群适当补钙，是不容忽视的营养问题。

乳和乳制品中钙含量和吸收率均高，是人体的理想钙源。虾皮、鱼、海带含钙量较多，豆制品、芝麻酱也是钙的良好来源，绿叶蔬菜如油菜、芹菜叶、雪里蕻含钙量也较多。

3. 磷（P）

（1）生理功能　磷是人体必需的常量元素。约占人体总重量的1%，有80%～85%的磷与钙一起构成骨骼和牙齿，是机体细胞中核酸、蛋白质、磷脂的组成成分，是组成辅酶的成分；磷参与碳水化合物和脂肪的吸收与代谢，以高能磷酸键的形式储存能量，ATP参与了生命化学过程中几乎每一个反应，许多生命现象都有赖于蛋白质磷酰化机制；磷酸盐缓冲系统可维持机体酸碱平衡。

（2）摄入量与膳食来源　磷广泛存在于食品中，很少有人缺磷。我国居民每日膳食中磷的参考摄入量AI值：7～11岁儿童、成人为700mg，11岁以下儿童为150～500mg。儿童和成人的UL值在3000～3500mg。食物中含磷较高的有瘦肉、蛋、鱼、动物肝脏，海带、芝麻酱、花生、坚果中的磷含量也较高。

4. 钠（Na）

（1）生理功能　构成细胞外液渗透压，保持细胞外液容量，维持体液的酸碱平衡，增强神经肌肉兴奋性。钠与ATP的生成和利用、肌肉运动、心血管功能、能量代谢都有关系，此外，碳水化合物代谢、氧的利用也需要钠的参与。

（2）吸收和代谢　钠的吸收主要在小肠，吸收率极高，几乎全部被吸收。消化道吸收的钠包括食物的钠和消化道分泌液中的钠。在空肠，钠的吸收主要是与碳水化合物和氨基酸的主动转运相偶联进行的被动性过程，而在回肠则大部分钠是主动性吸收。

钠还从汗液中排出，汗液中平均含钠盐（NaCl）2.5g/L，最大含盐浓度可达3.7g/L。在热环境下由于大量出汗可丢失大量钠盐，如中等强度劳动4h即可丢失钠盐7～12g。

（3）摄入量及食物来源　食物中钠的来源可分为两大类，即天然存在于食物中的钠和在加工、制备食物过程或餐桌上随意加入的盐。我国每人每天食盐摄入量要超过12g。《中国居民膳食指南》提出每人每日食盐摄入量控制在6g以下；对于有轻度高血压者，美国关于营养和人类需要委员会建议应控制在4g，这个标准对我国患心脑血管病者也是适宜的。另有研究表明，若在热环境下进行体力活动时，由于汗盐排出增加，每人每天摄入食盐量以轻度活动时15g、中重度活动时20～25g为宜。

5. 钾（K）

（1）生理功能　参与细胞新陈代谢和酶促反应，维持渗透压和酸碱平衡，维持跨膜电位，保持细胞应激功能。钾对水和体液平衡起调节作用，当体内需要保钠和水时，肾小管就排出K^+换回Na^+。钾与钠相对抗，适当比例摄入的钠与钾量可减轻因高钠摄入产生的不良影响。钾也有扩张血管的作用，因此钾能对抗食盐引起的高血压，对轻症高血压及有高血压因素的某些正常血压者有降压作用。钾还具有使胰岛素释放的作用。

（2）钾的吸收和代谢　钾的主要吸收部位在空肠和回肠。在正常情况下，80%～90%摄入的钾由肾脏排出，10%～20%由粪便排出。皮肤通常排钾甚少，汗液含钾仅约5.6mmol/L，但在热环境中从事体力活动、大量出汗时，汗钾排出量可占钾摄入量的50%左右。此外，在钾摄入极少甚至不进食钾时，肾仍排出一定量的钾。

（3）摄入量及食物来源　我国居民一般可从膳食摄入钾40～95mmol/d（1560～3705mg/d）。根据人体钾平衡研究结果，在轻体力活动、出汗甚少的情况下，40mmol/d的钾（KCl 3g）足以维持生理需要，但在热环境下从事中度体力活动时，则需60mmol/d钾（KCl 4.5g）才能维持平衡，而供给量以80mmol/d（KCl 6g）为宜，若膳食中钾摄入量偏低，可在此基础上适当补充以防缺钾。

大部分食物都含有钾，但蔬菜和水果是钾最好的来源。每100g谷类中含钾100～

200mg、豆类中 600～800mg、蔬菜和水果中 200～500mg、肉类中 150～300mg、鱼类中 200～300mg。每 100g 食物中钾含量高于 800mg 的食物有紫菜、黄豆、冬菇、小豆等。

6. 镁（Mg）

（1）镁的生理功能　镁作为多种酶的激活剂，参与 300 余种酶促反应，维护骨骼生长。镁是骨细胞结构和功能所必需的元素，镁可影响骨钙溶出；维持神经肌肉的兴奋性。镁离子在肠道中吸收缓慢，促使水分滞留，具有导泻作用。低浓度镁可减少肠壁张力和蠕动，有解痉作用，并有对抗毒扁豆碱的作用。血浆镁的变化直接影响甲状旁腺激素（PTH）的分泌。当血镁水平极端低下时，可使甲状旁腺功能低下，经补充镁后甲状旁腺功能即可恢复。

（2）吸收与代谢　食物中的镁在整个肠道均可被吸收，但主要是在空肠末端与回肠部位吸收，吸收率一般约为 30%；可通过被动扩散和耗能的主动吸收两种机制吸收。

影响镁吸收的因素很多，首先是受镁摄入量的影响，膳食成分对镁吸收也有很大影响。另外，镁的吸收还与饮水量有关，饮水多时对镁离子的吸收有明显的促进作用。由于镁与钙的吸收途径相同，二者在肠道竞争吸收，因此，也有相互干扰的问题。

肾脏是排镁的主要器官，滤过的镁 85%～95%被重吸收。血清镁水平高，肾小管重吸收减少；血清镁水平低，肾小管重吸收增加，此调节过程有甲状旁腺激素参与。消化液中含有镁，但正常情况下 60%～70%被重吸收，故粪便只排出少量内源性镁。汗液也可排出少量镁。

（3）摄入量及食物来源　中国居民膳食镁元素参考摄入量中，镁的 AI 值为 350mg/d，孕妇和乳母应增加到 400mg/d，成年人镁的 UL 值为 700mg/d。

镁虽然普遍存在于食物中，但食物中镁含量差别甚大。由于叶绿素是镁卟啉的螯合物，所以绿叶蔬菜是富含镁的食物。食物中诸如粗粮、坚果也含有丰富的镁。除了食物之外，从饮水中也可以获得少量镁，但饮水中镁的含量差异很大，如硬水中含有较高的镁盐，软水中含量相对较低，因此水中镁的摄入量难以估计。

7. 铁（Fe）

（1）生理功能　铁在体内主要作为血红蛋白、肌红蛋白的组成成分参与 O_2 和 CO_2 的运输，铁又是细胞色素系统、过氧化氢酶和过氧化物酶的组成成分，在呼吸和生物氧化过程中起重要作用。如血红蛋白可与氧可逆地结合，当血液流经氧分压较高的肺泡时，血红蛋白能与氧结合成为氧合血红蛋白，而当血液流经氧分压较低的组织时，氧合血红蛋白又解离成血红蛋白和氧，从而完成把氧从肺泡送至组织的任务。

肌红蛋白能在组织中储存氧，细胞色素能在细胞呼吸过程中起传递电子的作用。许多与杀菌有关的酶的活性、淋巴细胞的转化、中性粒细胞吞噬功能等，也均与铁水平有关。此外，铁还具有催化 β-胡萝卜素转化为维生素 A、促进抗体的产生以及药物在肝脏的解毒等功能。

（2）吸收与利用　食物中的铁以血红素铁和非血红素铁两种形式存在。血红素铁主要来自于畜、禽、鱼的血红蛋白和肌红蛋白，它们虽然仅占食物的5%～10%，但吸收率一般可达 20%以上。而存在于植物性食物中的非血红素铁占膳食铁的 85%以上，吸收率仅1%～5%。

谷类中的植酸盐、草酸盐、过多的膳食纤维、茶中的鞣酸、咖啡均影响铁的吸收，维生素 C、某些氨基酸以及动物肉类均有助于铁的吸收。

（3）摄入量与食物来源　膳食中铁的生物利用不仅受膳食中多种因素的影响，而且与人体的铁营养状态和生理状态有关。我国建议铁的每日膳食适宜摄入量（AI）成年男子为 15mg，成年女子为 20mg，孕中期和乳母为 25mg，孕后期为 35mg，儿童和青少年为 0.3～

25mg。建议青少年及成人铁的 UL 值为 50mg。

动物血、动物肝脏、鸡胗、牛肾、大豆、黑木耳、芝麻酱是铁的丰富来源，瘦肉、红糖、蛋黄、猪肾和干果是铁的良好来源，鱼类、谷物、菠菜、扁豆、豌豆和芥菜是铁的一般来源。对面粉和酱油等食品进行铁强化，可使总铁摄入量明显增加，强化谷物食品是婴幼儿丰富的铁来源。

缺铁性贫血是一个世界范围的营养问题，对于易发生缺铁性贫血的人群如青少年、育龄妇女、孕妇必须额外补以亚硫酸铁、葡萄糖酸亚铁等铁剂。

8. 锌（Zn）

（1）生理功能　锌分布于人体的各个组织中，具有多种生理功能和营养作用。

锌是人体很多金属酶的组成成分或酶激活剂，在组织呼吸和物质代谢中起很重要的作用。锌与 DNA 和 RNA、蛋白质的生物合成密切相关，能促进机体的生长发育，并可加速创伤组织的愈合。锌不但影响味觉和食欲，还与性功能有关。锌参与胰岛素合成及功能，并影响肾上腺皮质激素；锌还具有能使细胞膜或机体膜稳定化的重要作用。成年人体内含锌 1.4～2.3g。

人体缺锌时，表现为儿童生长发育迟缓、身材矮小、性器官发育不良，味觉异常、异食癖及厌食，创伤难愈合。

（2）吸收　膳食中的植酸、草酸及过量的膳食纤维、过量的钙、铁会降低锌的吸收，半胱氨酸、组氨酸有利于锌的吸收。

（3）摄入量与食物来源　我国居民每日膳食锌的推荐摄入量（RNI）：成年男子为 15.5mg，成年女子和孕妇（早期）为 11.5mg，儿童和青少年为 12.0～19.0mg。建议成年男子锌的 UL 值为 45mg。

贝类海产品、红色肉类、动物肝脏、海鱼及蛋类含锌丰富，植物性食品如谷类胚芽和麦麸、豆类、花生等含锌也丰富，但吸收率低。

9. 碘（I）

（1）生理功能　碘是人类首批确认的必需微量元素之一。人体内含碘 20～25mg，其中 70%～80%存在于甲状腺中。碘在组织中主要以有机碘形式存在。

碘在人体中的作用主要是构成甲状腺素，甲状腺素具有调节人体能量代谢和物质代谢的作用，促进机体生长发育。碘是胎儿神经发育的必需物质。膳食和饮水中碘供给不足时，可产生碘缺乏症，导致地方性甲状腺肿、地方性克汀病和对儿童智力发育的潜在性损伤。

（2）摄入量与食物来源　碘的平均需要量（EAR）为 120μg/d。我国居民每日膳食碘的推荐摄入量（RNI）：4 岁以下婴幼儿为 50μg，儿童为 90～110μg，青少年和成年人为 150μg，乳母和孕妇为 200μg。碘的可耐受最高摄入量（UL）：成人为 1000μg，7～17 岁为 800μg。

碘的主要来源是碘盐，海产品中以海带和紫菜的碘含量最高。沿海地区食物含碘高，边远地区食物含碘低，所以这些地区的碘缺乏发病率也较高。

（3）碘缺乏症（IDD）的防治　碘缺乏是世界上广泛存在的公共卫生问题。人体缺碘时脑垂体分泌甲状腺激素过多而导致甲状腺组织增生、腺体肿大，俗称大脖子病；孕妇缺碘时，会使胎儿生长迟缓，影响智力发育，造成身体发育及性发育障碍等，出现以呆、小、哑、瘫为临床症状的地方性克汀病。食用碘盐是防治碘缺乏症最方便有效的措施。

摄入碘过量时也会引起碘中毒或甲状腺肿大，因此，不管采用哪种方式补碘，都要防止补碘过量。

10. 硒（Se）

（1）生理功能　20 世纪 70 年代我国科学工作者发现了克山病和缺硒的关系，首次证明了硒也是人类必需的微量元素。

硒是人体谷胱甘肽过氧化物酶的重要组成部分，这种酶具有抗氧化作用，可以保护细胞膜，能清除体内的自由基，具有抗衰老的功能。硒可增强人体免疫系统的功能，可预防脑血管疾病和某些癌症。硒可参与甲状腺素的代谢，硒是重金属中毒的天然解毒剂。

缺硒可导致克山病的发生，其主要症状有心脏扩大，心功能失代偿，发生心源性休克或心力衰竭、心律失常等。用亚硒酸钠防治克山病取得了良好的效果。大骨节病也与缺硒有关。

过量的硒可导致硒中毒，症状为脱发、脱甲，少数患者有神经症状。

（2）摄入量与食物来源 我国建议居民每日膳食硒的推荐摄入量（RNI）：青少年和成人为50μg，孕妇为50μg，乳母为65μg。可耐受的最高摄入量（UL）成人为400μg。

富含硒的食物有动物内脏、海产品及肉类。不同产地的食物其硒含量差别甚大。

11. 氟（F）

（1）生理功能 氟的主要功能是增强骨与牙齿的结构稳定性，保护骨骼健康，防止龋齿发生。

低氟地区的居民自饮水和食物中摄入氟不足时，可致骨骼和牙齿发育不全，龋齿发病率高等。

如果长期摄入过多氟可引起人体代谢障碍，出现氟中毒症状。地方性氟中毒症状主要有氟斑牙、氟骨症等。

（2）摄入量与食物来源 我国居民氟的每日膳食适宜摄入量（AI）成年人为1.5mg/d，可耐受最高摄入量（UL）为3.0mg/d。

饮用水是氟的重要来源，但受地球化学环境影响较大。含氟量高的食物有茶叶、红枣、莲子、海带和紫菜等。

12. 其他元素

（1）氯 氯是人体必需常量元素之一，是维持体液和电解质平衡所必需的，也是胃液的一种必需成分。

氯的生理功能包括维持细胞外液的容量与渗透压，维持体液酸碱平衡，参与血液 CO_2 运输及胃液中胃酸形成等。

饮食中的氯多以氯化钠形式被摄入，并在胃肠道被吸收。吸收的氯离子经血液和淋巴液运输至各种组织中。氯化物主要从肾脏排出，但经肾小球滤过的氯约有80%被重吸收，只有小部分经尿排出体外。氯化钠除主要从肾排出体外，也从皮肤排出，在高温、剧烈运动、汗液大量排出时，也相应促使了氯化钠的排出。

由于氯来源广泛，特别是食盐，摄入量往往大于正常需要水平。因此，由饮食引起的氯缺乏很少见。

（2）铜 铜是人体许多重要酶的组成成分，它们分别影响人体的黑色素形成、结缔组织和弹性组织的结构、正常造血功能的维持、中枢神经系统的健康以及机体解毒作用。铜还是血浆铜蓝蛋白的组成成分，后者在血红蛋白形成中起作用。因此铜对人体是一种重要的必需微量营养素，缺乏时可引起缺乏症。临床上有儿童缺铜性贫血的报道。

铜主要在小肠被吸收，少量由胃吸收。可溶性铜的吸收率为40%～60%。膳食中铜被吸收后通过门脉血运送到肝脏，然后释放到血液，传递到全身组织；大部分内源性铜排泄到胃肠道与从食物中来而未被吸收的铜一起排出体外，少量铜通过其他途径排出。

我国成人铜的AI为2.0mg/d，UL为8.0mg/d。铜的丰富来源有茶叶、葵花子、核桃、可可、动物肝等，在大豆制品、蟹肉、马铃薯、紫菜等中含量也较多，在稻米、油脂、水果、蔬菜、乳及乳制品中含量较低。

(3) 铬 铬是人和动物必不可少的微量元素之一，铬的活性形式是三价铬，其主要功能是帮助维持身体内正常的葡萄糖含量水平。已知葡萄糖耐量因子（GTF）是一种含铬的有机物，可能是胰岛素的辅助因子，有增加葡萄糖的利用以及使葡萄糖转变成脂肪的作用。此外，铬还影响脂肪的代谢，有降低血清胆固醇和提高胆固醇的作用，从而减少胆固醇在动脉壁的沉积。铬还可促进蛋白质代谢和生长发育。

无机铬化合物在人体内的吸收很低，维生素C能促进铬的吸收。

我国成人铬的AI定为50μg/d，UL为500μg/d。铬的丰富来源为肉类和鱼贝类，豆类、啤酒酵母、黑胡椒、动物肝以及啤酒等也是铬的良好来源。

(4) 钼 人体各种组织都含钼，钼是黄嘌呤氧化酶/脱氢酶、醛氧化酶和亚硫酸盐氧化酶的组成成分，从而确知其为人体及动植物必需的微量元素。由于动物和人对钼的需要量很小及钼广泛存在于各种食物中，因而迄今尚未发现在正常膳食条件下发生的钼缺乏症。

人体对钼的吸收是在胃及小肠，膳食及饮水中的钼化合物（除硫化钼以外）极易被吸收。钼酸盐被吸收后仍以钼酸根的形式与血液中的巨球蛋白结合，血液中的钼大部分被肝、肾摄取，在肝脏中的钼酸根一部分转化为含钼酶，其余部分与形成含钼的辅基储存在肝脏中。人体主要以钼酸盐形式通过肾脏排泄钼，膳食钼摄入增多时肾脏排泄钼也随之增多。人和动物机体对钼均有较强的内稳定机制，经口摄入钼化物不易引起中毒。

中国营养学会制定了中国居民膳食钼参考摄入量，成人AI为60μg/d，UL为350μg/d。钼广泛存在于各种食物中，动物肝、肾中含量最丰富，谷类、乳制品和干豆类是钼的良好来源，蔬菜、水果和鱼类中钼含量较低。

(5) 钴 钴是维生素B_{12}的组成部分，反刍动物可以在肠道内将摄入的钴合成为维生素B_{12}，而人类与单胃动物不能将钴在体内合成维生素B_{12}。现在还不能确定钴的其他功能，但体内的钴仅有10%是以维生素的形式存在。已观察到无机钴对刺激红细胞生成有重要作用，还观察到供给钴后可使血管扩张和脸色发红。

经口摄入的钴在小肠上部被吸收，并部分地与铁共用一个运载通道。

目前尚无钴缺乏症的病例，经常注射钴或暴露于过量的钴环境中，可引起钴中毒。儿童对钴的毒性敏感，应避免使用每千克体重超过1mg的剂量。在缺乏维生素B_{12}和蛋白质以及摄入酒精时，毒性会增加，这在酗酒者中常见。

中国居民膳食钴参考摄入量中，成年人AI为60μg/d，UL为350μg/d。食物中钴含量较高者有甜菜、卷心菜、洋葱、萝卜、菠菜、番茄、无花果、荞麦和谷类等，蘑菇含量可达61μg/100g。

(6) 锰 锰分布在身体各种组织和体液中，在线粒体中的浓度高于在细胞质或其他细胞器中的浓度。锰在体内一部分作为金属酶的组成成分，另一部分作为酶的激活剂起作用。这些酶的金属激活作用中许多是非特异性的，其他金属离子尤其是Mg^{2+}可替代Mn^{2+}起激活作用，只有3种酶即转葡萄糖苷酶、磷酸烯醇式丙酮酸羧基激酶和木糖转移酶是特异性地由锰激活的。

有人提出，锰缺乏可能是人类的一个潜在的营养问题。锰缺乏可能与某些疾病有关。在骨质疏松、糖尿病、动脉粥样硬化、癫痫、创伤愈合不良的患者中存在膳食锰摄入少，血锰、组织锰低的问题。锰营养状况与这些疾病的关系是一个亟待研究的课题。

全部小肠都能吸收锰。锰进入肝脏后，至少进入5个代谢池：溶酶体、线粒体、细胞核、新合成的锰蛋白、细胞内游离的Mn^{2+}，其中以存在于线粒体中者最多。锰几乎完全经肠道排泄，仅有微量经尿排泄。

我国居民成人锰的AI值和UL值分别为3.5mg/d和10mg/d。谷类、坚果、叶菜类富含锰，茶叶内锰含量最丰富。精制的谷类、肉、鱼、乳类中锰含量比较少。动物性食物虽然锰含量不高，但吸收和存留较高，仍不失为锰的良好来源。

四、水

水是除氧以外维持人体生命活动的最重要的物质，是人体需要量最大、最重要的营养成分。由于水相对容易获取，人们往往忽视它的重要性。水是机体的重要组成物质，占人体组成的50%～80%。水不仅可以作为各种物质的溶剂参与细胞代谢，而且也组成细胞赖以生存的外环境。

1. 水在体内的分布

水分是机体中含量最大的组成成分，同样也是维持人体正常生理活动的重要物质。成人体液总量占体重的60%左右。也就是说，体重中的60%是由水分和溶解在水分中的电解质、低分子化合物和蛋白质所组成的。当机体丢失水分达到20%的时候，生命就会出现危险。

水分布于细胞、细胞外液和身体的固态支持组织中，在代谢活跃的肌肉和内脏细胞中，水的含量较高，而在不活跃的组织或稳定的支持组织中含量较低。如肝、脑、肾等含水70%～80%，皮肤含水约70%，骨骼约为20%，脂肪组织含水较少，仅为10%，而血液中含量最多，约为85%。

人体内水的含量因年龄、性别、体形、职业不同而不同，一般来讲，随年龄增加，水的含量降低。新生儿含水量约为体重的80%，成年男子约为60%，成年女子为50%～55%。

2. 水的生理功能

水的营养价值不能从其含有多少营养物质来计算，水在维持机体生命过程中起着非常重要的作用，而这种作用是没有任何其他物质可以替代的，因此目前把水列为人体必需的七种营养素之一。

（1）水是机体的重要组成成分　用以维持生命、保持细胞外形、构成各种体液。例如体内缺水，则消化液分泌减少，食物消化受到影响，食欲下降，血流减缓，体内废物积累，代谢活动降低，导致体力衰竭致病，并加重病情。

（2）水参与人体新陈代谢全过程　营养物质的吸收、运输、代谢、废物的排出都需要溶解在水中才能进行，这关系到消化、吸收、分泌及排泄等所有的代谢过程。例如水与红细胞、血红蛋白、白细胞、血小板等构成血液，担负着为细胞运送养料、氧气和运送代谢废物的功能。水是淋巴液和体液的基本组成，是细胞内外物质交换的流动性载体。可以说，水是人体循环系统、消化系统、呼吸系统、泌尿系统正常工作的必要物质保证，是生命活动不可缺少的关键因素。

（3）水对于调节人体体温起着重要作用　水在调节体温方面效率很高。水的比热容较高，每克水升高或降低1℃，就需要1.000cal热量，由于人体含有大量的水，所以在代谢过程中所产生的能量多被水吸收，使体温不至于显著升高；同时，水的蒸发潜热大，每毫升水的蒸发潜热约为579.5kcal（37℃），故人体只要蒸发少量的水，即可散发大量的热，以维持人体一定的体温，如外界环境温度高，体热可随水分经皮肤蒸发散失，以维持人体体温的恒定。

（4）润滑作用　水可以减少体内关节或内脏的摩擦，防止机体损伤，水在体内还起着良好的润滑（如关节腔中的浆液）和清洁（如泪液）作用。

（5）食品的重要成分　水是动植物食品的重要成分，它对食品的营养品质及加工性能起重要作用。水分对食品的鲜度、硬度、流动性、呈味性、保藏和加工等方面具有重要影响；在食品加工过程中，水起着膨润、浸透呈味物质的作用；水的沸点、冰点及水分活度等理化性质对食品加工有重要意义。

3. 水在人体内的平衡

（1）水的平衡

① 人体水的摄入：人体水的摄入或获取有两条途径，包括饮食及代谢水两大部分。饮食又有饮水、食物水两方面。饮水包括喝水、乳、汤和各种饮料，是人体水的主要来源，饮水量因气温、生活习惯、工作性质和活动量而异；食物水是指各种食物中所含的水量，因膳食组成的差异也不尽相同。

代谢水也被称为氧化水，主要来源于蛋白质、脂肪和碳水化合物代谢时产生的水，每克蛋白质产生的代谢水约为 0.41g、脂肪为 1.07g、碳水化合物为 0.60g，其变化范围很小。通常每人每日饮水约 1200mL，食物中含水约 1000mL，代谢水约 300mL。

② 人体水的排出：人体每日以各种方式排出机体的水分总量，合计为 2000～2500mL。其中包括从皮肤、肺部、消化道、肾脏等器官排出水分。

通过蒸发和汗腺分泌，每日由皮肤排出的水分大约为 550mL。在暑热季节，这个数值可以高达 2500mL/h；一般状态时，由于呼吸，人体由肺部每天可以失去大约 300mL 的水。在空气比较干燥的时候，由此失去的水分还会增加；消化道分泌的消化液，其中的含水量每天大约可达 8L。在正常情况下，消化液会随时在小肠部位发生吸收，所以每日仅有 150mL 的水随粪便排出。但是，在腹泻、呕吐等病态时，由于大量消化液不可能再发生正常吸收，所以将会丢失大量的水分，从而造成机体脱水。

从肾脏排出的水占人体每日失水的大部分，约占 60%，肾脏的排水量不定，一般随体内水的多少而增减，从而保持机体内水的平衡。正常时，每日可经肾小球滤出的原尿有 150～200L。但是实际上每日排出的终尿却只有 1000～1500mL。这是因为肾小管将大部分滤出的水分又重新吸收了的缘故。

（2）水的需要量　在正常情况下，人体排出的水和摄入的水是平衡的，水的摄入和排出量维持在每天 2000～2500mL。体内不储存多余的水，但也不能缺少水分。

水摄入不足或丢失过多，可引起机体失水。一般情况下，失水达体重的 2%，可感到口渴、食欲降低、消化功能减弱、出现少尿；失水达体重 10%以上，可出现烦躁、眼球内陷、皮肤失去弹性、全身无力、体温升高、脉搏加快、血压下降；失水超过 20%以上时，可引起死亡。

水摄入量超过肾脏排出的能力，可引起体内水过量或水中毒。这种情况多见于疾病，如肾脏疾病、肝脏病、充血性心力衰竭等。正常人极少见水中毒，但严重脱水且补水方法不当时也可发生水中毒。

水的需要量受年龄、体重、气候、劳动条件、疾病和损伤等方面的影响。年龄越大，每千克体重需要的水相对较小。正常人每日每千克体重需水量约为 40mL，即体重 60kg 的成人每天需水 2500mL。婴儿的需水量为成人的 3 倍或 4 倍。

同时，人体每日水的需要量也可按能量摄取的情况估计。一般来说，成人每日摄取 4.184kJ（1kcal）的能量约需水 1mL。

4. 提倡科学饮水

水分对于人体健康至关重要，但是饮水的方式也要得当，应该提倡科学饮水。

（1）饮用健康水　包括没有受到污染的自然水（又称天然水）和含适量微量元素与矿物质的自然水。

（2）每日适量喝水，不暴饮　一个人每天的饮水量，应视气候、温度、身体状况和工作条件而定。暴饮会加重心、肺、胃肠的负担，引发消化不良、胃下垂，甚至心、肺衰竭。

（3）饮水要定时，勿只在口渴时饮水　口渴是大脑中枢发出要求补水的信号，说明体内水分已经失衡，到这时再补水，往往事倍功半。

（4）要喝开水，不喝生水　煮开并沸腾3min的开水，既无菌，又能保持水中人体必需的营养物质。据调查，经常饮用生水的人，患膀胱癌、直肠癌及感染性疾病的可能性增加。

（5）要喝新鲜开水，不要喝老化水、蒸锅水、重新煮开的水。

① 老化水俗称“死水”，也就是长时间储存不动的水。常饮用这种水，对未成年人来说，会使细胞新陈代谢明显减慢，影响身体生长发育；中老年人则会加速衰老。

② 蒸锅水就是蒸馒头等剩锅水，特别是经过多次反复使用的蒸锅水，亚硝酸盐浓度很高。常饮这种水，会引起亚硝酸盐中毒；水垢经常随水进入人体，还会引起消化、神经、泌尿和造血系统病变，甚至引起早衰。

③ 有人习惯把热水瓶中的剩余温开水重新烧开再饮，目的是节水、节煤（气）、节时。但这种“节约”不足取。因为水烧了又烧，使水分再次蒸发，亚硝酸盐会升高，常喝这种水，亚硝酸盐会在体内积聚，引起中毒。

饮水的选择与人们的生活水平和生活习惯密切相关，事实上最卫生、方便、经济、实惠的饮水就是白开水。对儿童来说，大量饮用碳酸饮料或果汁饮料，将影响其健康成长。

思考题

1. 名词解释：必需氨基酸、必需脂肪酸、完全蛋白、必需氨基酸模式、膳食纤维、维生素。
2. 简述人体能量需要与食物供给。
3. 蛋白质的生理功能有哪些？蛋白质的营养评价有哪些方式？
4. 必需脂肪酸有何生理功能？脂类由哪些物质组成？其生理功能是什么？
5. 碳水化合物的生理功能有哪些？
6. 膳食纤维的组成成分有哪些？简述膳食纤维的营养功能。
7. 维生素C、维生素D摄入过量有什么危害？烟酸缺乏的危害有哪些？
8. 摄入水过多或水缺乏对人体有什么影响？
9. 钙、铁、锌都是人体最易缺乏的矿物质，影响三者吸收的因素有哪些？

参考文献

[1] 王红梅．营养与食品卫生学．上海：上海交通大学出版社，2002.
[2] 黄梅丽，王俊卿．家庭科学饮食指南．北京：金盾出版社，2002.
[3] 孙远明．食品营养学．北京：科学出版社，2006.
[4] 周才琼，周玉林．食品营养学．北京：中国计量出版社，2006.
[5] 宋宏新，毛跟年，薛海燕．现代食品营养与安全．北京：化学工业出版社，2007.
[6] 李凤林，夏宇主编．食品营养与卫生学．北京：中国轻工业出版社，2007.
[7] 凌强，田克勤．食品营养与卫生．第2版．大连：东北财经大学出版社，2001.
[8] 刘志皋，曹小红，陆征丽，李文钊．食品营养学．第2版．北京：中国轻工业出版社，2006.
[9] 孙远明，余群力．食品营养学．北京：中国农业大学出版社，2002.
[10] 王银瑞，胡军，解柱华．食品营养学．西安：陕西科学技术出版社，1993.
[11] 王光慈．食品营养学．北京：中国农业大学出版社，2001.
[12] 陈辉．现代营养学．北京：化学工业出版社，2007.
[13] 陶宁萍，王锡昌．食品营养与保健．北京：中国轻工业出版社，2006.
[14] 李培青．食品生物化学．北京：中国轻工业出版社，2006.
[15] 郑建仙．功能性食品学．第2版．北京：中国轻工业出版社，2006.
[16] 薛建平．食物营养与健康．合肥：中国科学技术大学出版社，2002.
[17] 王莉．食品营养学．北京：化学工业出版社，2006.
[18] 陈炳卿．营养与食品卫生学．第4版．北京：人民卫生出版社，2000.
[19] 凌文华．营养与食品卫生学．北京：人民卫生出版社，2000.

[20] 中国营养学会编著. 中国居民膳食营养素参考摄入量 . 2013.
[21] 张金梅，冯晓昕 . 营养与膳食 . 北京：高等教育出版社，2006.
[22] 蒋建基，杨秀科 . 食品营养与卫生 . 北京：高等教育出版社，1998.
[23] 凌玉璞，孙彦芳等 . 食品营养和卫生 . 北京：中国商业出版社，1995.
[24] 薛长勇，郑子新，王伟琴，等 . 营养知识与保健 . 北京：中国计量出版社，2001.

项目三　食物选择

学习目标

1. 理解食物营养价值的相对性。
2. 掌握营养素密度的概念。
3. 掌握营养素的生物利用率概念。
4. 熟悉谷类、豆类、坚果、蔬菜、薯类、水果、肉、乳、蛋类等食品的营养价值特点。

任务一　食物营养价值的评价

【任务导入】 人体所需要的各种营养素归根到底要靠各种食物来提供，营养平衡的膳食也需要用多种多样的食物来组成。因此，营养、食品和农业行业的从业者都应当对食物的营养价值有正确的认识，并充分了解常见各类食物的营养价值。

【任务分析】 我们每天摄入的食物应该如何取舍来获得身体最需要的成分？对食物营养价值的评价有一些具体指标需要我们了解，以便对食物做出最全面的营养价值的判断。

【案例】 **依据食物成分表对客户摄入食物的营养质量做出评价**

【操作内容】 根据表 3-1-1 李先生的营养需要，说明李先生使用酱牛肉的营养价值评价（酱牛肉的营养成分查营养成分表）。

表 3-1-1　李先生的营养素推荐摄入量

营养素	能量/kcal	蛋白质/g	脂肪/g	碳水化合物/g	维生素 A/μgRE	维生素 B_1/mg	钙/mg	铁/mg
参考摄入量	2100	65	70	315	700	1.3	800	20

【操作要求】 书写针对李先生营养需求的有关建议。

【必备知识】 食物的营养价值

一、食物营养价值的相对性

食物的营养价值是指食物中所含的能量和营养素能满足人体需要的程度，包括营养素的种类、数量和比例，被人体消化吸收和利用的效率，所含营养素之间有何相互作用等几个方面。食物的营养价值并非绝对，而是相对的。在评价食物的营养价值时必须注意以下几个问题。

（1）几乎所有天然食物中都含有人体所需要的一种以上的营养素。除去某些特别设计的食品（如患者用无渣膳、婴儿奶粉和宇航食品等）以及4个月内婴儿喂养的母乳之外，没有一种食品的营养价值全面到足以满足人体的全部营养需要。例如，牛乳虽然是一种营养价值相当高的食物，但是其中铁的含量和利用率都较低；胡萝卜也是一种被公认营养价值较高的蔬菜，但其蛋白质含量很低。通常被称为“营养价值高”的食物往往是指多数人容易缺乏的某些营养素含量较高或多种营养素都比较丰富的那些食物。

（2）不同的食物中能量和营养素的含量不同，同一种食物的不同品种、不同部位、不同产地、不同成熟程度之间也有相当大的差别。例如，同样是番茄，大棚生产与露地生产的果实维生素C含量不同。因此，食物成分表中的营养素含量只是这种食物的一个代表值。

（3）食物的营养价值也受储存、加工和烹调的影响。有些食物经过烹调加工处理后会损失原有的营养成分，例如，蔬菜经热加工处理后，维生素C损失较多，但是也有些食物经过加工烹调提高了营养素的吸收利用率，如大豆制品、发酵制品等。

（4）有些食物中存在一些天然抗营养成分或有毒物质。如菠菜中的草酸会影响钙的吸收，生大豆中的抗胰蛋白酶影响蛋白质的吸收，生蛋清中的生物素结合蛋白影响生物素的利用，生扁豆中的毒物会引起中毒等。这些物质会对食物的营养价值和人体健康产生不良影响，应当通过适当的加工烹调使之失活。

（5）食品的安全性是首要的问题。如果食品受到来自微生物或化学毒物的污染，就无法考虑其营养价值。

食物除营养功能外，还具有感官功能。食物的感官功能可以促进食欲，并带来饮食的享受，但非天然的风味与营养价值没有必然的联系，因此片面追求感官享受往往不能获得营养平衡的膳食。食物的生理调节功能不仅与营养价值相关，还取决于一些非营养素的生理活性成分，与其营养价值的概念并非完全一致。营养与食品工作者应当认识到，食品除了满足人的营养需要之外，尚有社会、经济、文化、心理等方面的意义。食物的购买和选择取决于价格高低、口味嗜好、传统观念和心理需要等多种因素。因此，食物的营养价值常常与其价格不成比例，有时相去甚远。

二、食物营养素密度与平衡膳食

食物的营养价值不能以一种或两种营养素的含量来决定，而必须看它在膳食整体中对营养平衡的贡献。一种食物，无论其中某些营养素含量如何丰富，也不能代替由多种食物组成的营养平衡的膳食。

由于食物营养素的组成特点不同，在平衡膳食中所发挥的作用也不同。例如，蔬菜当中蛋白质含量低而维生素C含量高，钠含量低而钾含量高；肉类中蛋白质含量高而不含维生素C，钾含量低而钠含量高。营养平衡的膳食需要通过各种食物恰当配合来满足人体对所有营养物质的需要，因此膳食中各类食品均有其营养意义。

在评价各种食物的营养特点时，可以采用“营养素密度”这个概念，即食物中某营养素满足人体需要的程度与其能量满足人体需要程度之比值，也可以表述为食物中相应于1000kcal（4184kJ）能量含量的某营养素含量。其计算公式如下。

营养素密度=(一定数量某食物中的某营养素含量/同量该食物中的含能量)×1000

要注意的问题是，营养素的含量与其营养素密度并非等同。例如，以维生素B_2含量而论，炒葵花子的含量为0.26mg/100g，而全脂牛乳的含量为0.16mg/100g，前者比较高。然而若以维生素B_2的营养素密度而论，炒葵花子为0.43，而全脂牛乳为2.96，显然后者更高。这就意味着，安排平衡膳食的时候，如果不希望增加很多能量而希望供应较多的维生素B_2，如为一位缺乏维生素B_2的肥胖者制作食谱时，选择牛乳作为维生素B_2的供应来源更为适当。

人体对膳食中能量的需要是有限的，而且膳食能量的供应必须与体力活动相平衡。由于机械化、自动化、电气化和现代交通工具的应用，现代人的体力活动不断减少，同时食物极大丰富，人们非常容易获得高能量膳食，膳食能量超过身体需求导致的超重和肥胖已经成为普遍的社会问题。因此，获得充足的营养素而不会造成能量过剩是合理膳食的重要要求之一。从这个角度来说，在用食物补充某些维生素或矿物质时，营养素密度是比营养素含量更为重要的参考数据。如果对食物进行脱脂、低脂、低糖、无糖等处理，就可以有效地提高膳食中食品的营养素密度，如半脱脂牛乳、无糖酸乳、低脂肪奶酪、低脂肪花生酱等。反之，在食物中加入脂肪、糖、淀粉水解物等成分，便会大大降低食物的营养素密度。对于食量有限的幼儿、老人、缺乏锻炼的脑力劳动者、需要控制体重者以及营养素需求旺盛的孕妇、乳母来说，都要特别注意膳食中食物的营养素密度。

另一个有关营养素密度的概念是营养质量指数（INQ）。其计算方法如下。

$$\text{INQ}=\frac{100\text{g 某种食物中某营养素的含量/某营养素的日推荐摄入量}}{100\text{g 该食物中所含能量/能量的日推荐摄入量}}$$

INQ＝1表示食物提供营养素的能力与提供热量的能力相当，二者满足人体需要的程度相等，为“营养质量合格食物”。

INQ＜1，表示该食物提供营养素的能力小于提供热量的能力，为“营养价值低食物”。

INQ＞1，表示该食物提供营养素能力大于提供能量的能力，为“营养质量合格食物”，特别适合体重超重者选择。

这个参数是某种食物中的某一种营养素满足一日所需程度与能量满足一日所需程度的比值。其数值较大，表明增加该食物的摄入有利于在日常膳食中充分提供这种营养素，而不至于过多增加膳食能量。

三、营养素的生物利用率

食物中所存在的营养素往往并非人体直接可以利用的形式，而必须先经过消化、吸收和转化才能发挥其营养作用。所谓营养素的“生物利用率”，是指食品中所含的营养素能够在多大程度上真正在人体代谢中被利用。在不同的食品、不同的加工烹调方式与不同食物成分同时摄入时，营养素的生物利用率会有很大差别。

影响营养素生物利用率的因素主要包括以下几个方面。

(1) 食品的消化率　例如，虾皮中富含钙、铁、锌等元素，然而由于很难将它彻底嚼碎，其消化率较低，因此其中营养素的生物利用率受到影响。

(2) 食物中营养素的存在形式　例如，在海带当中，铁主要以不溶性的三价铁复合物存在，其生物利用率较低，而鸡心中的铁为血红素铁，其生物利用率较高。

(3) 食物中营养素与其他食物成分共存的状态，是否有干扰或促进吸收的因素　例如，在菠菜中由于草酸的存在使钙和铁的生物利用率降低，而在牛乳中由于维生素D和乳糖的存在促进了钙的吸收。

(4) 人体的需要状况与营养素的供应充足程度　在人体生理需求急迫或是食物供应不足时，许多营养素的生物利用率提高，反之在供应过量时便降低。如乳母的钙吸收率比正常人提高，而每天大量服用钙片会导致钙吸收率下降。

因此，评价一种食物中的营养素在膳食中的意义时，不能仅看其营养素的绝对含量，还要看其在体内可利用的数量。否则，就可能做出错误的食物评价，从而影响膳食选择。

人类的食物归根到底来自生物界，包括植物、动物和微生物三大类。按照其来源、生物学特点和成分不同，植物性食物又可以分为谷类食品（粮食类食品）、薯类食品、豆类食品、蔬菜类食品、水果类食品和坚果类食品；动物性食品则可以分为肉类食品、水产类食品、乳类食品和蛋类食品等几类；还有就是来自微生物的菌类食品。每一大类食物在营养价值上有一定共性，其中每个品种之间又有其细微的差异。

任务二 食物的种类选择

【任务导入】 通过对客户进行膳食调查、体格检查，获得客户身体基本健康情况，在进行膳食计划制定前，需要熟悉食物原料的特性、营养价值及适用人群。

【任务分析】 食物是通常由碳水化合物、脂肪、蛋白质或水等构成，能够借进食或饮用为人类或者生物提供营养或愉悦的物质。食物的来源可以是植物、动物或者其他界的生物。食物种类丰富，一方水土养一方人，不同地域人群对食物的选择有很大区别。

【案例】 各类食物营养特点总结

【目的】 查找资料，熟悉各类食物原料，为营养配餐做准备。

【操作内容】 各类食物原料的特点总结。

【操作要求】 填写表格（表3-2-1～表3-2-5），可以根据当地的食物资源及饮食习惯增减表格内容。

表3-2-1 粮谷类食物原料的特点

原料名称	特殊营养成分	营养功效	食疗特点
稻米			
小麦			
玉米			
小米			
燕麦			
荞麦			
高粱			
薏苡仁			

表3-2-2 薯类食物营养特点总结

原料名称	特殊营养成分	营养功效	食疗方举例
马铃薯			
甘薯			
芋头			
山药			

表3-2-3 豆类食物营养特点

原料名称	特殊营养成分	营养功效	食疗方举例
大豆			
红豆			
绿豆			
蚕豆			
豌豆			

表 3-2-4 动物类食物营养特点

原料名称	特殊营养成分	营养功效	食疗方举例
猪肉			
牛肉			
羊肉			
鸡肉			
鸭肉			
鹅肉			
兔肉			
牛乳			
鱼类			
贝类			

表 3-2-5 果蔬类食物营养特点

原料名称	特殊营养成分	营养功效	食疗方举例
苹果			
梨			
香蕉			
柑橘			
大白菜			
菠菜			
芹菜			
韭菜			

【必备知识】 各类食物营养特点

一、谷薯豆类和其他类作物

谷类主要指单子叶禾本科植物的种子，包括稻谷、小麦、大麦、小米、高粱、玉米、糜子、燕麦等，也包括少数虽然不属于禾本科，但是习惯于作为主食的植物种子，如属于双子叶蓼科植物的荞麦。

谷类在我国人民的膳食中占有重要的地位，每日摄入量为 250～500g，按干重计算，是各种食物中摄入量最大的一种，故而被称为主食。

1. 谷类作物的营养价值

(1) 碳水化合物 谷类种子是碳水化合物的丰富来源，其中淀粉含量达70%以上。一般来说，每百克谷类种子中所含能量达 1255kJ (300kcal) 以上，是人体能量的良好来源。各种谷物的口感不同，在很大程度上取决于其中淀粉的特性差异。一般来说，其中直链淀粉比例较低，以支链淀粉为主，在品种间差异较大。不同品种谷类之间淀粉的性质差异影响到谷类的消化速度以及摄入后血糖上升的速度。

除淀粉之外，谷类种子中尚含有少量可溶性糖和糊精。一般来说，可溶性糖的含量低于3%，包括葡萄糖、果糖、麦芽糖和蔗糖。含可溶性糖最多的部分是谷胚。

谷类食物含有较多的非淀粉多糖，包括纤维素、半纤维素、戊聚糖等，果胶物质含量比较少。谷粒中的膳食纤维含量为 2%～12%，主要存在于谷壳、谷皮和糊粉层中。其中纤维素主要存在于谷皮部分，往往损失于精磨时的糠麸之中，胚乳部分的纤维素含量不足0.3%。因此，各种未精制的谷类都是膳食纤维素的良好来源。

(2) 蛋白质 谷类种子的蛋白质含量为 7%～16%，品种间有较大差异。按照蛋白质的溶解特性，谷类中的蛋白质可以划分为谷蛋白、醇溶谷蛋白、球蛋白和白蛋白 4 个组分。多数谷类种子中醇溶谷蛋白（也称麦胶蛋白）和谷蛋白所占比例较大，白蛋白和球蛋白含量相对较低。醇溶谷蛋白和谷蛋白属于储藏蛋白质，而醇溶谷蛋白中赖氨酸、色氨酸和蛋氨酸的含量均低于白蛋白和球蛋白，使得谷类蛋白质的生物价值较低。

多数谷类种子的第一限制氨基酸是赖氨酸，第二限制氨基酸往往是色氨酸或苏氨酸。燕麦和荞麦的蛋白质是例外，其中赖氨酸含量充足，生物价值较高。如果与少量的豆类、乳类、蛋类或肉类同食，则可以通过蛋白质互补作用有效提高谷类蛋白质的生物价值。

(3) 脂类　谷类的脂类含量较低，多数品种仅有2%～3%，主要集中于外层的胚、糊粉层和谷皮部分，这一部分被称为非淀粉脂类。其中含有丰富的亚油酸，含有磷脂和谷固醇等成分，并富含维生素E。谷胚油常常被作为营养补充剂使用，具有防止动脉硬化的效果。

某些谷类品种或组分是油脂的重要来源，如高油玉米的胚中脂肪含量可达10%以上，可榨取玉米胚油；米糠和小麦胚也是高档油脂的来源。

胚乳部分的脂肪多以与淀粉结合的形式存在，称淀粉脂类，也称为淀粉-脂肪复合物，此结合物十分稳定，常温下难以分离。其中以磷脂为主，约占总淀粉脂类的85%。此外，糠麸中还含有少量蜡质。

(4) 维生素　谷类中脂溶性维生素的含量不高。黄色籽粒的谷类含有一定量的类胡萝卜素，可以在人体内少量转化成维生素A，但含量比较低。谷类中不含有维生素D，只含有少量维生素D的前体麦角固醇。其中维生素K的含量也很低，如小麦籽粒中的维生素K含量仅有10～100mg/100g。然而，谷胚油中的维生素E含量较高，以小麦胚芽含量较高，达30～50mg/100g，玉米胚芽中含量次之。胚芽中的维生素E以生物活性最高的生育酚为主，还含有一部分生育三烯酚。故而，全谷类食品也是维生素E的来源之一，而精白处理后的米、面维生素E含量极低。

谷类中不含有维生素C，但B族维生素比较丰富，特别是维生素B_1和烟酸含量较高，是膳食中这两种维生素的最重要来源。此外，尚含一定数量的维生素B_2、泛酸和维生素B_6。

谷类籽粒中的维生素主要集中在外层的胚、糊粉层和谷皮部分，其中维生素B_1和维生素E主要存在于谷胚中，烟酸、维生素B_6和泛酸主要集中于糊粉层中，随着加工精度的提高，含量迅速下降。

(5) 矿物质　谷类中含有30多种矿物质，但各元素的含量，特别是微量元素的含量与品种、气候、土壤、肥水等栽培环境条件关系极大，而且在籽粒中主要集中在外层的胚、糊粉层和谷皮部分，胚乳中心部分的含量比较低。

在矿物质中，以磷的含量最为丰富，占矿物质总量的50%左右；其次是钾，约占总灰分的1/4～1/3。镁的含量也较高，但多数谷类钙含量低。锰的含量在各类食物中是比较高的。加工精度越高，其矿物质的含量就越低。

谷类中矿物质的化合状态并非人类直接可以利用的形式，主要以不溶性形态存在，而且含有一些干扰吸收利用的因素。例如，粮食中所含的植酸常常与钙、铁等形成不溶性的盐类，对钙、铁、锌等元素的吸收有不利影响。植酸和矿物质的分布类似，在谷粒的外层较多，胚乳中几乎不含植酸。所以，加工精度过低时，谷物的钙、铁、锌等矿物质利用率降低。

2. 薯类的营养价值

薯类包括马铃薯、甘薯、芋头、山药、木薯等很多富含水分同时也富含淀粉的食品。在我国，除木薯外，其他几种薯类都是传统膳食中常见的品种。

薯类食品常常作为主食应用，但它同时也可以作为蔬菜食用。薯类淀粉颗粒大，容易分离，也常被用来提取淀粉或者制作各种淀粉制品。甘薯中含有较多可溶性糖，使其具有甜味。薯类食物中含有较为丰富的膳食纤维，且纤维质地细腻，对肠胃刺激小。

薯类蛋白质含量较低，但其蛋白质的氨基酸组成合理，生物效价较高，可以作为主食食用。甘薯的蛋白质含量稍低于马铃薯，但其中赖氨酸含量高，可以与谷类食品发生蛋白质营养互补。甘薯、山药和芋头中均含有黏蛋白。

薯类的脂肪含量通常低于0.5%，低于谷类食品。其脂肪主要由不饱和脂肪酸组成。薯类中含有除了维生素 B_1 之外的各种B族维生素以及维生素C。其维生素C含量与其他蔬菜相当。薯类富含矿物质，属于成碱性食物，其中以钾含量最高，其次为磷、钙、镁、硫等。山药和芋头等含钾更为丰富。

3. 豆类的营养价值

豆类包括各种豆科栽培植物的可食种子，其中以大豆最为重要，也包括红豆、绿豆、豌豆、蚕豆等各种杂豆。豆类与谷类种子结构不同，其营养成分主要在籽粒内部的子叶中，因此在加工中除去种皮并不影响营养价值；淀粉型干豆（红豆、绿豆、蚕豆、豌豆、豇豆、芸豆、扁豆等）脂肪含量低，蛋白质含量一般都在20%以上，其蛋白质的质量较好，富含赖氨酸，但是蛋氨酸不足，因此也可以很好地与谷类食品发挥营养互补作用。

应该注意的是各种豆类中都含有一些抗营养物质，它们不利于豆类中营养素的吸收利用，甚至对人体健康有害，这些物质统称为抗营养因子。如多种豆类中都含有蛋白酶抑制剂，它们能够抑制人体内胰蛋白酶、胃蛋白酶、糜蛋白酶的活性。又如大豆胰蛋白酶抑制剂使生大豆的蛋白质消化吸收率很低。适当的湿热处理可使这些蛋白质失活，蛋白酶处理也可使之分解。

豆类中所含的大量植酸会妨碍钙和铁的吸收，大豆中还含有丰富的脂氧合酶，它不仅是豆腥味的起因之一，而且在储藏中容易造成不饱和脂肪酸的氧化酸败和胡萝卜素的损失。

此外，豆类中所含有的低聚糖经大肠细菌的发酵，产生二氧化碳、甲烷、氢气等，使人腹胀不适，过去也作为抗营养因子对待，实际上它们对营养吸收并无妨碍。

二、畜禽蛋乳类

1. 肉类的营养特点

畜禽肉包括家畜、家禽的肌肉、内脏及其制品，膳食中人们常用的畜禽肉类有猪、牛、羊、兔、鸡、鸭、鹅等。它们含有丰富的蛋白质、脂肪、矿物质和维生素。肉类食品，食用广泛，营养丰富，味道鲜美，消化吸收率高，因此肉类是食用价值很高的食品。

（1）蛋白质　肉类的蛋白质主要存在于肌肉中，含量达20%左右，其他成分（包括碳水化合物、矿物质等）约占5%。牛肉中蛋白质含量为15%～20%，瘦猪肉中含10%～17%，羊肉含9%～17%，鸡肉蛋白质含量为17%～22%，鸭肉为13%～17%，鹅肉为15%～20%。畜禽肉蛋白质的氨基酸组成大致相同，含有人体8种必需氨基酸，多为完全蛋白质，而且含量都比较充足，比例也接近人体的需要，具有很高的生物效价。肉类蛋白质经烹调后，一些含氮浸出物即溶于肉汤中，这些含氮浸出物的主要成分是氨基酸、肌酐、嘌呤碱等，是肉汤鲜香味的来源。

肉类的结缔组织中主要组成为胶原蛋白和弹性蛋白。胶原蛋白含有大量的甘氨酸、脯氨酸和羟氨酸，而缺乏色氨酸、酪蛋白和蛋氨酸，所以不是完全蛋白质。但它能促进皮肤细胞吸收和储存水分，有效地防止皮肤干裂，从而使皮肤显得丰满、充实而有光泽，并且还能延缓衰老。

（2）脂肪　肉类中脂肪含量随肉类的不同而异，一般是肥肉的脂肪多于瘦肉，畜禽肉脂肪的平均含量：猪肉约为60%，牛肉约为10%，羊肉约为30%，鸡肉约含脂肪2.5%，肥的鸭、鹅含量为10%或更多。畜肉脂肪的成分，主要是各种脂肪酸的甘油三酯，还有少量的磷脂、胆固醇、游离脂肪酸和脂溶性色素等。一般地说，肉类的饱和脂肪酸和胆固醇的含量都比较高，禽肉脂肪中的饱和脂肪酸的含量低于畜肉，而禽肉中结缔组织较柔软，脂肪分布也较均匀，所以，禽肉比家畜肉鲜嫩、味美，并且也易于消化。

动物脂肪中人体必需脂肪酸含量一般较植物油低，而饱和脂肪酸含量一般较植物油高。所以心血管疾病患者不宜多食用动物脂肪，以食用植物油为宜。禽肉脂肪熔点较低，为33～44℃，所含亚油酸占脂肪总量的20%左右。

畜肉中的胆固醇的含量依肥度和器官不同有很大的差别，肥畜肉含胆固醇100～200mg/100g，内脏如脑、肝、胃、肺更多。鸡肉胆固醇的含量为117mg/100g，鸭肉80mg/100g。兔肉中含脂肪约0.5%，几乎不含胆固醇，由于它具有这些营养特点，所以适于老年人及患有心脑血管疾病的人食用。

(3) 碳水化合物　肉类的碳水化合物含量都很低，在各种肉中主要是以糖原的形式存在于肌肉和肝脏，其含量与动物的营养及健壮情况有关。瘦猪肉的含量为1%～2%，瘦牛肉为2%～6%，羊肉为0.5%～0.8%，兔肉为0.2%左右。各种禽肉碳水化合物的含量都不足1%。

(4) 矿物质　肉类是铁和磷的良好来源，并含有一定量的铜，肌肉中含有的铁和铜没有肝脏多。钙在肉中的含量比较低，为7～11mg/100g。铁在肉类中主要以血红素的形式存在，消化吸收率较高，不易受食物中的其他成分干扰。猪肉中矿物质含量为0.7%～1.1%，牛肉为1.0%～1.2%，羊肉、兔肉为1%左右。各种禽类矿物质含量均在1%左右，其内脏含量为1.1%～1.5%。禽畜类的血中含有丰富的铁，是补充铁的良好来源。

(5) 维生素　肉类均含有丰富的维生素，畜禽肉及其内脏所含的B族维生素比较多，尤其肝脏是维生素A、维生素B_{12}、叶酸等极丰富的来源。

肉类含丰富的营养，但也并不是吃得越多越好。因肉中含有嘌呤碱，这类物质在体内的代谢中可生成尿酸。尿酸大量积聚，可引起痛风、骨发育不良和其他一些疾病。研究还表明，过量吃肉还会降低机体的免疫反应，降低对疾病的抵抗力。

2. 禽蛋类

经常食用的蛋类有鸡蛋、鸭蛋、鹅蛋、鹌鹑蛋以及蛋的加工制品。各种蛋类在结构与营养成分上大致相同。

(1) 蛋白质　蛋类蛋白质占全蛋的12%～15%，蛋黄（15.7%）比蛋清（12.3%）含量高，是完全蛋白质，含有人体必需的各种氨基酸，并且相互间的比值适合人体需要，利用率可达到95%以上，所以鸡蛋所含的蛋白质是天然食品中最优良的蛋白质。

在进行各种食物蛋白质营养质量评估时，一般以全蛋蛋白质为参考蛋白质。根据营养学计算，一般成年人每日摄取80～120g鸡蛋，即两个左右，就基本上可以满足8种必需氨基酸的需要。

(2) 脂肪　蛋的脂肪含量占11%～15%，主要集中在蛋黄中，蛋清中几乎没有，蛋类脂肪呈乳融状，在常温下呈液态，易被人体消化吸收。蛋黄中脂肪含量可达30%，大部分为中性脂肪，蛋黄中还含有卵磷脂15%，胆固醇3%～5%。

卵磷脂有助于防止动脉粥样硬化，另外，卵磷脂在体内被消化后，即可释放出大量乙酰胆碱，卵磷脂中的磷质也是脑细胞所必需的养分，神经外层的髓磷脂也需要卵磷脂作原料。因此，蛋黄是很好的补脑、增强记忆、预防老年痴呆症的食物。

(3) 矿物质　蛋类所含的矿物质主要存在于蛋壳中，其次在蛋黄中，蛋黄中含矿物质为1.1%～1.3%。蛋黄中铁的含量比较丰富，含量可达7.0mg/100g左右，利用率几乎达100%，所以蛋黄是人体铁的良好来源，贫血的人需要补充铁时，鸡蛋是很好的食品。蛋中含钙55～64mg/100g。

(4) 维生素　蛋中含有丰富的维生素，主要集中在蛋黄中，有维生素A、维生素D、维生素B_1、维生素B_2和烟酸，蛋清中含有维生素B_2。总的来说，蛋黄的营养价值较蛋清高。

皮蛋是用鸡蛋、鸭蛋加工制成的，其营养成分与鲜蛋比较，很少有改变（仅B族维生素和卵磷脂有所减少）。皮蛋中氨基酸的种类和数量还有所增加，因此皮蛋比鲜蛋的味道鲜美，它质地较松，又容易消化，具有凉爽可口的独特风味。

鸡蛋的营养价值虽高，但并不是吃得越多越好，吃鸡蛋过多可造成消化不良性腹泻，加重肝、肾负担，发生营养过剩性肾炎和脂肪肝。孕妇也不宜吃鸡蛋过多，吃得过多可造成过期妊娠。一般来说，每天吃1～2个鸡蛋比较合适，既补充了营养，也不至于使胆固醇升高。生蛋清中含有抗生物素和抗胰蛋白酶，它们能分别妨碍生物素（维生素H）的吸收和抑制胰蛋白酶的活动，它可影响体内生物素的利用，从而引起毛发脱落或局部发炎等。生鸡蛋中还可能有细菌或寄生虫，如沙门杆菌可潜藏在蛋黄中，这种蛋可引起食物中毒。如将鸡蛋煮熟后，抗生素和抗胰蛋白酶就被破坏，不能再起作用，同时高温起到杀菌作用。所以鸡蛋不能生吃，应以熟食为宜。

3. 乳及乳制品类

乳类营养丰富，容易消化吸收，是一种营养价值很高的食品，是老、幼、病、弱者的营养滋补品，特别是对儿童的生长发育具有重要意义。

（1）乳中主要的营养成分　牛乳约含3.5%的蛋白质，而且以酪蛋白为主，占蛋白总量的86%左右，其次为乳白蛋白和乳球蛋白。乳白蛋白约占总蛋白量的9%，乳球蛋白占总蛋白量的3%左右，其他还有血清白蛋白、免疫球蛋白及酶等。它们都含有全部必需氨基酸，为完全蛋白质，消化率为96%左右。乳类蛋白质的氨基酸组成与人类的氨基酸需要比例接近，消化吸收率较高（87%～89%）。

牛乳脂肪含量为3.5%～4.1%，牛乳脂肪呈乳糜化的极小的颗粒状态，均匀地分布在乳汁中，易被消化吸收，其消化率达97%。脂肪的组成以饱和的棕榈酸和硬脂酸为主，约占40%，饱和的短链脂肪酸如丁酸和己酸约占9%，不饱和的油酸占30%，亚油酸和亚麻酸仅占3%，其余为月桂酸和肉豆蔻酸等。乳脂中含有必需脂肪酸、卵磷脂和脂溶性维生素（以维生素A较多），并具有良好的色、香、味。所以牛乳脂肪的营养价值很高，但奶油中含胆固醇高达168mg/100g，故动脉硬化和血脂过高者不宜食用。

牛乳中碳水化合物主要是乳糖，其含量为4.6%～4.7%，乳糖甜度仅为蔗糖的1/6，所以牛乳不甚甜，以牛乳代替人乳喂养婴儿时应适量加些蔗糖或葡萄糖，以保持应有的甜度和足够的热量。乳糖有调节胃酸、促进胃肠蠕动和消化腺分泌、助长肠中某些乳酸菌繁殖、抑制腐败菌生长的作用。乳糖的消化吸收率很高，可达100%。有些成人因缺少乳糖酶，不能分解乳糖，因此喝牛乳后易发生腹泻。

牛乳中含有维生素A、维生素D、维生素C和维生素B_1、维生素B_2及烟酸等多种维生素。牛乳中维生素的含量与牛的饲料有关，夏季日照长，奶牛吃青草多，牛乳中维生素A、维生素D的含量较高。由于牛乳中维生素C、维生素D含量并不多，因此，以牛乳为主要食物的婴儿要注意维生素C、维生素D的补充或对牛乳进行强化。

牛乳中含有矿物质0.7%～0.75%，羊乳为0.9%，而且富含钙、磷、钾，其中钙的含量可达120mg/100g，且牛乳中钙与磷的比值为1.2∶1，消化吸收率高。所以牛乳是婴幼儿构成骨、齿最好的食品。但牛乳中铁的含量很少，为0.1～0.2mg/100g，故用牛乳喂养的婴儿从第4个月后需及时增添含铁及维生素C的食品，如蛋黄、猪肝泥、青菜泥等。此外，牛乳中成碱元素（如钙、钾、钠）多于成酸元素（如氯、硫、磷），因此牛乳属碱性食品，有助于维持体内酸碱平衡。此外乳类还含有多种微量元素，如铜、锌、碘、锰等。

（2）乳及其制品的保健功能　喝牛乳可补充钙质，摄取足量的钙对儿童、成年人和老年人都是必要的。牛乳中含有较多的钙，无论大人、小孩，每天都应喝一两杯牛乳。奶粉也有同样的作用。

牛乳中含有丰富的维生素A，可保护支气管上皮细胞，减少发炎机会，因此，喝牛乳可以预防支气管炎。此外脱脂牛乳中的维生素C、维生素A等物质具有抗氧化作用，可以防癌，故常饮脱脂牛乳可降低各种癌症的发病率。胃溃疡患者常喝牛乳，可在溃疡表面形成保护膜，有利于溃疡愈合。牛乳中含有丰富的色氨酸，它可使人产生疲劳感，催人入睡，故可治疗失眠。

酸乳不仅完好无缺地保存了牛乳的所有营养成分，而且还增加了可溶性钙、磷及B族维生素等有益物质。在发酵过程中牛乳的乳糖转化为乳酸，蛋白质转化为水解产物，这些都易被人体吸收利用。酸乳中的乳酸菌和乳酸菌产物能抑制致病菌的生长繁殖，增强消化功能，增进食欲，防止便秘，使消化道保持良好的功能状态。美国加州大学的学者研究发现，每天喝480mL酸乳，可使血液中的干扰素含量增高，激活自然杀伤细胞，促进抗体产生，提高对癌症的抵抗力。酸乳中的乳酸菌能分解致癌物*N*-亚硝基胺，使其失去致癌活性。

三、水产品类

水产品类包括鱼类、软体类、虾蟹等水中生物，种类繁多。共同的营养特点是都含有丰富的蛋白质，并且容易消化吸收。所含碳水化合物较少。鱼类含大量的多不饱和脂肪酸，同时含有丰富的维生素A、维生素D、矿物质。

1. 鱼类水产品类的营养特点

鱼类味道鲜美，肉质细嫩，易于消化吸收（消化率87%～98%），有着优质的蛋白质、丰富的维生素、微量元素及多种活性物质，这些都是其他食品所不能比拟的。

（1）蛋白质 鱼类是蛋白质的良好来源，含量一般在15%～22%，蛋白质的必需氨基酸组成与肉类很接近，属于完全蛋白质，其中蛋氨酸和赖氨酸含量较多，营养价值高；鱼类蛋白质结构松软，鱼肉的肌纤维短，因此比畜肉蛋白易于消化，其消化率一般为87%～98%，是人体动物性蛋白质的良好来源。鱼类组织中含氮浸出物主要是胶原蛋白和黏蛋白，烹调后成为溶胶，冷却后成为凝胶。

（2）脂肪 鱼类脂肪含量不高，一般在1%～3%，是一类低脂肪食品。鱼类的脂肪多为不饱和脂肪酸，在室温下，呈液状，易消化吸收，消化率可达95%以上。鱼油的二十碳五烯酸（EPA）和二十二碳六烯酸（DHA）明显比其他动物脂肪要多得多。鱼类特别是海产鱼所含不饱和脂肪酸有降低血脂，防止血栓形成，抑制癌细胞，抗糖尿病，增强脑细胞发育的作用。

（3）矿物质 鱼肉的矿物质含量为1%～2%，以磷和钾较多。海产鱼富含碘，为500～1000mg/kg，一般淡水鱼为50～400mg/kg。鱼肉一般含钙比畜肉高，虾皮中的钙可达2%，海水鱼的钙比淡水鱼高。

（4）维生素 鱼肉里除含有烟酸和少量的维生素B_1、维生素B_2外，还含有维生素B_{12}。鱼油里有脂溶性维生素如维生素A和维生素D，特别是鱼肝的脂肪中，含维生素A和维生素D极为丰富，是其他肉类不可相比的，是维生素的良好来源。海产鱼（如鲨鱼、鳕鱼）的肝脏含有丰富的维生素A，可作为膳食及药用鱼肝油中的维生素A的来源。但如短时间大量食用鱼的肝脏，会造成维生素A急性中毒。有些生鱼肉内含有硫胺素酶，能分解维生素B_1，所以鱼死后要尽快加工烹调，及时破坏硫胺素酶，以防止维生素B_1的损失。

（5）其他成分 鱼类不但营养丰富，也是极佳的美容食品。鱼肉中含有丰富的胶原蛋白和黏蛋白。胶原蛋白是一种大分子蛋白，在分子结构上有一定的空间，从而能充分维持生命的“结合水”，保持皮肤光洁、无皱褶和富有弹性，防止毛发脱落，使头发有光泽，并有促使人体肌肉健美和骨骼发育的功效。

2. 软体海洋动物

软体海洋动物含有动物体所需的全部必需氨基酸，酪氨酸和色氨酸的含量比牛肉和鱼肉都高；脂肪、碳水化合物含量低；矿物质含量丰富，以硒最为突出，其次是锌。在贝类肉质中还含有丰富的牛磺酸，贝类中牛磺酸的含量普遍高于鱼类，其中尤以海螺、毛蚶和杂色蛤中为最高，含量为500～900mg/100g。然而，贝类具有富集重金属的能力，对被重金属污染水域所产贝类的食用安全性需要加以高度注意。

3. 甲壳类

甲壳类水产品有虾和蟹。虾、蟹的肉质结构同鱼类一样，为横纹肌。蟹肉营养丰富，内含蛋白质、脂肪、维生素A、维生素B_1、维生素B_2、烟酸、钙、磷、铁及谷氨酸、甘氨酸、脯氨酸、组氨酸、精氨酸等多种氨基酸和微量的胆固醇。

甲壳类特有的甘味系来自于肌肉中较多的甘氨酸、丙氨酸、脯氨酸及甜菜碱等甜味成分。

甲壳类水产品的壳中含有甲壳质。虾、蟹甲壳中蛋白质25%，碳酸钙40%～45%，甲壳质为15%～20%。甲壳质是唯一的动物性膳食纤维物质，具有多方面的生理活性。研究发现，甲壳质具有降低胆固醇、调节肠内代谢和调节血压的生理功效，并且具有排除体内重金属毒素的作用。

4. 其他水产资源

(1) 海参　我国食用海参的品种较多，有刺参、瓜参、梅花参等。海参营养价值为100g水发海参含蛋白质14.9g、脂肪0.9g、碳水化合物0.4g、钙357mg、磷12mg、铁2.4mg及少量维生素B_1、维生素B_2、烟酸等。海参特点是含胆固醇极低，脂肪含量相对少，是一种典型的高蛋白、低脂肪、低胆固醇食物，对高血压、高脂血症和冠心病患者尤为适宜。

(2) 海蜇　海蜇又名水母。鲜活的海蜇外观形似一顶降落伞，伞盖部分加工的制品即海蜇皮，伞盖下口腔及触须部分加工的制品为海蜇头。海蜇入菜滑嫩，清脆耐嚼，是人们喜爱的菜肴。

每100g海蜇含水分65g左右、蛋白质12g、脂肪0.1～0.5g、碳水化合物4g左右、能量66kcal、钙182mg、碘132μg以及维生素多种，尤其含有人们饮食中所缺的碘，是一种高蛋白、低脂肪、低能量的营养食品。

海蜇有清热解毒、化痰软坚、降压消肿等功能，对气管炎、哮喘、高血压、胃溃疡等均有疗效。

(3) 鱼翅　鱼翅是昂贵的海洋食品。天然鱼翅是鲨鱼的背鳍、胸鳍或尾鳍的干制品。干鱼翅蛋白质含量63.5%，缺乏色氨酸和异亮氨酸，主要为胶原蛋白，人体很难吸收，故其蛋白质营养价值不高。鱼翅脂肪含量0.3%。每百克鱼翅含钙0.146mg，铁0.015mg。

鱼翅、鲑鱼头、鲨鱼、鲥鱼等的软骨中含有丰富的软骨素，它是构成皮肤弹性纤维的重要物质。常食软骨类食物有利于预防皮肤产生皱纹。

最近美国的科学研究发现，鱼翅除了作为高级消费品外，还有其他多方面的食疗价值。鱼翅含有一种能抑制微血管生长的血管生成抑制因子，能使癌细胞周围的微血管网络无法建立，因而可控制肿瘤的生长及蔓延。

(4) 海带　海带是矿物质碘的“天然仓库”。海带富含钙，每100g含钙为445mg，对防治儿童佝偻病和妇女、老人的软骨病、骨质疏松症有一定的作用。海带中含有丰富的碘、钙和谷氨酸类物质，谷氨酸类物质和钙均可促进神经细胞代谢，有益于消除疲劳。

海带中含有岩藻多糖，它具有抗癌的作用。海带中含有硫酸多糖，这种物质可吸收血液中的胆固醇，并将其排出体外，使血液中的胆固醇保持正常含量。海带素也能降低胆固醇的含量，这对防治动脉硬化、高血压、甲状腺肿大有一定作用。

海带表面的白色粉末是甘露醇，这种物质有利尿作用，对肾功能衰竭、脑水肿、急性青光眼、药物中毒、水肿等患者有益。

海带中含有藻酸，能把体内过量的盐排出体外，不仅对高血压患者有益，对预防肾病也有一定作用，褐藻酸钠盐对预防白血病有一定作用。

四、蔬菜类

蔬菜的特点是含水量高，蛋白质和脂肪含量低，含有维生素C和胡萝卜素，含有各种有机酸、芳香物、色素和膳食纤维等。它们不仅为人体提供了重要的营养物质，也可以增进食欲，帮助消化。

按照不同的来源和植物学部位，蔬菜可以分为茎叶菜、根菜类、果菜类、豆菜类、花菜类等多种类别，其营养成分有一定差异。

（1）碳水化合物　蔬菜中的碳水化合物包括可溶性糖、淀粉和膳食纤维。大部分蔬菜的碳水化合物含量较低，仅为2%～6%，几乎不含有淀粉。根和地下茎之类储藏器官的碳水化合物含量比较高，如马铃薯为16.5%，藕为15.2%。蔬菜中纤维素、半纤维素等膳食纤维含量较高，鲜豆类为1.5%～4.0%，菜类通常达1.0%～2.2%，瓜类较低，为0.2%～1.0%。有些蔬菜富含果胶，如花椰菜。在主食精制程度越来越高的现代饮食中，蔬菜中的膳食纤维在膳食中有重要的意义。一些蔬菜中还含有少量菊糖，如菊苣、洋葱、芦笋、牛蒡等。

（2）蛋白质和脂肪　新鲜蔬菜的蛋白质含量通常在3%以下。在各种蔬菜中，以鲜豆类和深绿色叶菜的蛋白质含量较高，如鲜豇豆的蛋白质含量为2.9%、苋菜为2.8%。瓜类蔬菜的蛋白质含量较低。

蔬菜蛋白质质量较佳，如菠菜、豌豆苗、豇豆、韭菜等限制性氨基酸均是含硫氨基酸，赖氨酸则比较丰富，可和谷类发生蛋白质营养互补。如每日摄入绿叶蔬菜400g，按照2%的蛋白质含量计算，可从蔬菜中获得8g蛋白质，达每日需要量的13%，也是不可忽视的蛋白质营养来源。

蔬菜中的脂肪低于1%，属于低能量食品。例如，100g黄瓜所含能量仅为15kcal。

（3）维生素　蔬菜在膳食中的重要意义是含有谷类、豆类、动物性食品中所缺乏的维生素C，以及能在体内转化为维生素A的胡萝卜素。此外，蔬菜中含有除维生素D和维生素B_{12}之外的各种维生素，包括维生素B_1、维生素B_2、维生素B_6、烟酸、泛酸、生物素、叶酸、维生素E和维生素K，是维生素B_2和叶酸的重要膳食来源。

蔬菜中胡萝卜素的含量与颜色有明显的关系。深绿色叶菜和橙黄色蔬菜的胡萝卜素含量最高，每100g中含量达2～4mg，如每100g绿菜花（西蓝花）含胡萝卜素7.2mg，芥蓝为3.5mg，甘薯叶为5.9mg，胡萝卜为4.1mg。浅色蔬菜中胡萝卜素含量较低，如100g冬瓜中含胡萝卜素0.08mg。蔬菜中同时还含有不能转变成维生素A的番茄红素、玉米黄素等其他类胡萝卜素，也具有重要的健康意义。

维生素C含量与颜色无关，每100g中含量多为10～90mg。维生素C含量较高的蔬菜有青椒和辣椒、油菜薹、菜花、苦瓜、芥蓝等。胡萝卜素含量较高的有菠菜、空心菜、苋菜、落葵（木耳菜）、绿菜花、胡萝卜等。深绿色叶菜和花类蔬菜的维生素B_2含量较高，一般为0.10mg/100g左右。维生素的具体含量受品种、栽培、储存和季节等因素的影响而变动很大。

在我国人民的膳食结构中，蔬菜是维生素A和维生素C的主要来源，也是维生素B_2的重要来源。如每天摄入400g绿叶蔬菜，约可获得0.4g维生素B_2，相当于每日推荐供给量的1/3左右。

蔬菜是膳食当中维生素K的主要来源，其含量与叶绿素含量具有正相关关系，故而绿叶蔬菜是维生素K的最好来源。例如，菠菜中维生素K含量为380mg/100g，生菜为315mg/100g，圆白菜为145mg/100g，黄瓜为20mg/100g，而马铃薯为1mg/100g。近来医学上认为维生素K不仅具有凝血功能，而且在骨骼生长和更新中具有重要的作用。因此每日摄入绿叶蔬菜是维护骨骼健康的重要饮食措施之一。此外，蔬菜中含有少量维生素E。

(4) 矿物质　蔬菜富含矿物质，对人体调节膳食酸碱平衡十分重要。蔬菜为高钾低钠食品，也是钙、铁和镁的重要膳食来源。不少蔬菜中的钙含量超过了100mg/100g，如油菜和油菜薹、苋菜、萝卜、茴香、芹菜等。绿叶蔬菜铁含量较高，含量为2～3mg/100g。部分蔬菜富含锰、锌等微量元素。叶绿素中含有镁，故而绿叶蔬菜是镁元素的最佳来源之一。

蔬菜中的铁为非血红素铁，其吸收利用率受膳食中其他多种因素的影响，生物利用率比动物性食品低。蔬菜中的维生素C可促进其吸收，但是一些蔬菜如菠菜、空心菜、茭白等含有较多草酸，会影响钙、铁等矿物质的吸收和利用，在烹调加工时应加以注意，可以用焯水方法除去大部分草酸，从而提高矿物质的生物利用率。

一些蔬菜可富集某些元素，如大蒜中含有较多的硒，菠菜中含有较多的钼，卷心菜中含有较多的锰，豆类蔬菜则含有较多的锌。各微量元素的含量受到土壤、肥料、气候等因素的强烈影响。施用微量元素肥料可以有效地改变蔬菜中的微量元素含量。

(5) 其他保健成分　除去营养素之外，蔬菜中还含有多种保健物质，如绿叶蔬菜和橙黄色蔬菜中不能转变成维生素A的类胡萝卜素，茄子、芹菜、芦笋、洋葱等蔬菜中的生物类黄酮，紫色、黑色蔬菜中的花青素，十字花科蔬菜中的硫代葡萄糖苷，大蒜、洋葱中的有机硫化物抗菌物质等。它们赋予某些蔬菜特定的保健价值。

五、水果类

水果是味甜多汁的植物性食物的总称，其中以植物的带肉果实或种子为主，以木本植物的果实为多。广义的水果也包括了少数茎、根等其他植物学部位，如甘蔗等。水果的特点是富含水分，有甜味，并可以不经烹调直接食用。多数水果含水分达85%～90%，可食部分的主要成分是水、碳水化合物和矿物质，以及少量的含氮物和微量的脂肪。此外，还含有维生素、有机酸、多酚类物质、芳香物质、天然色素等成分。

1. 碳水化合物

水果中的碳水化合物包括淀粉、蔗糖、果糖和葡萄糖。鲜果中蔗糖和还原糖含量为5%～20%，多在10%左右，但柠檬可低达0.5%。水果干制品的糖含量可高达50%以上。未成熟果实中淀粉含量较高，成熟之后转化为单糖或双糖。

2. 蛋白质和脂肪

水果中含有0.1%～1.5%的含氮物质，其中35%～75%是蛋白质，部分是游离氨基酸，有的还含有一些活性胺类，如多巴胺、去甲肾上腺素、脱氧肾上腺素等。

水果中蛋白质含量多为0.5%～1.0%。因此，水果不是膳食中蛋白质的重要来源，也不宜作为主食。水果中的蛋白质主要为酶蛋白，包括果胶酶类和酚氧化酶。某些水果中含有较丰富的蛋白酶类，如菠萝、木瓜、无花果、猕猴桃等。

水果的脂肪含量多在0.3%以下，只有鳄梨、榴莲等少数水果脂肪含量达到引人注意的程度，如鳄梨含脂肪达10%以上，但这些水果均未成为我国居民经常食用的水果。水果的种仁通常是富含油脂的。

3. 维生素

水果中含有除维生素D和维生素B_{12}之外的所有维生素，但其B族维生素含量普遍较低。它是膳食中维生素C和胡萝卜素的较重要来源，有些水果还可以提供叶酸、维生素K

和维生素 B_6。水果中维生素 B_1 的含量通常低于0.05mg/100g。总体而言，水果中的维生素含量低于绿叶蔬菜。

各类水果中，柑橘类是维生素C的良好来源，包括橘、橙、柑、柚、柠，可以一年四季提供充足的鲜果和果汁。草莓、山楂、酸枣、鲜枣、猕猴桃等也是某些季节中维生素C的优良来源。热带水果多含有较为丰富的维生素C，然而，苹果、梨、桃等消费量最大的温带水果在提供维生素C方面意义不大。

具有黄色和橙色的水果可提供类胡萝卜素。水果中常见的胡萝卜素是α-胡萝卜素、β-胡萝卜素、番茄红素、玉米黄素和隐黄素等。果肉颜色浅的水果所含胡萝卜素甚少，大多数水果在胡萝卜素供应方面不及绿叶蔬菜和橙黄色蔬菜重要。

水果中维生素的含量受到种类、品种的影响，也受到成熟度、栽培地域、肥水管理、气候条件、采收成熟度、储藏时间等的影响，因此即使同一品种，也可有较大的差异。

4. 矿物质

水果中含有多种矿物质，矿物质含量在0.4%左右，主要是钾、镁、钠含量较低。在膳食当中，水果是钾的重要来源。经过脱水处理之后，水果干中的矿物质含量得到浓缩而大幅度提高。杏、葡萄干、干枣、桂圆、无花果干等均为钾、铁、钙等矿物质的膳食补充来源之一。

总的来说，水果的营养价值较蔬菜逊色，野生蔬菜和野生水果的营养素含量往往高于栽培蔬菜和水果，特别是胡萝卜素、维生素 B_2、维生素C和钙、铁等营养素。野生水果的维生素C含量一般达每百克鲜重数百甚至数千毫克，如酸枣、刺梨、沙棘和野生猕猴桃等。

5. 水果中的其他有益成分

水果中有机酸含量为0.2%～3.0%。其中主要种类为柠檬酸、苹果酸、抗坏血酸，仁果、核果、浆果和热带水果以柠檬酸为主，蔷薇科水果则以苹果酸为主，而葡萄中含有酒石酸。一些水果中还含有少量的草酸、水杨酸、琥珀酸、奎宁酸等。

多数有机酸可以提供少量热量。每克柠檬酸和苹果酸所提供的热量分别为2.47kcal和2.39kcal。有机酸具有开胃和促进消化的作用，还能起到螯合和还原的作用，促进多种矿物质的吸收。

水果中的酚类物质对果品的色泽和风味都有很大的影响。其中包括酚酸类、类黄酮、花青素类、原花青素类、单宁类等。其中黄酮类物质的摄入量与心血管疾病的死亡率之间有着确定的负相关关系。人体所摄入的类黄酮物质约有10%来自水果，其他则来自蔬菜和茶。部分水果中的花青素也具有黄酮类的抗氧化活性。

水果类食品的涩味主要来自其中所含有的单宁物质。香蕉皮、柿子、石榴中单宁含量最高，因此具有明显的涩味。

六、食用菌类

食用菌是一大类具有大型子实体的高等真菌。常见的食用菌如灵芝、冬虫夏草、木耳、香菇、猴头菇等。

食用菌含有丰富的蛋白质和氨基酸，其含量是一般蔬菜和水果的几倍到几十倍。食用菌中赖氨酸含量很丰富，含有组成蛋白质的18种氨基酸和人体所必需的8种微量元素。食用菌脂肪含量很低，占干品重量的0.2%～3.6%，而其中74%～83%是对人体健康有益的不饱和脂肪酸。食用菌还含有维生素，食用菌富含维生素 B_1、维生素 B_{12}，都高于肉类，维生素D原经紫外线照射可转化为维生素D，促进对钙的吸收。

食用菌还富含多种矿物元素如磷、钾、钠、钙、铁、锌、镁、锰等。银耳含有较多的磷，有助于恢复和提高大脑功能。香菇、木耳含铁量高。香菇的灰分元素中钾占64%，是碱性食物中的高级食品，可中和肉类食品产生的酸。

食用菌还含有许多特殊物质，具有很高的保健和医药作用，蘑菇可治疗消化不良和高血压。香菇有防治坏血病、治疗高血压、降低胆固醇、治疗肝肾疾病、防止血管硬化和变脆等功效。猴头菌已用于治疗消化不良、慢性肠胃疾病和神经衰弱等。灵芝对慢性气管炎、高山病、急慢性肝炎等有一定疗效，已用于心肌炎、冠心病、胃溃疡等的防治。茯苓有渗湿利尿、健脾安神作用，用于治疗水肿、急性肝炎和急性肾炎。银耳对老年性慢性支气管炎、肺源性心脏病、慢性胃炎均有较好疗效。银耳还能提高肝脏的解毒能力，能提高机体对原子辐射的防护力。木耳的水溶性成分中，有一种能阻止血小板凝集、减少动脉粥样硬化的物质，经常食用对心血管病有防病治病的良好效果。蘑菇、香菇中含有一种干扰素诱导剂，具有很强的抗病毒能力。许多食用菌均有抗肿瘤物质，其主要成分是多糖、平菇多糖、银耳多糖。试验证明，香菇多糖抑瘤率达80.7%，猴头菌、茯苓、云芝、平菇、草菇、金针菇、口蘑、银耳等都有抗癌作用，其中有的已用来制成抗癌药了。

七、茶、花卉与蜂蜜

1. 茶叶

茶叶约有650多个品种，基本茶类中有绿茶、红茶、乌龙茶、白茶、黄茶和黑茶6类。再加工茶类是上述6类茶叶经过再加工而成的，包括花茶、紧压茶、萃取茶、果味茶、保健茶和茶饮料6类。

(1) 茶叶的化学组成　茶叶中含有500多种成分，大致可分为营养性和功能性两大类。茶叶中成分见表3-2-6。

表3-2-6　茶叶中成分含量

成分	含量/%	成分	含量/(mg/kg)
蛋白质	20～30	胡萝卜素	70～200
氨基酸	1～50	维生素E	240～800
脂质	4～5	维生素B_1	1.5
有机酸	3～5	维生素B_2	13
碳水化合物	20～25	维生素B_3	13
茶多酚	20～35	维生素B_5	50～75
皂苷类	0.07～0.1	维生素B_{12}	0.8
甾醇	0.04～0.1	维生素C	2000
生物碱	3～5	肌醇	10
色素	0.6～1		

(2) 茶叶中的功效成分

① 咖啡因：具有兴奋中枢神经、强心、利尿、松弛平滑肌以及刺激胃酸分泌和促进代谢等功能。

② 茶多酚：具有防止动脉硬化、降血脂、消炎抑菌、防辐射、抗氧化、抗癌、抗突变、抗衰老等多种功效。茶多酚还可以预防脑卒中和艾滋病，并能抑制过氧化脂质的形成，提高体内超氧化物歧化酶（SOD）和谷胱甘肽过氧化物酶（GSHPx）等酶系的活力。

③ 茶多糖：茶多糖是一类由碳水化合物、果胶及蛋白质等组成的复合物，具有抗辐射、增强机体免疫力、降血糖、抗凝血、降压等生理功能。

(3) 茶叶的生理功能

① 提神：茶叶中的咖啡因可兴奋心脏，促进血液循环，刺激人体中枢神经系统，特别是使处于迟缓状态的大脑皮质转为兴奋状态，并进一步延长脑的兴奋，从而达到驱除睡意、

解除疲劳、集中思路的作用。咖啡因还具有增强条件反射的能力，起到提高思维效果的作用。

② 利尿解毒：茶叶中的茶褐素、咖啡因和芳香油能通过促进尿液中的水滤出率，调节人体的代谢功能而引起排尿量的增加。

茶叶中的槲皮素等黄酮醇类化合物对咖啡因的利尿作用有增效作用，而所含的6,8-二硫辛酸也具有利尿和镇吐功能。所以饮茶有利于解毒排泄和缓解水肿。

③ 消炎、抑菌及抗病：茶叶中的茶多酚对伤寒杆菌、副伤寒杆菌、霍乱弧菌、黄色溶血性葡萄球菌、金黄色链球菌和痢疾杆菌等病原菌均具有明显的抑制作用。

茶叶中的水杨酸、苯甲酸和香豆酸也具有杀菌作用。日本研究发现，绿茶所含的茶多酚可有效抑制艾滋病病毒的增殖。

④ 除臭、助消化：消化不良和吸烟带来的口臭常给人带来不便和烦恼。茶叶中的儿茶素化合物具有比常用的口腔消毒剂叶绿素铜钠盐更好的除臭效果。饮茶使胃蛋白酶活力明显增强，加强胃肠对蛋白质的消化吸收。咖啡因和黄烷醇类可松弛消化道，有助于食物消化，预防消化系统疾病的发生。

⑤ 保护心血管系统：茶叶中的茶多酚对血管紧张素Ⅰ转换酶有显著的抑制效应，茶叶中的咖啡因和儿茶素类能松弛血管，增加血管的有效直径，使血管舒张，也起到降血压作用。

饮茶可降低血浆总胆固醇和低密度脂蛋白（LDL）胆固醇的含量水平。其机理是儿茶素和咖啡因参与了机体内的脂肪代谢作用，从而阻止血液中胆固醇及其他烯醇中中性脂肪类物质的积累。

茶叶中的儿茶素、茶黄素和茶红素具有抗血小板聚集、抗血凝和促进纤维蛋白溶解的作用；在各种儿茶素类化合物中以表儿茶素的抑制活性最强。

⑥ 调节血糖水平：茶叶中含有茶多糖、儿茶素化合物和二苯胺等多种降血糖成分。饮茶能降低血糖，而且绿茶较红茶效果好。

⑦ 增强免疫力，抗衰老：茶多糖可增强以血清凝集素为指标的体液免疫，促进单核-巨噬细胞系统吞噬功能。茶多酚有很强的清除自由基和抗氧化作用，有助于抗衰老。儿茶素的抗氧化能力强于维生素E、维生素C。

⑧ 抗突变，抗肿瘤：茶叶能抑制甲基脲亚硝酸盐的诱变作用，即具有抗诱变作用，其有效成分为单宁、绿原酸和没食子酸类物质，作用与已知抗诱变剂维生素C相当。国内外大量的研究表明，不同类别的茶叶对多种肿瘤（肺癌、胃癌、皮肤癌、直肠癌、乳腺癌、肝癌和食管癌等）均有防护作用。

⑨ 防龋齿作用：茶叶中含氟量较高，同时茶叶中的茶多酚具有杀死龋齿细菌，抑制葡聚糖聚合酶活性的作用，使葡萄糖不能在牙表聚合，病原菌便无法在牙表着床，从而使龋齿形成中断。

2. 花卉

花卉既是食品又是药品，不同花卉含有不同的维生素、矿物质、植物化学物等，具有不同的药效或功效，对人体健康有一定的保健作用。如玫瑰花可以凉拌、软炸、做汤、做馅、泡茶、做各种糕点等；菊花可以凉拌、软炸、做汤、做馅、涮锅等，菊花的植株嫩尖可以软炸，用沸水烫一下，还可以凉拌，口感都非常好。不过，与中药一样，花卉选择不当或者不同功效的花卉混合在一起泡茶，可能会对身体产生不利影响，因此花卉泡茶饮用有讲究。

据科研机构测定，鲜花含有22种人体所需的氨基酸及丰富的蛋白质、淀粉、脂肪，并含有维生素A、B族维生素、维生素C及铁、镁、钾、锌等微量元素，具有一定的药用和保健功能，可增强体质、延年益寿。如菊花能安肠胃、利血气；金银花清热解毒、养血止渴；茉莉花长发养肌；梨花清热化痰；栀子花清肺凉血；玫瑰花活血理气，驻人容颜；芍药花能行血中气；月季花能消肿疗疮。

3. 蜂蜜

蜂蜜是蜜蜂采集植物的花蜜或分泌物，通过充分酿造，储藏在巢脾里的一种黏稠状的甜物质，到目前为止已检测出180多种物质，主要成分是由葡萄糖和果糖等单糖（75%以上）组成，很容易被人体吸收，并能产生大量的热量而不含脂肪，是天然的滋补品和药品。蜂蜜能够在很短时间内补充给人体能量，消除人体疲劳，加之其中丰富的维生素、矿物质、氨基酸、酶类等，经常服用能使人精神焕发，精力充沛，是体力劳动者、脑力劳动者、老人、儿童、高血压、贫血患者等最好的食品。

蜂蜜具有提高免疫力、润肺止咳、保护心血管、保肝作用、抗菌消炎、促进组织再生、抗疲劳、促进消化、改善睡眠、促进长寿、促进儿童生长发育、促进钙吸收、护肤美容等功效。

应该注意的是蜂蜜不宜与豆腐同食。蜂蜜中的多种酶类和豆腐中的多种矿物质、植物蛋白、有机酸等作用，发生不利于人体的生化反应。

蜂蜜不宜与韭菜同食。韭菜含维生素C丰富，容易被蜂蜜中的矿物质铜、铁等离子氧化而失去作用。另外，蜂蜜可通便，韭菜富含纤维素而导泻，同食容易引起腹泻。

4. 酒类

酒是人们日常生活中的饮料之一。我国酿酒已有几千年的历史，酒的品种多，有许多优良的名酒驰名中外，如贵州的茅台酒、四川的大曲酒、山西的汾酒、浙江的绍兴酒、陕西的西凤酒等。

对酒精含量低的啤酒、葡萄酒、果酒等，如果饮用得当，可以增进食欲、促进消化，并给人体提供一定的营养素（如啤酒含有多种氨基酸、B族维生素、碳水化合物和无机盐等），具有防病治病的作用，有益于人体健康。

葡萄酒已被世界卫生组织列为保健饮品。葡萄酒中含有对人体有益的钾、钙、镁、铁、铜、硒等多种微量元素，其中钾有保护心脏的作用，镁、硒对防治冠心病和心肌病变有一定作用；葡萄酒中还含多种维生素，对人体非常有益；葡萄酒中含20多种氨基酸，这也是人体必需的营养成分；葡萄酒中的酚类化合物（红葡萄酒中酚类化合物的含量较白葡萄酒高）有较强的抗氧化性，可中和人体内的自由基，有利于保持血管的弹性。

相反要是过量滥饮则是灾难，有损于人体健康，严重时还会带来不幸，因为酒精（乙醇）能损害身体许多器官，如饮酒过量，能使消化道黏膜受到损害，使消化功能降低；对于肝脏会形成脂肪肝，还会使神经系统受到伤害出现神经衰弱，重者使脑神经麻醉，危及生命。美国哈佛大学医学院的科学家发现，过量喝酒可抵消水果、蔬菜的抗癌作用。

长期过量饮酒使营养不良，还可使心脏和血管发生病变，形成“啤酒心”和高血压等疾病。酒精还能致癌、致畸，许多调查报告中提到，妇女酒后受孕出现畸形胎，孕妇饮酒过多会影响胎儿生长发育，导致新生儿智力低下。因此对酒要有正确的态度，既要使酒为生活增添乐趣，又不要损害身体健康，做到趋利避害。

【拓展知识】 中医饮食调补基础知识

食物营养不仅有预防疾病的作用，在疾病的治疗过程中，对于提高身体素质、增进疗效、促进康复也起到了至关重要的作用。饮食调补是指在治疗疾病的过程中或在对健康人的保健方面，进行营养和膳食的调护和指导。

饮食虽能维护人体的生长发育，但如果饮食失宜、饱饥无常也可导致疾病的发生。饮食不节或过食生冷瓜果菜，或肥甘厚味无度，或暴饮暴食等均可导致疾病发生。学会合理运用中医饮食调补学的基础知识来具体分析生活实践中的饮食滋补及养生问题，学会科学合理地搭配食物，提高膳食指导能力。

一、饮食调补的中医药理论基础

1. 药食同源

在远古时代，人们处于以觅食为生的最原始的生活方式，人们在寻找食物的过程中，也发现了一些药物。同时，他们也认识到许多食物既可以食用，也可以药用，这类食物不但能补养身体、解决饥饿，还能医治一些简单的疾病。也有一些既能治病，又具有食养作用的中草药，至今仍被视为药食兼用之品。我国东汉时期的《神农本草经》记载："上品 120 种为君，主养命以应天，无毒，多服久服不伤人，欲轻身益气不老延年者，本上经。中品 125 种为臣，主养性以应人，无毒有毒，斟酌其宜，欲遏病补虚羸者，本中经。下品 125 种为佐使，主治病以应地，多毒不可久服，欲除寒热邪气，破积聚愈积者，本下经。"在上品之中，就有大枣、葡萄、酸枣、海蛤、瓜子等 22 种食品。中品内有干姜、海藻、赤小豆、龙眼肉、粟米、螃蟹等 19 种常食之物。下品也有 9 种可食物品。这就是"药食同源"的缘故。所以从广义角度来讲，食物也是药物，它不仅与药物一样来源于大自然，同时很多食物也有四气五味的特性，也能治疗疾病。如大枣、百合、莲子、山药、茯苓、白扁豆、山楂、生姜、葱白、肉桂等，这些食物也常被医家当作中药来使用。又如枸杞子、冬虫夏草、薏苡仁、金银花、西洋参这些中药，也常被人们当作食品来服用。

药食同源是中医营养学有别于现代营养学最具特色的要点，现代营养学对食物的认识是微观的，根据食物中营养成分的种类、数量决定营养价值，并以此来调整机体营养不均衡的状态；而中医对食物的认识是宏观的、整体的，不以成分论其价值的高低，而是以性味之偏多应身体之不平衡状态，或以功效之用调节身体之偏。

掌握药食同源学说可加深对食性和饮食宜忌的理解。需要明确的是，食物偏性小，无或者很少有不良反应，治疗疾病起效相对缓慢，需久用才能见效；药物偏性大、作用强，有一定的不良反应，使用时剂量要求严格，应谨慎从事。

2. 整体辩证观

(1)"天人合一"的整体观　中医认为作为自然界的一部分，人体与外界环境息息相通，人体的内环境时时处处受到外界自然环境变化的影响，这又叫做"天人相应"观。具体地说，人受到春夏秋冬四季气候、东南西北地理变化以及生存条件状况、饮食风俗习惯等因素的影响，在饮食宜忌方面同样也要综合考虑，因时因地制宜。例如，炎夏之季，适宜服食清凉、生津、止渴除烦、解暑的食物，忌吃温热上火、辛辣肥腻、香燥损阴的食物。到了寒冷的冬季，又宜多吃温补助阳之物，忌吃生冷大寒之品。北方天寒，宜吃温暖；南方多火，宜吃清淡。这些就是饮食宜忌的整体观。所以，饮食也要顺应四季的变化和地域的具体环境，否则将可能出现机体的不适，甚至出现病症。

(2) 人体是一个有机整体　中医学认为，人体的各个部分以五脏为中心，通过经络有机地联系在一起。体现在脏腑与脏腑、脏腑与机体各组织之间的生理和病理的各个方面，任何一种疾病都是整个有机体的疾病。如心合小肠，主血脉，开窍于舌；肺合大肠，主皮毛，开窍于鼻；脾合于胃，主肌肉、四肢，开窍于口；肝合胆，主筋，开窍于目；肾合膀胱，主骨，开窍于耳等。脏腑功能失调可以通过经络反映到体表；体表组织器官的病变也可以通过经络影响到脏腑。在疾病的诊断和治疗当中，可以根据五官、形体、色脉等外在的情况，理解脏腑的情况，从而予以诊治。整体观认为，对于病症必须以整个人为对象，从生理、结构、病理、诊断、治疗等各方面予以综合性的医治。例如，在生理上，肝开窍于目，瞳仁属肾，肝肾同源，肾水滋肝木。在功能上，肝藏血，肾藏精，目得血而能视。在病理上，肝肾不足容易形成目暗雀盲。所以，虽然是夜盲雀目、视物昏花的眼睛局部病症，在饮食宜忌上则宜吃具有补益肝肾、养肝明目作用的猪肝、鸡肝、桑葚、枸杞子、何首乌、黑芝麻等食物，而忌辛辣香燥、助火伤阴的刺激性食物。

饮食调补时既要注意协调内脏与官窍体表的组织关系及脏腑之间的关系，又要了解食物的性味、归经，还要考虑性别、年龄、体质等个体差异及疾病的性质，有针对性地选择食物，做到因人、因病辨证施食。

3. 平衡阴阳

我国传统文化认为，阴和阳代表着一切事物矛盾的两个方面，人体也是如此。机体的阴阳平衡是维持正常生命活动的保障，出现疾病的原因无一不是阴阳失衡所致，“阴盛则阳病，阳盛则阴病”，饮食调补也应以调节阴阳使之恢复平衡为指导思想，补偏救弊，损有余而补不足，恢复机体的动态平衡。

偏盛则损其有余：阴盛——寒者热之，选用温热性食物，如牛羊肉、干姜、葱、胡椒等。阳盛——热者寒之，选用寒凉性食物，如芹菜粥，绿豆粥、甲鱼汤等。

偏衰则补其有余：阴虚——补阴，用甘凉性食物，如百合、桑葚、枸杞子、龟肉、鳖肉等。阳虚——补阳，用甘温性食物，如生姜羊肉汤、核桃炒韭菜。

不论偏盛偏衰，均以调整到平为目的。

阴阳平衡也常常体现在日常的膳食调配中，使之无偏寒、偏热之弊端。如在烹制田螺、螃蟹等寒性食物时，配以葱、姜、辣椒等温热的调料，以佐制菜肴原本偏寒凉之性，以免食后损伤脾阳而引起脘腹不适。又如烹制苦瓜常常配以辛温的辣椒，也是基于同样的道理。

中医调整阴阳在维持机体平衡状态方面的机制可能与以下几个方面有关，即调节机体各系统的功能，使之协调平衡；维持机体内环境相对稳定；调节机体物质代谢的平衡。

二、食物的性能和作用

1. 食物的性能

食物的性能又称食性、食气、食味等，是指食物的性质和功能，是认识和使用食物的重要依据。各种食物由于所含的成分及其含量多少的不同，因此对人体的保健作用也就不同，从而表现出各自的性能。食物的性能主要包括四气、五味、升降浮沉、归经等方面。

(1) 食物的“四气” 所谓四气，又称四性，即寒、凉、温、热，连同不寒不热的平性，即五性。

中医认为能够治疗热证的药物，大多属于寒性或凉性；能够治疗寒证的药物，大多是温性或热性。《神农本草经》云：“疗寒以热药，疗热以寒药。”《素问·至真要大论》云：“寒者热之，热者寒之。”同理，凡热性或温性的食物，适宜寒证或阳气不足之人服食；凡属寒性或凉性食品，只适宜热证或阳气旺盛者使用。或者说，寒证患者或阳气不足者忌吃寒凉性食品；热证患者或阴虚之人忌吃温热性食物。寒与凉，温与热，是区别其程度的差异，温次于热，凉次于寒。温热性食物多具有温补、散寒、壮阳的作用，寒凉性食品一般具有清热泻火、滋阴生津的功效。平性食品是指性质比较平和的食物。

确定食物“性”的依据和药物是相似的，只是对象不同而已。也就是说，食物的性是从食物作用于机体所发生的反应中概括出来的，与食物的食用效果是一致的。一般而言，寒凉性质的食物具有清热泻火、凉血解毒、平肝安神、通利二便等作用，如西瓜、苦瓜、萝卜、梨、紫菜、蚌蛤等，主要适用于热性病证，临床表现为发热、口渴心烦、头晕头痛、小便黄赤、大便秘结等；此类食物也是素体阳热亢盛、肝火偏旺者首选的保健膳食。温热性质的食物有温中散寒、助阳益气、通经活血等作用，如姜、葱、韭、蒜、辣椒、羊肉、狗肉等，适用于寒性病证，临床表现为喜暖怕冷、肢体不温、口不渴、小便清长、大便稀薄等；此类食物又是平时怕冷的虚寒体质者适宜的保健膳食。还有一类食物，其寒热性质不太明显，则称为平性，具有平补气血、健脾和胃等功效，无论寒证、热证均可使用，也可供脾胃虚弱者保健之用。

了解和掌握了食物之性，是熟练运用饮食宜忌原则的基础。此外，食性还要与四季气候相适应，即“用凉远凉，用热远热”，也就是说，寒冷的季节要少吃寒凉的食品，炎热的季节要少吃温热的食物。饮食宜忌要随四季而变，要根据身体的具体情况灵活掌握，这就是中医学的“因时制宜”、“因人制宜”的观点。总而言之，食性犹如药性，饮食要根据食物之性，结合身体素质、疾病性质、四时气温变化而灵活掌握、合理选择、科学搭配。

（2）食物的“五味” 五味的本意是指食物的真实滋味。酸、苦、甘、辛、咸是最基本的滋味，远不止五种，还有淡味和涩味，一般将涩附于酸，将淡味附于甘。

① 辛味：常见的辛味食品有生姜、葱白、辣椒、茴香等。功效为宣散、行气、通血脉。适用于表证，感受风、寒、湿之邪者。如将生姜、葱白用于外感风寒者，以宣散外寒；因寒凝气滞引起的胃痛、腹痛、痛经者，宜食辣椒、茴香、干姜等辛辣食品以行气、散寒、止痛；风寒湿痹者宜饮用辛辣的药酒，借以辛散风寒、温通血脉。辛味食物有促进消化、促进血液循环的作用。

② 甘味：常见的甘味食品有大枣、桂圆、蜂蜜等。功效为补益强壮、和中缓急。适用于虚证，如气虚、血虚、阴虚、阳虚及脏腑之虚证。甘味虽然既能补益气血，又能消除肌肉紧张、解毒，但甜食过多可能诱发动脉硬化等心脑血管疾病和糖尿病，引起肥胖，应当注意。

③ 酸味：常见的酸味食品有山楂、乌梅、石榴皮等。功效为收敛、固摄。适用于久咳、久喘、久泻、多汗、遗尿、滑精等证。酸味还能健脾开胃、增强肝脏功能，提高钙、磷的吸收率。但过食酸又会导致消化功能紊乱。

④ 苦味：常见的苦味食品有苦瓜、杏仁、绿茶等。功效为清热泻火、燥湿。适用于热证、湿证。如苦瓜能清热解毒、泻火明目，适宜热病烦渴、中暑、目赤、疮疡痈肿者食用。再如茶叶，苦甘而凉，具有清泄的功效，夏日饮用有清利头目、除烦止渴、化痰消食的作用。

⑤ 咸味：常见的咸味食品有海带、海蜇、猪肉等。功效为软坚散结、润下。适用于瘿瘤（甲状腺肿）、便秘。海产和肉类多为咸味，有清热、化痰、消积、润肠之功效。如猪肉有滋补、润燥之功效，燥咳、便秘者宜食；海带、海蜇有软坚散结的作用，可用于治疗瘿瘤、乳癖。

淡味有渗湿、利尿的作用，如玉米须、冬瓜、黄瓜等，多用于治疗水肿、小便不利等证。

芳香味食物以水果蔬菜居多，一般具有醒脾开胃、行气化湿、开窍爽神等作用。

“性”和“味”各从一个侧面反映食物的性能，每一种食物既有特定的性，也有一定的味，在食疗调补的应用中要把性和味结合起来考虑。同样的性，如果味不同，作用也往往有较大的差异。如同为寒凉之性的白萝卜和苦瓜，白萝卜味辛甘，可健胃消食、下气宽中；而苦瓜味苦，清降火热的能力较强，可清暑、涤热、解毒。

中医食疗调补学认为五味与五脏有着密切的关系。我国医学认为，肺主气，心主血脉，肝主筋，脾主肉，肾主骨。五味入口各有所走、各有所病，辛入肺、甘入脾、酸入肝、苦入心、咸入肾。饮食五味用之适宜，则对人体有益，若过于偏嗜，则可引发疾病。一般认为，过食酸可伤肝，过食咸可伤肾，过食甘可伤脾胃，过食辛可伤肺，过食苦可伤心。

五味调和益于健康，五味偏嗜则伤及五脏而发病，饮食五味是饮食宜忌的依据，掌握饮食五味的作用与脏腑之间的关系，对维护健康、防治疾病具有重要意义。

（3）食物的“归经”理论 食物归经是指饮食对于机体各部位的特殊作用。食物对人体所起的作用有它一定的适应范围。如寒性食物，虽同样具有清热作用，但其适应范围，或偏于清肝热，或偏于清肺热，各有所专。同为补物，也有补肺、补脾、补肾等不同。以清热泻火食物为例，一般都属寒性或凉性食品，但有的偏于清肺热，有的偏于清心火，有的偏于清肝热。如梨、香蕉、柿子、桑葚、芹菜、莲子心、猕猴桃等，均为寒凉食物，但梨、柿子偏于清肺热，香蕉偏于清大肠热，桑葚偏于清肝虚之热，芹菜偏于清肝火，莲子心偏于清心热，猕猴桃偏于清肾虚膀胱热，这都是由于归经不同。同为补益食品，猪心、龙眼肉、柏子仁、小麦则入心补心，养心安神，心悸失眠者宜之。山药、扁豆、糯米、粳米、大枣等入脾胃经，故能健脾养胃，脾虚便溏者宜之。食物同药物一样，有一药归两经或三经，也有一食归两经或三经。如山药能归肺经、脾经和肾经，故凡肺虚、脾虚及肾虚之人均宜食之。桑葚归肝经和肾经，肝肾阴虚者宜之。莲子一物入心、脾、肾三经，故心虚失眠多梦、脾虚久泻带下、肾虚遗精早泄者均宜食之。

按照食物的归经可分为如下几种。

① 归心经的食物：百合、龙眼肉、莲子、酸枣、小麦、猪心等。

② 归肺经的食物：梨、柿子、枇杷、甘蔗、白果、罗汉果、荸荠、山药等。

③ 归脾经的食物：山药、扁豆、粳米、小米、大豆、莲子、猪肉、莲藕、大枣等。

④ 归肝经的食物：马齿苋、芹菜、枸杞子、黑芝麻、香橼、佛手等。

⑤ 归肾经的食物：猪肾、羊肾、海参、海马、桑葚、紫河车、莲子、山药等。

⑥ 归胃经的食物：粳米、小米、糯米、扁豆、马铃薯、萝卜、猪肚、牛肉等。

⑦ 归膀胱经的食物：猕猴桃、刀豆、玉米、冬瓜、肉桂、茴香等。

⑧ 归小肠经的食物：食盐、赤小豆、冬瓜、苋菜等。

⑨ 归大肠经的食物：香蕉、马齿苋、茄子、苦瓜、苦菜、荞麦、木耳等。

某些食物又有一食归二三经的，如粳米、小米归脾、胃二经，山药归肺、脾、肾三经，莲子归心、脾、肾三经。

2. 食物的作用

食物的治疗作用概括起来主要有补、泻、调三个方面。

（1）补益脏腑　中医认为人体的各个组织、器官功能低下是导致疾病的主要原因，这种状态称为“正气虚”，而出现的病证被称为“虚证”。虚证在临床上有其共同的症状，也有各自不同的证候特点，根据临床症状不同，分为气虚、血虚、阴虚、阳虚。凡是能够补充人体所需的营养物质、增强功能、提高抗病能力、改善或消除虚弱证候的食物，大都具有补益脏腑、辅助正气的作用。这类食物以动物类和粮食类居多，均有补益脏腑的作用，且又分别有着各自的补益特点。

① 补气类：粳米、糯米、小米、黄豆、豆腐、牛肉、鸡肉、兔肉、鹌鹑、鸡蛋、鹌鹑蛋、马铃薯、胡萝卜、大枣等，用于气虚证。

② 补血类：猪肉、羊肉、猪肝、羊肝、牛肝、甲鱼、海参、菠菜、胡萝卜、黑木耳、桑葚等，用于血虚证。

③ 滋阴类：鸡蛋黄、鸭蛋黄、甲鱼、乌贼鱼、猪皮、鸭肉、枸杞子、银耳等，用于阴虚证。

④ 补阳类：羊肉、狗肉、鹿肉、羊肾、猪肾、鸽蛋、鳝鱼、虾、贻贝、韭菜、枸杞子、核桃仁等，用于阳虚证。

（2）泻实祛邪　外界致病因素侵袭人体，或内脏功能活动失调，皆可使人发病。如果邪气较盛，中医称为“邪气实”，其征候称为“实证”。用于实证的食物，具有消除病邪的作用，邪去正复则脏安。实证的范围很广，泻实祛邪类食物的种类也较多。

① 解表类：生姜、大葱、大蒜、豆豉、红糖等，用于风寒感冒。

② 清热泻火类：西瓜、苦瓜、苦菜、蕨菜、芦根等，用于实热证。

③ 清热燥湿类：茄子、薏苡仁等，用于湿热证。

④ 清热解毒类：苦瓜、绿豆、马齿苋、蓟菜、豆腐、豌豆等，用于热毒证。

⑤ 清热解暑类：西瓜、绿豆、绿茶等，用于暑热证。

⑥ 清热利咽类：荸荠、罗汉果、青果、无花果等，用于内热咽喉肿痛证。

⑦ 清热凉血类：茄子、藕、丝瓜、黑木耳等，用于血热证。

⑧ 芳香化湿类：草豆蔻、白豆蔻、草果、紫苏等，用于湿温、暑湿、脾虚湿盛证。

⑨ 祛风湿类：薏苡仁、木瓜、樱桃、鳝鱼等，用于风湿证。

⑩ 利水类：玉米、玉米须、鲤鱼、绿豆、赤小豆、黑豆、冬瓜、冬瓜皮、白菜等，用于小便不利、水肿、淋病、痰饮等证。

⑪ 通便类：海带、香蕉、菠菜、竹笋、蜂蜜、核桃仁、黑芝麻等，用于便秘证。

⑫ 温里类：干姜、肉桂、花椒、茴香、胡椒、辣椒、羊肉等，用于里寒证。

⑬ 行气类：橘皮、香橼、佛手、刀豆、玫瑰花等，用于气滞证。

⑭ 活血类：山楂、桃仁、茄子、酒、醋等，用于血瘀证。

⑮ 止血类：花生、大枣、鳝鱼、墨鱼、藕、槐花等，用于出血证。

⑯ 化痰类：海藻、昆布、海带、紫菜、萝卜、橘络、杏仁、生姜等，用于痰证。

⑰ 止咳平喘类：杏仁、梨、白果、枇杷、百合等，用于咳喘证。

⑱ 安神类：酸枣仁、莲子、小麦、百合、龙眼肉、猪心等，用于神经衰弱、失眠证。

⑲ 收涩类：乌梅、石榴、芡实、莲子等，用于泄泻、尿频等滑脱不禁证。

（3）协调脏腑 虽然脏和腑各自有不同的生理功能，但脏腑之间、脏腑与体表组织、官窍之间分工合作，是一个统一的整体，一个脏腑发生病变，会影响其他脏腑的功能，也会影响相应的组织器官。食物具有调和脏腑的作用，在进行食疗调补时应注意协调各脏腑间的关系、局部与整体间的关系，恢复机体协调平衡。

① 协调脏腑与体表组织官窍之间的关系：如视力昏花为肝血不足表现于目，选用猪肝炒枸杞苗、猪肝羹等滋补肝肾。又如口舌生疮为心火旺反映于口舌，清心泻火用灯心竹叶粥、用莲子心泡茶饮。

② 协调脏腑之间的关系：肝火上炎可见面红目赤、头痛、耳鸣、急躁易怒，应泻肝火，选用芹菜粥，也可食山药粥，健脾，以免木旺乘土，也可选用桑葚、猪肾羹，以滋肾水涵养肝木，或食灯心竹叶粥以泻心火，即“实则泻其子”。总之在整体观念指导下，选用适当食品协调脏腑之间关系使之平衡以达到治疗目的。

三、饮食调补的应用

1. 食物的应用范围

（1）预防疾病 “正气存内，邪不可干”，从广义的层面来讲，所有的食物都有预防疾病的作用，而特定的食物具有针对预防某种疾病的功效。据《本草纲目》记载，有些食物还具有特异的预防功能，如葱姜煎汤可预防感冒，绿豆汤能预防中暑，鲜白萝卜、鲜橄榄煎汁可预防白喉等。

（2）治疗疾病 临床应用食疗较多的是内科、妇产科、儿科的疾病。大量的临床案例证明，即便是一些急性病，饮食疗法也有一定的应用价值。如肺炎高热不退、咳嗽、吐黄痰，此时除了使用抗生素外，适当饮用西瓜汁、梨汁、罗汉果汁、枇杷汁，以清热、化痰、止咳，能减轻患者症状，有利于病情好转，促进疾病痊愈。

（3）促进机体康复 患病之后的康复不是一日之功，而病后的恢复主要靠饮食调补等养生措施。所谓“三分吃药，七分调养”，是人们长期生活实践的经验总结。将食物合理安排到一日三餐当中，以达到清神志、安脏腑、调补气血、平衡阴阳、促进机体康复的效果。

2. 饮食调补的基本原则

（1）“三因制宜”

① 因时制宜：四时气候的变化，对人体的生理功能、病理变化均产生一定的影响。故进行饮食调补时，应注意气候特点。

a. 春季：气候转温，万物生发，以肝木生发、调达的特性相似，饮食应以补肝疏泄为主，可选食韭菜炒猪肝、桑菊薄荷饮等。

b. 夏季：炎热酷暑，机体以心喜凉为特征，饮食应以消暑生津为主，可选食绿豆粥、荷叶粥、绿茶等。

c. 秋季：凉爽干燥，万物肃杀，机体以肺主收敛为特征，饮食应滋阴润肺，可选食柿饼、银耳羹等。

d. 冬季：气候寒冷，万物收藏，机体以肾脏阳气内藏为特征，饮食应补肾温阳，如选食羊肉羹、狗肉汤等。

总之，春夏气候温热，用热远热，应选用寒凉性食品，慎用大辛大热的食品。秋冬气候寒凉，用寒远寒，宜进食温热性食品，慎用寒凉性质的食品。

对于疾病辨证施食时，也应注意季节气候的特点。如春夏感冒，应选食桑菊薄荷饮、荷叶粥等辛凉食品；而秋冬感冒，应选食生姜红糖茶、葱豉粥等辛温的食品。

② 因地制宜：我国地域辽阔，不同地区由于地势高低、气候条件及生活习惯各异，人的生理活动和病变特点也不尽相同，所以进行饮食调补时，应根据不同地域分别配制膳食。如我国东南沿海地区，气候温暖潮湿，居民易感湿热，宜食清淡除湿的食物，而慎用温热助湿的食物；西北高原地区，气候寒冷干燥，风寒、燥疾较多，宜食温阳散寒、生津润燥的食物，慎食燥烈之物。例如感冒病，在西北宜用葱豉粥、姜糖苏叶饮，而在东南地区宜选食干葛粥、桑菊薄荷饮。日常的口味各地也有不同，如山西、陕西多喜吃酸；云贵川等喜欢辛辣；江浙、上海的居民喜吃甜味；东北、华北各地又喜吃咸与辛辣；沿海居民喜吃海味；西北居民喜吃奶酪等。在选择食物配料和调味时应考虑地区，予以兼顾。

③ 因人制宜

a. 年龄：人们的生理特征、气血盛衰是随年龄变化的，饮食调补应根据年龄特征而配制膳食。根据体质的差别，分别选择适当食品进行调补。

儿童生机旺盛，稚阴稚阳，易伤食罹虫，饮食应健脾消食，如选择山药粥、山楂糕之类的食物，而慎食温热峻补之食物；老年人生机减退，气血不足，阴阳渐衰，饮食以选择易消化的食物为佳，如羊肝羹、枸杞粥等，慎食难以消化及寒凉的食物。

b. 性别：性别不同，生理特点各异，配制膳食时应注意男女的区别。

妇女有经、孕、产、乳的生理特点，屡伤于血，血偏不足。以血为本，平时应食以补血为主的膳食，如参归鸡汤、阿胶糯米粥等养血补肾的食物，产后宜食鲫鱼汤、猪蹄汤、归参鳝鱼羹等益气血的食物，以利通乳。男子以气为本，宜食补气之品，如参芪羊肉汤或牛肉、狗肉之类温阳补气的食物。

c. 体质差异：体质的差异，使膳食有宜凉宜温之别，有宜补不宜补的不同。阳虚之体宜食温热补阳之品，如狗肉、牛肉、羊肉，慎食寒凉之品；阴虚之体宜食甘凉、滋阴清热之品，如百合银耳羹、银耳莲子羹、银耳枸杞羹等，慎食辛温燥热之品。

（2）辨证论治（辨证施食） 所谓辨证论治是指既要了解食物的性味归经及功用，又要考虑到自己身体素质、性别年龄、疾病属性而有针对性地选择饮食的宜忌。这就是因人因病，辨证择食，也即饮食宜忌的辨证观。辨证论治是中医学的一条基本原则，建立在中医药理论基础上的饮食调补学，同样遵循了辨证论治这一精髓。辨证与论治是相互关联的两个部分，辨证是决定治疗的前提和依据，论治是治疗的手段和目的。

因为体质状况不是一成不变，病期也是发展变化的，病变、证变，用药和食疗也应当随之而变，否则，难以收效，甚至导致病情或体质恶化。如《伤寒论》中的六经病证，其治法、方剂、药物都是随证而不断变化的。所谓“病无常形，医无常方，药无常品，治无常法”，随证疗法是中医灵活治疗的突出特色，同样适用于食疗调补。配膳时辨别证候，有针对性地选择食品，包括以下两个方面。

① 同病异食：同一疾病，因表现的证候不同而选用不同的食品配膳治疗。如同为感冒，若是风寒感冒（表寒证），应选择生姜、葱白、红糖等食物，采用辛温解表法，食生姜红糖水；若是风热感冒（表热证）宜选用绿豆、薄荷、荷叶、金银花等食物，采用辛凉解表法，宜食薄荷茶、菊花茶、绿豆粥等。

② 异病同食：不同的病，由于病因、病机相同，或出现相同的证候都可用相同的方法治疗，选用相同的食品。如胃下垂、子宫脱垂、脱肛，虽是不同的病，但因其病机为气虚下陷所致，所以都用益气升举法，选用参苓粥、归芪鸡等升提中气饮食。同病异食与异病同食，是辨证论治在饮食调补学上的体现，它们都是根据疾病的本质，有针对性地选择饮食，故辨证施食是提高食疗效果的基本原则。

3. 食物的合理搭配

(1) 合理配伍　食物的搭配对养生健身非常重要。正确搭配食物是防治疾病不可缺少的一个环节，食物搭配合理，不仅能预防疾病，还能辅助药物发挥其作用，提高临床疗效，减轻患者的痛苦。为了增强食疗效果，常常把不同的食物搭配起来应用。食物的这种搭配关系称作食物的配伍。食物之间或食物与药物通过配伍，由于相互影响的结果，使原有性能有所变化，因而可产生不同的效果。如同本草学中所说的相须、相使、相畏、相杀、相恶、相反的配伍关系。为了能正确应用食物，根据食疗的具体情况，可以概括为以下四个方面。

① 相须相使：即性能基本相同或某一方面性能相似的食物配合，能够不同程度地增强原有食疗功效。如二鲜饮中，鲜藕与白茅根均能凉血止血，相互配伍可增强清热凉血、止血的功效，也较可口。

相须——功效相类似的食品配合应用，以增强原有的功效。如菠菜猪肝汤，菠菜与猪肝均能养肝明目，相互配伍可增强补肝明目之功效，长于治疗肝虚目昏或夜盲症等。

相使——有某种共性的食品配合应用，一种为主另一种为辅，以增强为主者功效。如当归生姜羊肉汤中羊肉与当归配伍，以增强当归的补血作用，生姜与羊肉配伍以增强羊肉温补的作用（温阳散寒）。

② 相畏相杀：即当两种食物同用时，一种食物的毒性或副作用能被另一种食物降低或消除。在这种相互作用的关系中，前者对后者来说是相畏，而后者对前者来说是相杀。如经验认为大蒜可防治蘑菇中毒；生姜、橄榄可解河豚引起的轻微中毒；蜂蜜、绿豆解乌头、附子毒等均属于这种配伍关系。

③ 相恶：即两种食物同用后，使原有的功能降低甚至丧失。如食银耳、百合、梨之类养阴生津润燥的食物，又食辣椒、生姜、胡椒等，则前者的功能会被减弱。又如食羊肉、牛肉、狗肉之类温补食物，又食绿豆、鲜萝卜、西瓜等，前者的温补功能就会相应减弱。如果具有食疗调补的知识，在日常饮食中，这类典型不协调的食物同时出现在食谱里的情况很少。但是各地习俗不同，而且人们有时可能进食多种食物，所以也可能遇到这种情况。

④ 相反：即两种食物同时食用，能产生毒性反应或明显的副作用，民间将这种情况称作“相克”。据前人记载，食物配伍有蜂蜜反生葱、蟹等。如药、食合用，则有海藻反甘草、鲫鱼反厚朴等说法。但这类情况有待进一步证实。

总之，合理配伍不仅可以增强食物原有的功效，而且还可以产生新的功效。因此，使用配伍食物较之单一食物有更大的食疗价值和较广的适应范围。此外也可改善食物的色、香、味、形，增强其可食性，提高人们的食欲。这是配伍的优越性，也是食物应用的较高形式。

根据以上食物配伍的不同关系，在实际应用中，可以决定食物配伍宜忌。相须相使的配伍关系，能够增强食物的功效，又可增强其可食性，这正是食疗所希望达到的效果，因此，是食物配伍中最常用的一种，应当充分加以利用。相畏、相杀的配伍关系，对于使用少数有毒性或副作用的食物是有意义的，这也是配伍中最常用的一种，但不如相须相使者常用。相恶、相反的配伍关系，因能削弱食物的功效或可能产生毒副作用，对食疗不利，应注意避免使用。

此外，还应当指出，人们往往喜欢在做菜时加葱、姜、蒜、胡椒、花椒、辣椒等佐料，如果佐料与食物的性能相反，因实际上佐料的用量较少，主要起着调味、开胃、美食的作用，一概不能认为是相恶的配伍。

(2) 平衡膳食　所谓平衡膳食是指膳食的种类及其所含的水谷精微要种类齐全、数量充足、比例适当，使其膳食中所供给的营养与机体的需要能保持平衡。我国养生学认为，只有食物全面、搭配得当、饮食适度，人体才能获得全面的营养，保持气血旺盛、脏腑安和，才能健康长寿。关于平衡膳食，早在春秋战国时期的医学著作《黄帝内经》中就以朴素的辩证思想提出了"五谷为养、五果为助、五畜为益、五菜为充"的膳食指导理论。"五谷为养"意为粮谷作为主食，是营养的基础；"五畜为益"的意思是肉类应作为副食；"五菜为充"说明营养必须蔬菜来补充；"五果为助"阐述了水果对人体健康的辅助地位。这些平衡膳食的观点，在几千年后的今天，与现代营养学的观点也是并行不悖的。

食物多样化，使其饮食的五味得当，荤素食协调，寒、热、温、凉适度，才有利于健康。若饮食有所偏嗜则可能导致人体脏腑功能失调，阴阳偏盛衰。某些营养物质摄入过多，也会影响人体健康。饮食的寒热也不宜有偏嗜，如《灵枢·师传》说："饮食者，热无灼灼，寒无沧沧。"《金匮要略》也指出："服食节其冷热……不遗形体有衰。"都说明了饮食不能偏嗜寒或热。如果过食寒凉，贪食生冷瓜果，日久则损伤脾胃阳气，导致脾胃虚弱，寒湿内生，而发生腹痛、泄泻等病。若妇女偏食生冷，则可造成寒湿滞于胞宫，引起痛经、月经不调等病。若过食辛温燥热，则可使胃肠积热，出现口渴、腹满胀痛、便秘等症。同时，饮食也不宜温度过高。据现代医学认为进食温度过高可能诱发食管癌。总之，饮食偏嗜会造成人体阴阳失衡、脏腑功能受损，或某些营养不足、营养过剩等不良后果，所以应当纠正偏食的不良习惯。

因此如果能做到饮食有节（定时、定量）、清淡为主、荤素搭配、五味得当、寒温适度，即是平衡的膳食，定能强身健体、预防疾病；而单调、偏食、过量可致阴阳失调、脏腑受损，必将损害健康，引起疾病。

(3) 合理利用　合理利用食物是食物应用中一个具体问题。在日常膳食或食疗中，合理利用食物主要有合理选择食物、合理烹调加工、采用适当的食品类型等，各个方面相辅相成，才能达到均衡营养的最佳效果。

① 合理择食：合理择食是合理利用的首要问题。根据食物的四气五味、归经理论在整体辩证观指导下，选择适当的食品种类加之合理搭配就能发挥食养、食疗的作用。反之，就可能对人体健康不利或引起某些疾病，而达不到食疗的目的。如心神不安之人应选择养心安神的食物，如小麦、黄花菜、百合、莲子、大枣、猪心、鸡蛋、牡蛎等。

② 合理烹调加工：可减少食物中营养物质的流失、破坏，使食物性能增强，易于消化吸收，充分发挥维护健康、防治疾病的作用。如煮米饭时不宜淘米次数过多，不宜搓洗，水温不宜过高；煮饭时如有米汤，也应食用。如蔬菜类食物则应取材新鲜，宜先洗后切，不宜用水浸，切后不宜久置，做菜时加入适当的佐料以增加食物的色香味，为减少维生素C的损失，炒菜时宜急火快炒。能带皮吃的瓜果及蔬菜可不去皮。又如动物性食物一般难以消

化，因此烹调时应烧熟，如老人、儿童食用时，宜煮烂，以利于消化吸收。如做面食应少用油炸，不加或少加苏打，忌用酵母发面等。

③ 选择适当的食品类型：如外感热病烦热口渴，可选择西瓜汁、梨汁等以清热生津；慢性虚损性疾病适宜用蜜膏，以补益身体；胃肠病选食粥，以利于调理脾胃；若虚证宜补益，可采用补益类食物炖汤、蒸食、熬膏或浸酒等。总之，应根据生活习惯及疾病的具体情况采用相应的食品类型。

（4）饮食宜忌

① 所谓“发物”是指动风生痰、发毒助火助邪之品，容易诱发旧病，加重新病。“发物”的范围较广，有的甚至扩大化了。发物之所以会导致旧病复发或加重病情，有学者归纳起来认为有三种可能性。一是上述这些动物性食品中含有某些激素，会促使人体内的某些机能亢进或代谢紊乱。如糖皮质类固醇超过生理剂量时可以诱发感染扩散、溃疡出血、癫痫发作等，引起旧病复发。二是某些食物所含的异性蛋白成为过敏原，引起变态反应性疾病复发。如海鱼、虾、蟹往往引起皮肤过敏者荨麻疹、湿疹、神经性皮炎、脓疱疮、牛皮癣等顽固性皮肤病的发作。豆腐乳有时也会引起哮喘病复发。三是一些刺激性较强的食物，如酒类、葱蒜等辛辣刺激性食品对炎性感染病灶极易引导起炎症扩散、疔毒走黄。这就是中医所说热证、实证忌吃辛辣刺激性发物的道理。

② 饮食与病证的关系：如热性病应忌食辛辣、油腻、煎炸类的食物；寒性病应忌食生冷、寒凉类的食物；胸痹患者应忌食酒、肥肉、动物内脏等食物；肝阳上亢、烦躁易怒者应忌食辣椒、大蒜、胡椒、白酒等辛热助阳之物；脾胃虚弱者应忌食油炸、黏腻、生冷、坚硬等不易消化的食物。

③ 注意饮食与药物的关系：有的食物能降低药物的作用，影响疗效。最典型的例子是萝卜能降低人参的补气作用，二者不宜同服。茶叶可与多种药物发生化学反应，在使用药物治疗时应与饮茶的时间交错开。

思考题

1. 什么叫营养素密度？营养素生物利用率的概念有什么意义？
2. 食物中的营养素含量是判断其营养价值的唯一标准吗？
3. 生大豆加工成为豆制品之后，营养价值上有哪些变化？
4. 蔬菜和水果的营养价值有哪些异同？
5. 为什么提倡多吃薯类作为主食的补充？
6. 深绿色叶菜有哪些营养意义？
7. 素食者应当怎样通过选择食品来预防蛋白质、钙和铁的缺乏问题？
8. 简述各类畜禽肉的营养特点。
9. 中医食疗调补理论与现代营养学理论有哪些共同点？各自有哪些特点？
10. 如何理解人体的“阴阳平衡”？如何利用食物来协调人体的阴阳平衡？
11. “四气”、“五味”的概念是什么？举例说明如何应用四气、五味学说。
12. 从中医食疗调补的观点出发，食物有哪些作用？
13. 如何理解“三因制宜”？以实例说明。
14. 怎样理解“辨证施食”？以实例说明如何运用。
15. 饮食调补的基本原则有哪些？
16. 在应用食物进行食疗调补时应注意哪些饮食宜忌？

参考文献

[1] 王红梅．营养与食品卫生学．上海：上海交通大学出版社，2002.
[2] 黄梅丽，王俊卿．家庭科学饮食指南．北京：金盾出版社，2002.

[3] 何荣显．家庭饮食500问．长沙：湖南科技出版社，2003.
[4] 杨天权．食疗治百病．上海：上海科学技术文献出版社，2005.
[5] 周才琼，周玉林．食品营养学．北京：中国计量出版社，2006.
[6] 范志红．膳食根基——谷类的营养．北京：北京师范大学出版社，2007.
[7] 李润国，宁莉. 营养师·理论分册. 北京：化学工业出版社，2009.
[8] 李洁，邹盈编．食品营养与卫生．北京：国防工业出版社，2010.

项目四 合理营养与配餐

学习目标

1. 了解我国目前居民营养状况，掌握合理营养的概念及基本要求，避免不合理营养对人们健康状况的影响，养成良好的饮食习惯。

2. 掌握营养食谱的制定方法，了解营养膳食的制作过程及要求。

3. 了解孕妇的生理特点，学习妊娠期与哺乳期营养素特点，掌握孕妇和乳母的膳食要求和原则。

4. 了解婴幼儿喂养的类型，了解母乳喂养方法，掌握婴幼儿营养生理特点，掌握母乳喂养的优点，掌握辅食添加的原则和内容。

5. 学习幼儿及学龄儿童营养的特点，掌握幼儿、学龄儿童的营养配餐。

6. 学习青少年的营养特点，掌握青少年的膳食安排原则，掌握考试期间的膳食安排。

7. 学习中老年人营养的特点，掌握中老年人膳食的要求和原则。

任务一 合理营养食谱的编制

【任务导入】 合理营养是健康的基石，不合理的营养是疾病的温床。虽然有些疾病是由于生活方式等多种因素作用所致，但膳食结构不合理、肥胖、营养不均衡是重要的因素。应改变旧的传统观念，树立科学的营养健康理念，真正做到合理营养和平衡膳食。

【任务分析】 合理营养就是按照平衡膳食的原则，将食物进行合理的主副搭配、荤素搭配、粗细搭配以及多样搭配，以优化食物组合，并通过合理的烹饪以满足机体对食物消化、吸收和利用过程的要求。

【案例】 营养配餐的设计

【操作内容】 李某，男，40岁，身高175cm，体重80kg，一日能量需要为2700kcal。参照（食物成分表）为其设计晚餐，写出主要主副食的计算过程。（注：晚餐占总能量的30%，蛋白质供能占15%，脂肪供能占30%，主食只吃大米、副食为豆腐和酱牛肉。）

【操作要求】 营养食谱的编制原则如下。

①按《中国居民膳食营养素参考摄入量（DRIs）》、《中国居民膳食指南》和《中国居民平衡膳食宝塔》合理地选择主副食品，以满足进餐者合理营养的需求，避免发生营养过剩和营养缺乏的状况。针对处在不同生理阶段的人群、不同环境条件及特殊作业的人群、疾病状态的人群，还应考虑对能量和营养素的特殊要求。

②按季节及市售食物的变动、价格和进餐者的经济水平，体现我国传统膳食结构的特点，尽可能选择多品种的食物，保证膳食多样化。

③根据进餐者的生理或病理特点、劳动强度和膳食习惯合理设计每日餐次。应重视早餐食谱的合理设计和烹调制作。

④采用多种烹调方式，做到菜点感官性状良好，适合进餐者口味。

【书写报告】

①写出具体的计算过程。

②设计中运用计算法和食物交换法等膳食设计方法。

③有对食谱进行评价与改进的过程，并与中国居民膳食宝塔进行对照，符合 DRIs 的要求。

④以表格形式提交一周食谱。

【必备知识】 营养食谱制定的方法及步骤

将每日各餐主食、副食的品种、数量、烹饪方法、用餐时间排列成表，称为食谱。食谱有一日食谱和一周食谱之分。食谱编制是将《中国居民膳食指南》和《膳食营养素参考摄入量》具体落实到用膳者每餐的膳食中，按照人体的生理需求摄入足够的营养素，以达到合理营养、促进健康的目的。

一、计算法

1. 确定用餐对象全日能量供给量

首先需要了解膳食对象的详细情况：包括年龄、性别和工作性质等，然后根据能量代谢的规律来确定能量的需求。当然还需要了解膳食对象的饮食爱好、民族特点和经济状况等。

（1）求出标准体重（kg）。

（2）成人根据体质指数（BMI），判断其属于正常、肥胖还是消瘦。依据表 4-1-1 评价标准对体质做出评价。

（3）了解就餐对象体力活动及其胖瘦情况，根据成人日能量供给量表确定能量供给量。见表 4-1-1。全日能量供给计算公式如下。

全日能量供给量(kcal)＝标准体重(kg)×单位标准体重能量需要量(kcal/kg)

表 4-1-1　成年人每日能量供给量　单位：kcal/kg

体型	体力活动量			
	极轻体力活动	轻体力活动	中体力活动	重体力活动
消瘦	30	35	40	40～45
正常	20～25	30	35	40
肥胖	15～20	20～25	30	35

案例：某就餐者 40 岁，身高 172cm，体重 68kg，从事中等体力活动，求其每日所需能量。

该客户的体格情况：标准体重(kg)＝身高(cm)－105＝172－105＝67(kg)。

体质指数 BMI(kg/m^2)＝68/(1.72×1.72)＝23.0(kg/m^2)。

查表可知属于正常体重。正常体重、中等体力劳动者，单位体重能量供给量为35kcal，因此全日总能量＝67×35＝2345(kcal)。

若是没有体格测量的数据，可以通过查表计算。查《中国居民膳食营养素参考摄入量Chinese DRIs》的相关表格［见项目一表1-1-16～表1-1-19。掌握每一个特定个体（某一年龄、某一性别和不同活动强度）的日能量］。

案例：为一位20岁的轻体力劳动男性设计一日食谱。

首先从“膳食营养素参考摄入量DRIs表”中找出20岁轻体力劳动成年男性热量供给量为2400kcal。

2. 计算宏量营养素全日应提供的能量

（1）根据蛋白质、脂肪、碳水化合物分别占总热量的比例，计算出每日需蛋白质、脂肪、碳水化合物所产生的热量。

（2）根据蛋白质、脂肪、碳水化合物每克所产生的生理有效热，计算蛋白质、脂肪、碳水化合物的每日需要量。

① 确定全日能量的供应量与分配量：计算蛋白质、脂肪、碳水化合物供给量，以蛋白质供热比为12%，脂肪供热比为25%，碳水化合物供热比为63%计。以20岁的轻体力劳动男性为例。

蛋白质供应量＝2400×12%＝288(g)
脂肪供应量＝2400×25%＝600(g)
碳水化合物供应量＝2400×63%＝1512(g)

② 计算三种能量营养素每天的需要数量：1g碳水化合物产生能量4.0kcal；1g脂类产生能量9.0kcal；1g蛋白质产生能量4.0kcal。因此，20岁的轻体力劳动男性三种营养素的日需求量分别如下。

碳水化合物：　1512g÷4kcal/g＝378g
脂肪：　600g÷9kcal/g＝67g
蛋白质：　288g÷4kcal/g＝72g

③ 掌握维生素和主要矿物质等的每天推荐摄入量（RNI）和适宜摄入量（AI）。

3. 确定主副食的品种、数量

已知三种能量营养素的需要量，根据食物成分表，就可以确定主食和副食的品种和数量。

（1）确定每餐的能量营养素分配　根据我国居民的传统习惯，一天三餐中早餐和晚餐以各占30%，午餐占40%为宜。因此，上述案例每餐的能量营养素分配如下。

早餐：　碳水化合物378×30%≈113g
脂肪67g×30%≈20g
蛋白质72g×30%≈22g

午餐：　碳水化合物378g×40%≈152g
脂肪67g×40%≈27g
蛋白质72g×40%≈29g

晚餐：　碳水化合物378g×30%≈113g
脂肪67g×30%≈20g
蛋白质72g×30%≈22g

（2）确定主副食品种和数量　依据已经确定的三种能量营养素的需求量，查看食物成分表，确定主食和副食的品种和数量。由于粮谷类是碳水化合物的主要来源，因此主食的品种、数量主要根据各类主食原料中碳水化合物的含量确定。副食品种和数量的确定应在已确定主食用量的基础上，依据副食应提供的蛋白质含量确定。具体步骤如下。

① 计算主食中的蛋白质含量。

② 用应摄入的蛋白质含量减去主食中蛋白质的含量，即为副食应提供的蛋白质含量。

③ 设定副食中蛋白质的三分之二由动物性食物供给，三分之一由豆制品供给，据此可求出各自的蛋白质供给量。

④ 查表并计算各类动物性食品及豆制品的供给量。

⑤ 设计蔬菜的品种和数量。

主食以粮谷类为主，一般每100g米、面等主食产热350kcal左右，故可根据所需的碳水化合物量大致计算出主食用量为2400×63%÷3.5=432g，可暂定为400g。主食初步分配见表4-1-2。

表4-1-2　主食初步分配

早餐	馒头	小麦标准粉	100g
	粥	大米	25g
午餐	米饭	大米	150g
晚餐	米饭	大米	125g

计算副食用量：根据膳食宝塔建议的每人每日各类食物适宜摄入量范围，粗配其余各类食物的摄入量。牛乳200g，酸乳125g，猪肉50g，鸡肉50g，鸡蛋50g。

⑥ 最后根据膳食宝塔建议的每人每日各类食物适宜摄入量范围，配上蔬菜、水果的数量和品种，确定烹调油的总量：蔬菜450g，水果400g，烹调油30g。

4. 依据以上分析与计算制定食谱

先粗配一日食谱，见表4-1-3。

表4-1-3　粗配一日食谱

餐次	食物名称	用量	餐次	食物名称	用量
早餐	馒头	面粉100g	晚餐	米饭	大米125g
	粥	大米25g		莴笋炒鸡丁	莴笋150g
	牛乳	200g			鸡胸肉50g
	苹果	150g			色拉油7.5g
午餐	米饭	大米150		小白菜豆腐汤	小白菜100g
	青椒炒肉丝	青椒100g			北豆腐100g
		猪肉50g			色拉油7.5g
		色拉油7.5g		酸乳	125g
	番茄蛋花汤	番茄100g		苹果	100g
		鸡蛋50g			
		色拉油7.5g			
	梨	150g			

5. 食谱的评价与调整

根据粗配食谱中各种食物及其用量，通过查阅食物成分表，计算该食谱所提供的各种营养素的量，并与食用者的营养推荐摄入量标准进行比较，如果某种或某些营养素的量与RNI偏离（不足或超过）较大，则应进行调整，直至基本符合要求。调整步骤如下。

（1）食谱中所含五大类食物是否齐全，是否做到了食物种类多样化　按类别将食物归类排序，并列出每种食物的数量。食谱是否包含了谷类、蔬菜类、水果类、畜禽肉类、鱼虾类、蛋类、乳类、大豆类、油脂。

（2）各类食物的量是否充足 从食物成分表中查出每100g食物所含营养素的量，算出每种食物所含营养素的量，计算公式为：食物中某营养素含量＝食物量（g）×可食部分比例×100g食物中营养素含量/100。

（3）全天能量和营养素摄入是否适宜 将所用食物中的各种营养素分别累计相加，计算出一日食谱中三种能量营养素及其他营养素的量。将计算结果与中国营养学会制定的“中国居民膳食中营养素参考摄入量”中同年龄同性别人群的水平比较，进行评价见表4-1-4。

表4-1-4 一日食谱中三种能量营养素及其他营养素的量

食品	质量/g	能量/kcal	蛋白质/g	脂肪/g	碳水化合物/g	维生素A/μg RE	维生素 B_1/mg	维生素 B_2/mg	维生素C/mg	钙/mg	铁/mg
面粉	100	344	11.2	1.5	73.6	0	0.28	0.08	0	31	3.5
大米	300	1038	22.2	2.4	233.7	0	0.33	0.15	0	39	6.9
猪肉	50	197.5	6.6	18.5	1.2	9	0.11	0.08	0	3	0.8
鸡胸肉	50	66.5	9.7	2.5	1.25	8	0.035	0.065	0	1.5	0.3
鸡蛋	50	63.36	5.852	3.872	1.232	102.96	0.048	0.119	0	24.64	0.88
牛乳	200	108	6	6.4	6.8	48	0.06	0.28	2	208	0.6
酸乳	125	90	3.125	3.375	11.625	32.5	0.0375	0.1875	1.25	147.5	0.5
豆腐	100	81	8.1	3.7	4.2	0	0.04	0.03	0	164	1.9
青椒	100	19.32	1.176	0.252	4.872	47.88	0.025	0.034	52.08	12.6	0.588
番茄	100	18.43	0.873	0.194	3.88	89.24	0.029	0.029	18.43	9.7	0.388
莴笋	150	13.02	0.093	0.093	2.604	23.25	0.018	0.018	3.7	21.4	0.8
小白菜	100	12.15	1.215	0.243	2.187	226.8	0.016	0.073	22.68	72.9	1.539
苹果	250	98.8	0.4	0.4	25.6	5.7	0.12	0.04	7.6	7.6	1.1
梨	150	54.12	0.492	0.246	16.359	7.38	0.037	0.074	7.38	11.07	0.615
色拉油	30	269.4	0	29.9	0	0	0	0	0	5.4	0.5
合计		2474	77	73.6	389.1	600.7	1.19	1.26	115.1	759.3	20.9
标准		2400	75	68		800	1.4	1.4	100	800	15

与DRIs比较，能量及各种营养素占推荐摄入量标准的百分比，得出表4-1-5。

表4-1-5 DRIs与实际摄入比较

类别	能量/kcal	蛋白质/g	维生素A/μg RE	维生素 B_1/mg	维生素 B_2/mg	维生素C/mg	钙/mg	铁/mg
DRIs	2400	75	800	1.4	1.4	100	800	15
实际摄入	2474	77	600.7	1.19	1.26	115.1	759.3	20.9
比较/%	103	103	75	85	90	115	95	139

一般认为，能量及各种营养素的摄入量应占供给量标准的90%～110%。低于标准80%为供给不足，长期供给不足会导致营养不良。低于60%则认为是缺乏，对身体会造成严重的影响。

（4）三餐能量摄入分配是否合理，早餐是否保证了能量和蛋白质的供应 根据蛋白质、脂肪、碳水化合物的能量折算系数，分别计算出蛋白质、脂肪、碳水化合物三种营养素提供的能量及占总能量的比例。见表4-1-6。

表 4-1-6 一日所得三大营养素占热量百分比

类别	摄取量/g	所产热量/kcal	热量百分比/%
蛋白质	77	308	12.5
脂肪	73.6	662.4	26.8
碳水化合物	389.1	1503.6(已扣除膳食纤维)	60.8
总计		2474	

一般认为能量来源于三大生热营养素的适宜比例分别为：蛋白质为10%～15%，脂肪为20%～30%（儿童25%～35%），碳水化合物为55%～65%。

（5）优质蛋白质占总蛋白质的比例是否恰当　在总蛋白满足标准的基础上，保证优质蛋白质（动物性蛋白及豆类）至少占总蛋白质的1/3，最好占30%～50%。计算出动物性及豆类蛋白质占总蛋白质的比例。见表4-1-7。

表 4-1-7　蛋白质来源百分比

类别	重量/g	来源/%
豆类	8.1	10.5
动物类	31.3	40.5

（6）三种产能营养素（蛋白质、脂肪、碳水化合物）的供能比例是否适宜　计算三餐提供能量的比例。一日三餐能量分配如表4-1-8。

表 4-1-8　一日三餐能量分配

类别	早餐	中餐	晚餐
能量	578	1006	890
能量百分比/%	23.3	40.7	36

（7）调整后的食谱表见表4-1-9。调整后的食谱的营养素的量及与DRIs的比较见表4-1-10和表4-1-11。

表 4-1-9　调整后的食谱

餐次	食物名称	用量	餐次	食物名称	用量
早餐	馒头	面粉 100	晚餐	米饭	大米 100g
	小米粥	小米 50g		莴笋炒鸡丁	莴笋 150g
	牛乳	200g			鸡胸肉 50g
	苹果	150g			色拉油 7.5g
午餐	米饭	大米 150g		菠菜豆腐汤	菠菜 100g
	青椒炒肉丝	青椒 100g			豆腐 100g
		猪肉 50g			色拉油 7.5g
		色拉油 7.5g		酸乳	125g
	番茄蛋花汤	番茄 100g		苹果	100g
		鸡蛋 50g			
		色拉油 7.5g			
	芒果	100g			

表 4-1-10 调整后一日食谱中三种能量营养素及其他营养素的量

食物	量/g	能量/kcal	蛋白质/g	脂肪/g	碳水化合物/g	维生素A/μg RE	维生素 B_1/mg	维生素 B_2/mg	维生素C/mg	钙/mg	铁/mg
面粉	100	344	11.2	1.5	73.6	0	0.28	0.08	0	31	3.5
小米	50	179	4.5	1.55	37.55	8.5	0.165	0.05	0	20.5	2.55
大米	250	865	18.5	2	194.75	0	0.275	0.125	0	32.5	5.75
猪肉	50	197.5	6.6	18.5	1.2	9	0.11	0.08	0	3	0.8
鸡胸肉	50	66.5	9.7	2.5	1.25	8	0.035	0.065	0	1.5	0.3
鸡蛋	50	63.36	5.852	3.872	1.232	102.96	0.048	0.119	0	24.64	0.88
牛乳	200	108	6	6.4	6.8	48	0.06	0.28	2	208	0.6
酸乳	125	90	3.125	3.375	11.625	32.5	0.0375	0.1875	1.25	147.5	0.5
豆腐	100	81	8.1	3.7	4.2	0	0.04	0.03	0	164	1.9
青椒	100	19.32	1.176	0.252	4.872	47.88	0.025	0.034	52.08	12.6	0.588
番茄	100	18.43	0.873	0.194	3.88	89.24	0.029	0.029	18.43	9.7	0.388
莴笋	150	13.02	0.093	0.093	2.604	23.25	0.018	0.018	3.72	21.4	0.8
菠菜	100	21.36	2.314	0.267	4.005	433.43	0.036	0.098	28.48	58.74	2.581
苹果	250	98.8	0.4	0.4	25.6	5.7	0.12	0.04	7.6	7.6	1.1
芒果	100	19.2	0.36	0.12	4.98	90	0.006	0.024	13.8	0	0.12
色拉油	30	269.4	0	29.9	0	0	0	0	0	5.4	0.5

表 4-1-11 调整后一日食谱中三种能量营养素及其他营养素的量与 DRIs 比较

类别	能量/kcal	蛋白质/g	维生素A/μg RE	维生素 B_1/mg	维生素 B_2/mg	维生素C/mg	钙/mg	铁/mg
DRIs	2400	75	800	1.4	1.4	100	800	15
实际摄入	2454	78.8	898	1.29	1.26	127.3	748	22.8
比较/%	102	105	112	92	90	127	94	152

一日食谱确定以后，可根据食用者饮食习惯、食物供应情况等因素在同类食物中更换品种和烹调方法，编排一周食谱。

制定出一份营养食谱后，虽然可以此为模式，同类食品进行交换，但不等于简单交换一些同类食品就可以，必须对调换后食谱进行重新计算，因为即使为同一类食物，其各种营养素之间含量差异也较大，如猪瘦肉和后臀尖，虽然蛋白质含量接近，但其脂肪含量相差较大。

二、食物的等价交换

为了因地制宜和使食物的品种丰富多样，在平衡膳食中需要对主食 、副食进行比例分配和进行等价交换。将常用食品分为五类。计算每类食品交换份的食品所含的热量和营养素的量，每个交换份的同类食品中蛋白质、脂肪、碳水化合物等营养素含量相似。具体方法如下。

1. 确定各类食物等价交换的数量分配

根据不同代谢量的个体每天热量及营养素的摄入量和热源物质分配比例的要求，通过查表即可知道各类食物的所需的份额和可等价交换的数量，见表 4-1-12～表 4-1-21。

表 4-1-12 各类食物交换份的分配（一）

热量供给 /kcal	总交换 /份	谷物 /份	肉、蛋、豆制品 /份	油脂 /份	纯糖 /份	乳、干豆类 /份	蔬菜、水果 /份
1600	12.51	5.5	2	1	1	1	2
1800	14	6.5	2	1.5	1	1	2
2000	15.5	7	2.5	2	1	1	2
2200	17	8	3	2	1	1	2
2400	18	9	3	2	1	1	2
2600	19.5	9.5	3.5	2.5	1	1	2
2800	20.5	10.5	3.5	2.5	1	1	2
3000	22.5	11.5	4	3	1	1	2
3400	25	13	4.5	3.5	1	1	2
3800	28	15	5.5	3.5	1	1	2
4200	30.5	16.5	6.5	3.5	1	1	2
4600	33	18.5	7	3.5	1	1	2

注：1. 以上表格中蛋白质占 14%～15%，脂肪占 16%～20%，碳水化合物占 66%～70%。

2. 此表中每一份食物是指表 4-1-16 到表 4-1-21 中所列出的任一食物交换份。

表 4-1-13 各类食物交换份的分配（二）

热量供给 /kcal	总交换 /份	谷物 /份	肉、蛋、豆制品 /份	油脂 /份	纯糖 /份	乳、干豆类 /份	蔬菜、水果 /份
1600	12	6	1	1	1	1	2
1800	13	7	1	1	1	1	2
2000	14.5	8	1	1.5	1	1	2
2200	16	9	1.5	1.5	1	1	2
2400	17	10	1.5	1.5	1	1	2
2600	18.5	11	1.5	2	1	1	2
2800	19.5	11.5	2	2	1	1	2
3000	21	12	2.5	2.5	1	1	2
3400	23.5	14	3	2.5	1	1	2
3800	26.5	15	3.5	3	1	1	2
4200	29	18	4	3	1	1	2
4600	31.5	20	4	3.5	1	1	2

注：1. 以上表格中蛋白质占 12%～13%，脂肪占 14%～17%，碳水化合物占 70%。

2. 此表中每一份食物是指表 4-1-16 到表 4-1-21 中所列出的任一食物交换份。

表 4-1-14 各类食物交换份的分配（三）

热量供给 /kcal	总交换 /份	谷物 /份	肉、蛋、豆制品 /份	油脂 /份	纯糖 /份	乳、干豆类 /份	蔬菜、水果 /份
2500	20	9	4	3	1	1	2
3000	24	10	5	5	1	1	2
3500	30	12	8	6	1	1	2
4000	34	14	8	7.5	1	1.5	2
4500	36	15	8	7.5	2	1.5	2

注：1. 以上表格中蛋白质占 12%～15%，脂肪占 20%～30%，碳水化合物占 58%～65%。

2. 此表中每一份食物是指表 4-1-16 到表 4-1-21 中所列出的任一食物交换份。

表 4-1-15　每单位交换食物的营养价值

组别	类别	交换分数	每份重量/g	能量/kcal	蛋白质/g	脂肪/g	碳水化合物/g
谷薯组	谷薯类	1		90	2.0	1	20.0
果蔬组	蔬菜类	1		90	5.0	—	17.0
	水果类	1	200～250	90	1.0		21.0
肉蛋组	大豆类	1	25	90	9.0	4.0	4.0
	乳类	1	160	90	5.0	5.0	6.0
	肉蛋类	1	50	90	9.0	6.0	
热能组	硬果类	1	15	90	4.0	7.0	2.0
	油脂类	1	10	90	—	10	—
	食糖类	1	20	90	—	—	20

表 4-1-16　谷薯类食物每份的等值交换

食物名称	重量/g	食物名称	重量/g
大米	25	生面条	35
小米	25	咸面包	35
高粱米	25	干粉条	25
薏苡仁	25	烧饼	35
面粉	25	馒头	35
玉米粉	25	油条	25
燕麦片	25	油饼	25
荞麦面	25	窝头	35
挂面	25	马铃薯	125
生的嫩玉米	200	荸荠	75

注：等值，就是按每份热量 90kcal、蛋白质 2g、碳水化合物 20g 来计算；即吃 25g 大米蒸成的米饭或煮成的粥就相当于吃 35g 面条的营养价值。

表 4-1-17　蔬菜、水果每份食物的等值交换

食物名称	重量/g	食物名称	重量/g
白菜、圆白菜、菠菜、油菜	500	鲜荔枝	150
韭菜、茴香、茼蒿、芹菜	500	香蕉	150
莴苣、菜薹、海带	500	柿子	150
西葫芦、番茄、冬瓜	500	梨	200
黄瓜、苦瓜、茄子、丝瓜	500	桃	200
豆芽、蘑菇、芥蓝、瓢儿菜	500	苹果	200
萝卜、青椒、茭白、冬笋	400	猕猴桃	200
倭瓜、南瓜、菜花	350	橘子、橙子、柚子	200
鲜豇豆、扁豆、洋葱、蒜苗	250	李子	200
胡萝卜	200	杏	200
山药、莲藕、凉薯	150	葡萄	250
慈菇、百合、芋头	100	草莓	300
毛豆、鲜豌豆	70	西瓜	600

注：每份蔬菜提供热量 90kcal，蛋白质 5g、碳水化合物 17g。每份水果提供热量 90kcal，蛋白质 1g，碳水化合物 21g。

表 4-1-18 肉、蛋类食物每份食物的等值交换

食物名称	重量/g	食物名称	重量/g
瘦香肠	20	鸡蛋(带壳 1 个)	60
肥瘦猪肉、牛肉、羊肉	25	鸭蛋(带壳 1 个)	60
熟叉烧肉(无糖)、午餐肉	35	松花蛋(带壳 1 个)	60
瘦酱牛肉、熟酱鸭、大肉肠	35	鹌鹑蛋(带壳 6 个)	60
瘦猪肉、牛羊肉、鱼虾	50	鸡蛋清	150
排骨	50	鸡蛋粉	15
鸭肉	50	草鱼、鲤鱼、甲鱼、比目鱼	80
鹅肉	50	大黄鱼、黑鲢、鲫鱼	80
兔肉	100	对虾、青虾、鲜贝	80
蟹肉、水发鱿鱼	100	水发海参	350

注：每份肉蛋食物提供蛋白质 9g，脂肪 6g，能量 90kcal。除蛋类为市品重量，其余一律以净食部分计算。

表 4-1-19 豆类食物每份食物的等值交换

食物名称	重量/g	食物名称	重量/g
北豆腐	100	大豆	25
南豆腐	125	大豆粉	25
豆腐干	50	腐竹	20
豆腐丝	50	豆浆	400
油豆腐	50		

注：每份大豆及其制品提供蛋白质 9g，脂肪 4g，碳水化合物 4g，能量 90kcal。

表 4-1-20 乳类食物每份食物的等值交换

食物名称	重量/g	食物名称	重量/g
奶粉	20	牛乳	160
脱脂奶粉	25	无糖酸乳	130
奶酪	25		

注：每份乳类提供蛋白质 5g，脂肪 5g，碳水化合物 6g，能量 90kcal。

表 4-1-21 供给热量的食物等值交换

食物名称	重量/g	食物名称	重量/g
花生油	10	芝麻油	20
玉米油	10	花生米	20
菜子油	10	核桃	20
红花油	10	杏仁	20
猪油	10	葵花子	30
牛油	10	南瓜子	30
黄油	10	蔗糖	20

注：每份油脂提供脂肪 10g，能量 90kcal。

案例：某人每日需摄入热量 10036kJ（2400kcal），要求热源物质的分配为蛋白质占 14%～15%，脂肪占 16%～20%，碳水化合物占 66%～70%。

查表（表4-1-12）得全日各类食物分配单位如下：当总热量为10035kJ（2400kcal）时，其中谷类应有9单位，肉蛋类3单位，油脂类2单位，纯糖类1单位，乳类1单位，蔬菜水果2单位。可计算出粮食约225g，蔬菜500～700g，瘦肉50g，鸡蛋1个，豆腐100g，牛乳250g，食油18g。再将上述食品按早餐30%、午餐40%、晚餐30%编制成一日三餐的食谱。把这些食物安排到一日三餐中，即完成了配餐。食谱如下。

早餐：　牛乳(1袋250g，糖1份)
　　　　葱花卷(含面粉50g，葱50g)
午餐：　大米饭(生米量100g)
　　　　鸡蛋炒菠菜(含菠菜100g，鸡蛋1个)
　　　　肉丝炒豆芽(含瘦肉丝25g,豆芽150g)
晚餐：　肉丝青菜面条(含肉丝25g，青菜50g，挂面75g)
　　　　番茄烩豆腐(番茄150g，豆腐100g)
全天烹调油控制在18g即可。

任务二　孕妇与乳母的营养与配餐

【任务导入】　孕期营养对胎儿发育良好及生育的影响，是近年来人们特别关注的一个问题。倡导合理营养，不仅有利于母子双方的健康发展，也关系到优生优育和中华民族的兴旺发达。

【任务分析】　妊娠期（孕期）是指卵子受精后在母体内发育为一个成熟婴儿的过程。妊娠是一种生理调整过程。胚胎发育的同时，母体也出现机体组织和代谢状况的变化。如孕妇出现代谢水平升高，合成代谢增强；消化系统功能改变，容易发生腹泻、腹痛；机体多器官负荷增大及水代谢改变等状况，由此造成妊娠期营养不良。因此在妊娠期要依据不同个体、不同时期及不同环境给予不同的营养供应。

【案例】　不同孕期妇女一周营养食谱配制

【操作内容】　针对妊娠前期、中期、后期的孕妇进行配餐。

【操作要求】

① 写出具体的计算过程。

② 设计中运用计算法和食物交换法等膳食设计方法。

③ 有对食谱进行评价与改进的过程，并与中国居民膳食宝塔进行对照，符合DRIs的要求。

④ 以表格形式提交一周食谱。

【必备知识】　孕妇与乳母的营养配餐

一、孕妇与乳母营养的特殊性

1. 孕期的生理特点

(1) 孕期营养对妇女健康的影响　妊娠期的营养生理特点：我们一般所说的胎儿期是

指从卵子和精子结合到婴儿出生的一段时间，从受精开始算起约为38周，若从孕妇末次月经第1天算起约为40周。有时将胚胎发育的1～8周称为胚期，将胚胎发育的9～40周称为胎儿期。

① 妊娠早期：是指妊娠期的前3个月（前12周）。在此期间胎儿的各器官、内脏正处于分化形成阶段，胎儿生长速度缓慢，需要的热量和营养物质不显著增加，并不需要特殊的补给。但这期间孕妇容易发生轻度的恶心、呕吐、食欲缺乏、择食、厌油、烧心、疲倦等早孕反应（妊娠反应）。这些反应会影响孕妇的正常进食，进而妨碍营养物质的消化、吸收，导致妊娠中后期胎儿的营养不良。英国纽菲尔德比较医学实验室调查了513名孕妇后发现，妊娠期前3个月的膳食比其后6个月的膳食更为重要。

妊娠早期是胎儿发生、发育的最重要时期，任何不利因素均可使胎儿发育不良或造成先天缺陷（畸形）。动物实验表明，某种营养素或食物成分的缺乏或过量，可引起动物胚胎早期发育障碍和畸形。如这时期正是胎儿脑及神经系统迅速分化时期，缺乏叶酸可能会产生无脑儿、脊柱裂和脑膨出等先天性畸形的症状，所以要注意维生素（尤其是叶酸、维生素B_{12}）、蛋白质的摄入。此外，某些食品添加剂、食品污染物对胚胎也具有毒性作用，如某些人工合成色素、农药、*N*-亚硝基化合物、黄曲霉毒素、多环芳烃类、放射性物质等都对胚胎发育有不利影响。

② 妊娠中期：是指妊娠的第4～6个月（13～28周）。在此期间胎儿各系统器官组织迅速发育，体重、身长增长快，需要大量的蛋白质构成胎儿的肌肉和筋骨，尤其是长骨骼和大脑时需要大量的磷、钙等矿物质，此外需要保证一定量的碘、锌及各种维生素的配合。

在此期间母体各系统也发生了巨大的适应性变化。首先是母亲体内生理的变化，母体的宫容积扩大，乳腺增生；孕妇血浆总容量增加50%，导致血中血红蛋白浓度下降，呈生理性贫血；肾小球滤过功能增强，尿素、尿酸和肌酐的排出量显著增加，尿中可能出现葡萄糖、碘和较多的氨基酸等。其次是母亲体内代谢的变化：孕妇体内蛋白质、碳水化合物、脂肪、矿物质的代谢发生变化。蛋白质合成增加，并储存大量氮和肠道吸收脂肪能力加强。血脂增高，脂肪积蓄增多，母体内逐渐潴留较多的钠，同时水的潴留也增加，在整个妊娠过程中，母体含水量增加6.5～7.0kg。孕妇碘需要量增加，尿钙排出较孕前减少，钙的吸收利用率增加。此时母体的基础代谢可比正常人增加10%～20%，对各种营养物质的需求量也相对增多，对热量需求尤为突出。

妊娠中期的饮食营养对母体，胎儿的健康发育非常重要。孕妇对各种营养素的需要量显著增加，表现为食欲改善，饮食量增加。

③ 妊娠后期：即妊娠的7～9个月（29～40周）。此期胎儿发育日趋成熟，体重增加很快，向母体索取的营养素也更多，并会在体内储存一定量的营养物质，为出生后独立生活做好准备。

母体除供给胎儿生长发育所需的营养外，自身也要储备营养，以供给分娩时消耗所需。因而在此阶段孕妇对各种营养物质的需求量更大。在妊娠的最后2个月，胎儿对铁质的需求量相对较多。在此时若孕妇进食较少，则可出现贫血现象。尤其应该警惕孕妇在此期间的一些危险信号，如每月体重增加大大低于1000g，或体重猛增，每月超过3000g；孕妇牙齿缺损或脱落；出现严重的缺铁性贫血等，这些均是与营养均衡及营养素摄取有关的问题。

（2）母体营养情况对胎儿与婴儿的影响

① 智力影响：妊娠最后3个月至出生后第6个月，不仅是胎儿、婴儿体格生长最迅速的时期，也是大脑发育的关键时刻，是大脑细胞增殖的激增期，此时营养不良，会影响到神经母细胞的形成，新生儿脑细胞的数目可能降低到正常的80%，如孕后期母亲对蛋白质的摄入量是否充足，关系到胎儿脑细胞的增殖数量和大脑发育状态，并将影响日后的智力

发育。

② 体格发育的影响：孕期某些营养素缺乏或过多，可能导致出生婴儿先天畸形。其中研究和报道较多的营养素有锌、维生素A、叶酸等。现有的研究资料表明，孕早期叶酸或锌缺乏，可引起胎儿器官形成障碍，导致神经管畸形。孕期维生素A摄入过多，也可导致胎儿先天畸形。动物实验表明，缺维生素E、维生素B_1、烟酸等能引起鼠先天性异常，缺维生素D婴儿患先天性佝偻症及低钙血症，缺维生素K婴儿会发生新生儿低钙血症，缺维生素B_6新生儿出现维生素B_6缺乏性抽搐。

③ 其他方面的影响：母亲营养不良易发生早产儿（妊娠期少于37周出生的婴儿）、低出生体重；母亲营养不良时新生儿死亡率增高，出生时体重低，智力与体格发育迟缓。

自20世纪80年代以来，关于胎儿发育迟缓的研究表明孕期营养不良主要是能量、蛋白质摄入不足，是造成胎儿发育迟缓的重要原因之一。

2. 乳母的营养生理特点

孕妇分娩到产后6个月称为哺乳期。在此期间妇女处于调整机体、恢复体质、提高抵抗力、对外界环境提高应激能力的阶段，同时将体内的营养通过乳汁输送给婴儿，维持婴儿的生命和正常生长发育的需要。

在哺乳期乳母身体发生一系列的变化。由于妊娠终止，体内激素水平急剧改变，其中雌激素、孕激素、胎盘生乳素水平急剧下降，相应的催乳素（垂体分泌）持续升高，促进乳汁分泌。

乳母分泌的乳汁随时间推移其成分是有所变化的。产后第1周分泌的乳汁为初乳，富含钠、氯和免疫球蛋白，但乳糖和脂肪含量少。产后第2周分泌的乳汁为过渡乳，乳糖和脂肪含量增多，蛋白质含量有所下降。产后第3周开始分泌的乳汁为成熟乳，富含蛋白质、乳糖、脂肪等多种营养素。哺乳有利于母体生殖器官及其他器官和组织更快地恢复正常水平。

哺乳期乳母的生理特点主要表现在哺乳期乳母的基础代谢率增高，以保证自身机体的恢复和哺乳的顺利完成，一般其基础代谢比未哺乳妇女高20%。随着婴儿的生长发育，泌乳量逐渐增加，为了保证分泌优质的乳汁，母体对能量、优质蛋白质、脂肪、无机盐、维生素和水的需求均相应增加。若哺乳期乳母营养素摄入不足，则会动用体内的营养素储备，甚至牺牲母体组织，以维持乳汁营养成分的恒定，因此，会影响母体健康。如果乳母长期营养不良，则乳汁不仅分泌量减少，而且质量下降，不能满足婴儿生长发育的需要，导致婴儿营养缺乏病。

二、孕妇与乳母对各种营养素的需要

1. 孕妇的营养需要

（1）热量　妊娠期间，孕妇除了维持本身能量的需要外，还要负担胎儿的生长发育，以及胎盘和母体组织增长所需要的能量。此外还需要储备一定的脂肪和蛋白质，以备日后之用。在孕期母亲的能量需要量应在极轻体力劳动9200kJ的基础上增加1250kJ。WHO建议早期每日增加热量150kcal，而在中后妊娠过程每日增加350kcal。

我国根据各地孕妇营养调查结果与国人体质情况，规定自妊娠4个月至临产，每日热量供给量比非孕妇女增加0.8MJ（200kcal）。应用时要观察孕妇在孕中后期增重情况，如每周增重0.45kg左右，表示热量供给恰当，不可低于0.4kg或超过0.5kg。孕前肥胖的妇女，孕期不要用减肥膳食，并需密切注意体重增长情况，以防止妊高征或巨大胎儿。

（2）蛋白质　胎儿需要蛋白质构成机体组织，孕妇需要蛋白质供给子宫、胎盘及乳房的发育。尤其是孕妇分娩时失血，会丢失大量的蛋白质，因此必须储备一定量的蛋白质以减少产后蛋白质营养不良，充足的蛋白质可以预防妊娠毒血症等的合并症，调整产褥期的生理过程，增加乳汁的分泌。反之，孕期蛋白质摄入不足会影响胎儿中枢神经系统的发育。如妊娠中期蛋白质应增加15g，妊娠晚期应增加25g的需要（约每日每千克体重1.5g），且应该多为优质蛋白，含必需氨基酸、色谷氨酸高的蛋白质；若为一般粗蛋白，需要量还应增加。

（3）脂类 一般孕妇在孕期储存脂肪较多，特别是血脂会比非孕时增加，故在孕期不宜增加过多脂肪，能达到脂肪供热百分比为总热量的25%即可。此外在饮食中注意少摄入富含饱和脂肪酸的畜肉、禽肉，多采用含必需脂肪酸较多的植物油。为了胎儿的脑发育应多摄入富含磷脂的豆类、卵黄，对胆固醇不必过于限制。胎儿形成时储备的脂肪一般是其体重的5%～15%。

（4）碳水化合物 妊娠期碳水化合物的供给非常重要。胎儿以葡萄糖作为唯一的能量来源，因此消耗母体的葡萄糖较多。如果碳水化合物摄入不足，母体需要动用体内脂肪进行分解，脂肪氧化不完全时产生酮体，酮体过多母亲可能发生酮症酸中毒，会影响胎儿智能发育。此外，五碳糖可以被利用合成核酸，是胎盘蛋白质合成所需的物质。因此碳水化合物的供给要充足，一般占孕妇每日总热量的60%。

（5）无机盐及微量元素

① 钙和磷：钙、磷是构成人体骨骼和牙齿的主要成分。足月胎儿体内约有32mg钙，大多于孕中后期吸收入胎体，估计胎儿最后1个月每天要吸收450mg钙。在我国以往调查的孕妇钙摄入量每日600mg左右，为防止骨质疏松及妊娠高血压综合征，在孕期需要增加钙的摄入。我国营养学会建议钙供给量中期为1000mg/d，后期为1500mg/d。孕妇所需补充的磷，一般富含蛋白质的膳食皆可满足要求。

应该注意的是大量钙的摄入会妨碍铁的吸收，有人给孕妇补充碳酸钙每天1000mg，12周后，血液中铁蛋白含量降低，因此钙剂使用的品种、剂量及时间要恰当，以免影响铁的吸收。

② 铁：孕妇铁营养状况直接影响到胎儿。临床发现母亲血红蛋白、血清铁、与血铁蛋白水平与新生儿血中此三种物质的含量各自呈显著正相关，新生儿身长与母亲血清铁和血红蛋白含量也成正相关。孕妇缺铁，将造成胎儿宫内窒息，胎死宫腔，流产、早产、产后胎儿营养不良等。我国营养学会建议供给量为28mg/d。

③ 锌：锌与胎儿关系密切，孕妇严重缺锌者可致胎儿发生中枢神经系统畸形，中度缺锌可致宫内发育迟缓，免疫功能差，大脑发育受阻，缺锌也可能使孕妇机体的免疫系统受到损害。在孕妇饮食中应该多采用动物性食物中的锌。我国推荐的孕妇锌供给量为每天20mg。

应该注意的是植酸和食物纤维会抑制锌吸收；钙与锌的吸收相拮抗；大量铁与叶酸皆可妨碍锌吸收，因此应该注意膳食搭配与补锌的时机。

④ 碘：碘是甲状腺素的主要组成成分，甲状腺有调节能量代谢和促进蛋白质生物合成的作用，有助于胎儿生长发育。妊娠期碘摄入量不足，孕妇易发生甲状腺肿大，严重缺碘可致胎儿大脑与身体发育迟滞，形成克汀病。我国营养学会建议供给量为175μg/d。

（6）维生素 孕妇的维生素需要量比一般成人的更高、更多。各种维生素在妊娠期都更具有特殊的作用，例如，B族维生素构成新陈代谢过程中的多种辅助酶，使代谢正常运转，同时增进孕妇的食欲。维生素C能促进胎儿对铁的吸收，减少缺铁性贫血的发生，并有利于免疫球蛋白的合成，增强机体的抵抗力。维生素D能调节机体钙、磷的代谢，帮助肠道吸收钙、磷，有助于胎儿骨骼、牙齿的发育。维生素E可以增强胎儿对缺氧状况的耐受性，并促进母乳的分泌。叶酸可以防止孕妇发生贫血、早产，防止胎儿畸形。因此在膳食中维生素的摄取依然很重要。

2. 乳母的营养需要

哺乳期的母亲的营养状况非常重要。一方面要逐步补偿妊娠和分娩时所损耗的营养素储存，促进器官和各系统功能的恢复；另一方面要分泌乳汁、哺育婴儿。乳母的营养需要量应该高于其孕期的需要量。

（1）热量　根据哺乳期乳汁分泌量每日平均800mL，每100mL乳汁含热量280kJ，若母体热量转变为乳汁热量的转换率以80%计算，则母体为分泌乳汁应增加热量约2800kJ（670kcal）。由于孕期储存了一些脂肪，可用以补充部分热量。考虑到哺育期婴儿的操劳及乳母基础代谢的增加，中国营养学会建议乳母应每日较正常妇女增加热量3349kJ（800kcal）。衡量乳母摄入热量是否充足，应以泌乳量与母亲体重为依据。若在哺乳后婴儿有满足感，能安静睡眠，在哺乳后3～4h内无烦躁现象，且生长发育良好的，表示乳汁质量适当；若在哺乳前、后各称一次婴儿体重，则可知道一次母乳量，当每次在150g左右，可视为乳量比较充足。从母亲体重来看，当乳母较孕前消瘦，表示能量摄入不足，如乳母储存脂肪不减，则表示能量摄入过多。

（2）蛋白质　蛋白质摄入量的多少，对乳汁分泌的数量和质量的影响最为明显。正常情况下，每天从乳汁中排出的蛋白质约为10g，母亲摄入的蛋白质变成乳汁中的蛋白质转换率约为40%，当蛋白质质量较差时，其转换率更低。因此，我国营养学会建议乳母蛋白质的需要量每天要比正常妇女多25g，饮食中宜多吃蛋类、乳类、瘦肉类、动物肝肾、豆类及其制品，使蛋白质在量和质上能得到较好的保证。

（3）脂肪　脂肪能提供较多的热量，且婴儿的生长发育也要求乳汁中有充足的脂肪。必需脂肪酸可促进乳汁的分泌。乳汁中必需脂肪酸对于婴儿中枢神经系统的发育和脂溶性维生素的吸收都有促进作用。每日脂肪的摄入量以占总热量的20%～25%为宜。

（4）无机盐和微量元素　乳汁中钙的含量较为稳定，每天从乳汁中排出的钙约为300mg。当乳母的钙供给不足就会动用体内储备，导致产妇腰酸腿痛或者发生骨质软化症。中国营养学会建议哺乳期每日钙的供给量为1500mg。除多食用富含钙质的食物外，也可用钙剂、骨粉等补充。人乳中铁含量低，增加乳母铁的摄入可以补充母体分娩时的消耗，矫正或预防乳母贫血的状态，但对乳汁中铁的增加并不明显，故婴儿需要补充的铁量还需通过辅助食品增加摄入。中国乳母每日铁的供给量标准为28mg。乳汁中的碘含量可因摄入碘增加而迅速上升，因一般不致缺乏，故对乳母应用同位素碘时要谨慎，否则可能累及婴儿。

（5）维生素　维生素B_1和维生素E有促进乳汁分泌的作用，尤其是体内处于缺乏状态时，大剂量摄入，可使乳量增加。水溶性维生素大多数能自由通过乳腺。鉴于哺乳期对各种维生素的需要量都增加，中国规定乳母每日维生素B_1、维生素B_2的供给量标准各为的2.1mg，维生素C 100mg，维生素D 10mg，维生素A 1200μgRE。

（6）其他　在整个妊娠期间的妇女应少喝酒，因多喝酒会抑制泌乳反射而减少乳汁分泌。乳母服用多量阿司匹林（如每天2片以上，每片0.5g）则可导致婴儿肠道出血。咖啡因是一种温和的刺激剂，乳母不宜摄入大量咖啡因。

三、孕妇与乳母的营养配餐

1. 孕妇的营养配餐

（1）孕早期合理膳食　孕早期胎儿长得很慢，体重在3个月时只有几十克，所以此时膳食中营养素供给量与非孕时相同。但因激素水平的变化，孕妇早期妊娠反应严重，因此孕早期的膳食强调均衡营养、合理搭配，不可偏食或厌食，避免营养不良或过剩。其中蛋白质、钙、铁、锌与维生素一定要满足供给量标准。保证母体有良好的营养摄入，才能为婴儿创造一个最佳的生活环境。

在此期间为适应妊娠反应，孕妇可以少吃、多餐，每日可进食5～6餐，采用固体或半固体食品以减少体积。在妊娠反应较重、不得不减少热量供给量时，也不宜低于每日1500kcal。在食欲恢复后，应立即采用正常供给量。要适应孕妇口味，用少量酸味、辣味调味品增加食物的色香味，做到多品种、多花样、少用油。可以供给充分的锌、维生素 B_1、维生素 B_6、叶酸等以提高食欲。

妊娠早期每日食物摄入种类和质量及妊娠早期一日食谱实例，见表 4-2-1、表 4-2-2。

表 4-2-1 妊娠早期每日食物摄入种类和数量

食物	质量/g	食物	质量/g
稻米	500	其他谷类	30
薯类	50	水产品	70
肉类	50	蛋类	50
豆类及豆制品	50	乳类或乳制品	250
油脂类	15	白糖	20
黄绿色叶菜	100	其他蔬菜	200
水果	200	海藻类	50

注：以上食品可提供热量 1962kcal、蛋白质 84g、钙 883mg、铁 15.2mg。

表 4-2-2 妊娠早期一日食谱

餐次	食谱	食物列表					
早餐	豆浆、鸡蛋、油条、烧饼	食物名称	豆浆	白糖	油条	鸡蛋	烧饼
		质量/g	200	5	50	50	50
早点	橘子	食物名称	橘子				
		质量/g	100				
午餐	米饭、青椒炒肉、炒菠菜	食物名称	大米	青椒	瘦猪肉	菠菜	
		质量/g	100	100	50	100	
午点	牛乳 200g、面包 50g	食物名称	牛乳	面包			
		质量/g	200	50			
晚餐	米饭、腐竹烧肉、凉拌黄瓜、紫菜汤	食物名称	大米	腐竹	肥瘦肉	黄瓜	虾皮、紫菜
		质量/g	100	50	50	200	各 10

注：全天烹调用油 20g、食盐 8g、调味品适量。

(2) 孕中期合理膳食　在此期间早孕反应停止，是胎儿生长发育及大脑发育的迅速阶段，中期每天体重增加 10g 左右。由于胎儿的器官、系统处于分化定基阶段，应重点加强营养，并注意使食物的基本营养素如碳水化合物、蛋白质、脂肪、维生素和矿物质等要搭配理想。在此期间应该注意以下几点。

① 在孕前基础上增加能量：每天主食摄入量应达到或高于 400g，粗细粮搭配食用。为防止水肿，应少吃盐。

② 保证优质足量的蛋白质：用来满足母体和胎儿组织增长的需要，并为分娩消耗及产后乳汁分泌进行适当储备，每天比妊娠早期多摄入 15～25g 蛋白质。动物蛋白质占全部蛋白质的一半以上。

③ 摄入足够的维生素：孕中期对叶酸、维生素 B_{12}、维生素 B_6、维生素 C 以及其他 B 族维生素的需要量增加，应增加这些维生素的摄入。这要求孕中期选食米、面并搭配杂粮，保证孕妇摄入足够的营养。日照时间短的地区会有部分妇女缺乏维生素 D，故这部分人应注

意多吃海鱼、动物肝脏及蛋黄等富含维生素D的食物。

④ 多吃无机盐和微量元素，保证胎儿对钙、锌的需要：含钙丰富的食物，如乳类及乳制品、豆制品、鱼、虾等食物；锌较丰富的食物如牡蛎、肉类、动物肝脏、蛋类、海产品等。并且孕中期对碘的需要量也增加了，所以也应多吃含碘的食物，及时补充各种海产品如海带、紫菜。

孕中期每日食物摄入种类和质量及妊娠中期一日食谱实例，见表4-2-3、表4-2-4。

表4-2-3　孕中期每日食物摄入种类和质量

食　物	质量	食　物	质量
粮食(包括五谷杂粮)	400g	豆类及其制品	100g
肉(禽、畜、蛋、鱼、动物肝脏和血)	100g	蔬菜(一半应是绿色菜,可常吃些蘑菇、海带、紫菜)	500g
水果	100g	牛乳或豆浆	500mL

表4-2-4　妊娠中期一日食谱

餐次	食谱	数量
早餐	牛乳,鸡蛋,豆沙包	牛乳250mL,鸡蛋50g,白糖5g,面粉100g,豆沙25g
早点	红枣莲子花生汤	红枣20g,莲子10g,花生10g
午餐	米饭,青菜猪血蘑菇汤,红烧素鸡	大米150g,素鸡100g,小白菜100g,猪血50g,蘑菇25g
午点	梨,葵花子	梨100g,葵花子20g
晚餐	米饭,炸鸡腿,豆腐干虾皮,炒韭菜,炒莴苣叶	大米150g,鸡腿100g,豆腐干50g,虾皮10g,韭菜150g,莴苣叶150g

注：全天烹调用油25g、食盐8g、调味品适量。

(3) 孕晚期合理膳食　孕晚期是胎儿肌肉、骨骼、脂肪及大脑等发育与功能完善的时期，饮食质量要好，品种要齐全，应增加蛋白质及钙、铁、锌等微量元素的摄入。此时胎儿的成长每天可增加15g左右，应注意均衡的饮食原则。孕妇可在孕中期膳食基础上再加些营养价值高的蛋白质（50g禽、鱼，或250g牛乳，或200g豆腐，豆浆也可），适量减少粮食。在孕后期对营养摄入有以下一些特殊要求。

① 供给充足的热量，但不需要补充过多：尤其在孕晚期最后1个月，要适当限制饱和脂肪和碳水化合物的摄入，以免胎儿过大，影响顺利分娩。如果临近分娩，出现下肢水肿，还应减少盐的摄入。西瓜、冬瓜等水果都对水肿具有很好的疗效。

② 应增加蛋白质的摄入：这一时期是蛋白质在体内储存相对多的时期，其中胎儿约存留170g，母体存留约为375g，这要求孕妇膳食蛋白质供给比未孕时增加25g，应多摄入动物性食物和大豆类食物。

③ 应供给充足的必需脂肪酸：这一时期是胎儿大脑细胞增殖的高峰，需要提供充足的必需脂肪酸如花生四烯酸，以满足大脑发育所需，多吃海鱼可利于DHA的供给。

④ 增加钙和铁的摄入：胎儿体内的钙一半以上是在孕后期储存的，孕妇应每日摄入1500mg的钙，同时补充适量的维生素D。胎儿的肝脏在此期间以每天5mg的速度储存铁，直至出生时达到300～400mg的铁质，孕妇应每天摄入铁达到28mg，且应多摄入来自于动物性食品的血色素型的铁。孕妇应经常摄取乳类、鱼和豆制品，如将小鱼炸或用醋酥后连骨吃，饮用排骨汤。虾皮含钙丰富，汤中可放入少许；动物的肝脏和血液含铁量很高，利用率高，应经常选用。

⑤ 摄入充足的维生素：孕晚期需要充足的水溶性维生素，尤其是维生素B_1，如果缺乏则容易引起呕吐、倦怠，并在分娩时子宫收缩乏力，导致产程延缓。

孕后期每日食物摄入种类和量及妊娠后期一日食谱实例，见表4-2-5和表4-2-6。

表 4-2-5 孕后期每日食物构成参考

食物	量	食物	量
鲜乳	250～500g	鸡蛋	1～3个
肉类	150g 以上	动物肝脏(1～2次/周)	每次 100g
豆制品	50～100g	蔬菜(多用有色蔬菜)	250～750g
水果	200g 以上	海带、紫菜、海鱼、鱼松等	经常食用

表 4-2-6 孕后期一日食谱

餐次	食谱	食物列表					
早餐	牛乳、肉包子	食物名称	牛乳	白糖	面粉	瘦猪肉	黄瓜
		量	250mL	5g	150g	25g	100g
早点	面包	食物名称	面包				
		量	50g				
午餐	米饭、红烧鲫鱼、白菜豆腐汤	食物名称	大米	鲫鱼	小白菜	豆腐	生姜、小葱
		量	200g	100g	200g	100g	少许
午点	苹果、饼干	食物名称	饼干	苹果			
		量	25g	100g			
晚餐	米饭、番茄炒鸡蛋、芹菜豆腐干胡萝卜	食物名称	大米	番茄	鸡蛋	芹菜	豆腐干
		量	150g	150g	50g	100g	50g
		食物名称	瘦猪肉	胡萝卜			
		量	25g	150g			

注：全天烹调用油 20g、食盐 8g、调味品适量。

2. 乳母的营养配餐

我国地域辽阔、民族众多，所以可以根据不同地区、不同民族生活习惯以及不同季节等具体情况来安排产褥期及哺乳期母亲的营养。

(1) 分娩期的膳食　发育成熟的胎儿及其附属物由母亲娩出体外的过程称为分娩期。第一产程是指子宫口开始扩张，直到宫口开全（约为 10cm）；子宫从有规律收缩开始至胎儿娩出称第二产程；胎儿娩出后至胎盘娩出称第三产程。第一产程占分娩过程的大部分，时间较长，可能有反射性呕吐，产程延长时可出现肠胀气，精力、体力消耗较大。为保证第二产程（娩出期）能有足够的力量完成分娩的全过程，在第一产程时应鼓励孕妇摄食。饮食应清淡易消化，以淀粉类食品为主，结合产妇喜好，可给以半流质或软食，如烩面片、挂面、蛋糕、面包、粥等，并以少量多餐为宜。在接近第二产程时，可供以果汁、藕粉、去油肉汤、蛋花汤等流质食品。不愿摄食时不必勉强，以免引起呕吐。

(2) 产褥期的膳食　产妇自胎儿及其附属物娩出到全身器官（乳房除外）恢复至妊娠前状态，一般需 6～8 周，此阶段称产褥期。此时产妇需要足够的营养补偿妊娠与分娩的消耗，生殖器官的恢复及分泌乳汁等对营养的额外需要。正常分娩后稍作休息，产妇即需进食易消化的半流质食物。一般以糖水煮荷包蛋、挂面卧鸡蛋、蒸鸡蛋羹、蛋花汤或甜藕粉为宜。以后可根据产妇的具体情况进食软食或普通饮食。行剖宫产手术者，术后胃肠功能已恢复（约在手术后 24h），应采用术后流质 1d（忌用牛乳、豆浆、大量蔗糖等胀气食品），情况好转后改用半流饮食 1～2d，再转为普通饮食。产褥期营养需要增加，应在三次主餐外加副餐三次，使既能较好地保证营养需要，又可避免在一餐内摄食过多而引起消化功能失调。

(3) 乳母合理膳食 哺乳期乳母所需的各种营养素均要增加，因此必须选用营养价值高的食物，加以调配成为合理的平衡膳食。哺乳期应该注意以下几方面膳食。

① 膳食多样化，粗细粮搭配：乳母的膳食应多样化，多种食物搭配食用。每日膳食中应包括粮谷类、蔬菜水果类、鱼禽畜肉类、蛋类、乳类、大豆类等各种食物。乳母能量主要来自于主食，膳食中的主食包括大米、面粉、小米、玉米面、杂粮等，不能太单一。

② 保证供给充足的优质蛋白质：动物性食物如蛋类、肉类、鱼类等蛋白质含量高且质量优良，宜多食用。每日膳食中鱼类、禽类、肉类及脏等应达 200g，蛋类 150g；大豆及其制品也能提供优质蛋白质并含丰富的钙质，膳食中应供给 50～100g。

③ 多食含钙丰富的食物：乳及乳制品含钙量高且易于吸收利用，所以每天应适量食用，乳母应保证每日饮乳 250mL 以上；鱼、虾类及各种海产品等含钙丰富，应多选用；深绿色蔬菜、大豆类也可提供一定量的钙。

④ 重视蔬菜和水果的摄入：新鲜的蔬菜、水果可增进食欲，补充水分，促进泌乳，防止便秘，是乳母不可缺少的食物。每日要保证供应水果 200g，蔬菜 500g，并多选用绿叶蔬菜和其他有色蔬菜。

⑤ 保证水分供给：乳汁分泌量与水分摄入量密切相关。水分不足时，直接影响泌乳量。乳母除每天日饮水外，还要多吃流质食品如肉汤、骨头汤、各类粥类，既可补充水分，又可补充其他营养素。

表 4-2-7 为乳母一日食谱举例。

表 4-2-7 乳母一日食谱举例

餐次	食谱	食物列表					
早餐	红豆稀饭、馒头、卤鸡蛋、凉拌黄瓜	食物名称	大米	红豆	面粉	鸡蛋	黄瓜
		量/g	50	10	50	50	100
早点	牛乳、蛋糕	食物名称	牛乳	蛋糕			
		量	250mL	50g			
午餐	米饭、鲫鱼汤、炒四季豆	食物名称	大米	鲫鱼	四季豆		
		量/g	150	100	200		
午点	鸡蛋面	食物名称	面条	鸡蛋	虾皮		
		量/g	50	50	5		
晚餐	米饭、黑木耳炒青菜、花生排骨汤	食物名称	大米	青菜	黑木耳	花生	猪大排
		量/g	150	200	10	25	100

注：全天水果选择草莓 100g、烹调用油 25g、食糖 20g、调味品适量。

任务三 0～6 岁的营养与配餐

【任务导入】 0～6 岁营养学研究的对象是从胎儿到新生儿、婴幼儿和学龄前的儿童。在 0～6 岁小儿生长发育的不同阶段，有其不同的生理特点。本节针对 0～6 岁小儿各生长发育期的特征说明其营养与膳食需求。

【任务分析】 0～6 岁小儿是一个受保护群体，饮食方面尤为重要。婴幼儿主要以奶粉为主食，因而奶粉的选择非常重要，优质的配方奶粉对婴幼儿的成长有很大帮助。在4个月后添加辅食，补充奶粉和母乳的营养不足，对宝宝发育也起着至关重要的作用。在膳食计划方面应该注意些什么呢？

【案例】 婴幼儿喂养指导

① 母乳喂养指导：王女士刚生了一个女儿，看到孩子那么娇小柔弱，倍加疼爱，坚决要自己给孩子喂奶，但现在快2个月了，仍不能较好地喂养和解决喂养期间的问题。今天来到咨询中心，询问如何给小婴儿喂奶、婴儿为什么会吐奶、如何防止婴儿吐奶等问题。

② 人工喂食（奶瓶喂食）指导：杨女士是个高龄产妇，由于一些健康原因，孩子出生后一直没有奶水。今天她把孩子抱来，请教如何用奶瓶给婴儿喂食。

【操作内容】

① 了解基本情况→分析王女士的问题→指导选择舒服的喂奶姿势→吐奶的原因分析→预防吐奶方法指导→教王女士练习。

② 选择合适的奶瓶→选择合适的奶嘴→清洗和消毒容器和工具→调配婴儿奶粉→检查→喂婴儿吃奶。

【必备知识】 0～6岁小儿膳食营养特点

一、0～6岁小儿营养的特殊性

1. 婴幼儿的生理特点

（1）婴儿期的生理特点

① 生长发育的特点：婴儿期是人类一生中生长发育最快的时期。在这一时期脑细胞数量和体积增大；神经细胞突触增长，分支数目增多；骨骼、肌肉增大、增长；体内各器官增重、增大，功能逐渐完善；心理智能发展迅速。

② 消化系统的特点：婴儿口腔黏膜柔软，舌短而宽，有助于吸吮乳头。新生儿唾液腺分化不全，出生后3～4个月，唾液腺才逐渐发育完全，唾液量分泌增加，淀粉酶含量增多，消化淀粉的能力增强。婴儿胃呈水平位，贲门括约肌发育不完善，而幽门肌肉发育良好，喂乳后略受震动或吞咽较多空气后，容易溢乳。婴儿胃液成分与成人基本相同，有胃酸、胃蛋白酶、胃凝乳酶和脂肪酶，有利于乳汁凝固消化。婴儿肠管总长度约为身长的6倍（成人约4.5倍），但肠壁腺体发育差，消化酶功能弱，消化道蠕动调节不稳定，易受气候变化、食物性质改变及肠道感染的影响而出现腹泻、呕吐等肠胃肠功能紊乱现象。

婴儿在营养需求和胃肠消化吸收能力方面存在一定矛盾，在安排饮食喂养时有一定难度，必须根据婴儿生理特点精心安排，以有利于食物的消化吸收满足其营养需求，预防疾病。

（2）幼儿期生理特点　幼儿仍然没有健全的消化系统，表现在幼儿胃的容量相对较小，所以对食物的耐受性较差。而幼儿的活动能力增强，热量需要量增加，为缓解这一矛盾，餐次安排以4～5次为宜，以满足儿童所需的热量及其他营养物质的需要。幼儿期的消化液分泌较少，幼儿的咀嚼功能不强，故消化功能较差。为儿童制作膳食，应做到细软易消化，以适应其胃肠道的消化功能。

不恰当的膳食结构会给幼儿的胃肠道增加负担，出现种种不适。如偏食甜食的儿童，易出现反酸、呃逆、口臭、食欲缺乏等。

由于儿童的机体抵抗力较低，当受到毒素侵袭时，则出现胃肠道功能的紊乱，使消化酶分泌减少，而胃肠蠕动增加，因而出现腹泻。要注意饮食保健，才能使儿童获得充足的营养支持，以促进身体的发育。

2. 婴幼儿的营养需要

（1）新生儿期及婴儿期的营养需要　新生期是指出生后0～28d的新生儿。婴儿期是指0～1岁龄的新生儿期和婴儿期较其他各期相对营养素需要为高，但消化吸收功能尚不完善，合理喂养显得特别重要。新生期及婴儿期的营养需要如下。

① 热量：以单位体重表示，正常新生儿每天所需要的能量是成人的3～4倍。正常婴儿初生时需要的热量约为每日每千克体重100～120kcal（418～500kJ），而成人为每日每千克体重30～40kcal（126～167kJ）。热量的需要在婴儿初生时为最高点，以后随月龄的增加而逐渐减少，1岁左右时减至80～100kcal（335～418kJ）。

② 蛋白质：婴儿时期的身体需要大量优质蛋白质供给。母乳可以为新生儿提供生物价很高的蛋白质，母乳喂养时婴儿蛋白质的需要量为每日每千克体重1～3g；牛乳喂养时为3～5g；主要以大豆及谷类蛋白质供给时则为4g。

另外，婴幼儿必需氨基酸的需要量远高于成人。如半胱氨酸、酪氨酸和牛磺酸等对于成人来说是非必需氨基酸，而对于婴儿来说是必需氨基酸。母乳中的蛋白质含有各种婴儿所必需的氨基酸，也包括半胱氨酸和酪氨酸在内。需要注意的是摄入过量的蛋白质对婴儿而言，不但没有益处，反而可能是有害的。因为摄入过量的蛋白质会加重婴儿未成熟的肾脏的负担，甚至会发生腹泻、脱水、酸中毒等。

③ 脂肪：是热量的主要来源，也是必需脂肪酸的来源和脂溶性维生素（维生素A、维生素D、维生素E、维生素K）的载体。婴幼儿需要各种脂肪酸和脂类，初生时脂肪占总热量的45%～50%，随月龄的增加，逐渐减少到占总热量的30%～40%。婴儿神经系统的发育需要必需脂肪酸的参与，联合国粮农组织/世界卫生组织（FAO/WHO）推荐的必需脂肪酸提供的热量不应低于总热量的3%。脂肪摄入过多可引起食欲缺乏、消化不良及肥胖等不良结果。

④ 碳水化合物：婴幼儿期碳水化合物以占总热量的50%～55%为宜。碳水化合物的主要来源是糖和淀粉。婴儿碳水化合物的摄入量在头8个月内增加迅速，第8个月时碳水化合物的膳食摄入量基本达到110g，已经是第1个月的2倍左右。随后的月份，碳水化合物膳食摄入逐步增加。4个月左右的婴儿，已经开始大量分泌α-淀粉酶，能较好地消化淀粉类食品。

⑤ 其他各种营养素见表4-3-1。

表4-3-1　0～6岁小儿一些营养素需求

年龄	钙/mg	钙磷比	铁/mg	锌/mg	碘/μg	维生素A/μg	维生素D/μg	维生素B_1/mg	维生素B_2/mg	维生素C/mg
0～1岁	300～400	1.6～1.8	10	6.7	50	400	10	0.2～0.3	0.4～0.5	40～50
幼儿期	600	1.5～2	12	9	50	400	10	0.6	0.6	60
学龄前	800	1.5～2	12	12	50	500～600		0.7	0.7	70

（2）幼儿期的营养需要　幼儿是1～3岁年龄阶段。虽然这阶段幼儿的生长速度不如婴儿期迅猛，但与成人比较仍然很旺盛。如幼儿热量、蛋白质需要量相当于成人所需的一半左右，其他诸如矿物质、维生素，有的还高于成人的需要；但幼儿的消化器官尚未完全发育成熟，其咀嚼能力、胃肠道蠕动调节能力、各种消化酶的存在及活性等均仍不如成人。这种有

限的消化能力与机体所需相对大量的营养物质之间存在着一定程度的矛盾，故对幼儿营养要加以注意。

在这一时期，婴幼儿能量的需要存在个体差异，即使是体格、年龄、性别一致的小儿，其能量需要也有所不同。

幼儿阶段虽然生长速度减慢，但肌肉、其他内脏器官均发育迅速，仍然需要优质蛋白质，每日供给量为25～30g，为3.2g/kg，我国2013年修订的1岁、2岁和3～4岁幼儿的蛋白质推荐摄入量分别为25g、25g和30g。

脂肪在一天总能量中的比例也不宜过高，由脂肪提供的能量每日在30%～35%为宜，并且幼儿的膳食中含有适量的脂肪也有助于增加食欲。

对于2岁以下的幼儿，较多的碳水化合物来自于淀粉和糖时不合适的。因为尽管他们能很好耐受和有效吸收这些淀粉，这种形式的碳水化合物的摄入占的体积较大，并且可能会不适当地降低总能量的摄入。从2岁开始，可以逐渐增加来自淀粉类食物的能量，同时相应地减少来自脂肪的能量。

3. 学龄前儿童的营养需要

4～6岁是学龄前儿童阶段，其生长速度稍逊于3岁前，但仍属迅速增长阶段，热量需要量依然相对高于成年人。学前儿童活动能力和活动量均增大，热量消耗增多，其需要量仍相对高于成人。如男、女儿童4岁时热量供给量分别为6.1MJ（1450kcal）及5.9MJ（1400kcal），6岁时分别增至7.1MJ（1700kcal）及6.7MJ（1600kcal）。

学龄前儿童的膳食，应该是从婴幼儿膳食组成逐渐过渡到成年人的膳食组成，这个时期对热量的需求相对较高，而消化能力尚未成熟的矛盾要加以注意。近些年来，我国学龄前儿童的饮食结构发生了质的变化，食物供应充足了，但并不意味着儿童的营养健康状况也提高了。学龄前儿童中存在两种营养不良的现象，一是摄入热量不足，影响了体重增长，而且维生素A、维生素B_1、维生素B_2的摄入量偏低；二是摄入含有高热量的食物超过了机体代谢的需要，导致了儿童肥胖、龋齿患病率较高，而且部分幼儿缺钙，出现骨骼钙化不全的症状。

二、婴儿食品

1. 母乳喂养

母乳喂养的优点：新生儿一出生就需要合理的喂养，而母乳是最能满足婴儿生长发育所需要的天然营养品。母乳喂养与其他喂养方式相比具有独特的优点。

（1）消化吸收利用率高　首先，母乳蛋白质含量虽然低于牛乳，但其利用率高，母乳以乳白蛋白为主，与酪蛋白的比值为60∶40，而牛乳中为20∶80，乳清蛋白在胃酸作用下，形成小而柔软的絮状凝块，容易为婴儿消化吸收。其次，母乳中必需氨基酸组成好，牛磺酸含量较高。再次，母乳脂肪颗粒小，比牛乳中脂肪更易被消化吸收，且含丰富的必需脂肪酸和长链多不饱和脂肪酸，有利于中枢神经系统和大脑发育。此外，母乳中钙含量适宜，肾负荷较小，铁和锌的生物利用率都高于牛乳。

（2）母乳中含大量免疫物质　母乳中含有的免疫物质包括各种免疫球蛋白，具有抗肠道微生物和异物的作用；乳铁蛋白与细菌竞争铁，抑制细菌代谢和繁殖；溶菌酶具有杀菌抗炎的作用；免疫活性细胞增强免疫功能；双歧因子和低聚糖促进双歧杆菌生长，降低肠道pH值，抑制腐败菌生长。

（3）母乳喂养经济，卫生，方便。

（4）促进产后恢复，增进母婴交流。

婴儿时期的饮食影响人一生的新陈代谢，如母乳喂养对抵抗炎症以及预防肥胖症、营养不良、过敏反应等都有好处。

2. 人工喂养

当某种原因母亲不能喂哺时，可用牛乳、羊乳、奶粉等乳品或代乳品喂哺，称为人工喂养。

人工喂养的食品种类较多，目前市场上销售的婴儿配方奶粉针对婴儿的不同生长阶段的特点，有早产儿奶粉、婴儿配方奶粉、水解蛋白配方奶粉、较大婴儿奶粉等多种类型。与普通奶粉相比，配方奶粉去除了部分酪蛋白，增加了乳清蛋白；去除了大部分饱和脂肪酸，加入了植物油，从而增加了不饱和脂肪酸；配方奶粉中还加入了乳糖，含糖量接近人乳；降低了矿物质含量，以减轻婴幼儿肾脏负担；另外还添加了微量元素、维生素、某些氨基酸或其他成分，使之更接近人乳。此外有鲜牛乳、鲜羊乳等食品。

在使用鲜乳及奶粉等食品时应注意以下几点。

（1）冲调浓度不能过浓，也不能过稀　过浓会使宝宝消化不良，大便中会带有奶瓣；过稀则会使婴儿营养不良。

（2）喂养中适量补充水　人工喂养的婴儿则必须在两顿乳之间补充适量的水，一方面可以有利于婴儿对高脂蛋白的消化吸收，另一方面保持婴儿大便的通畅，防止消化功能紊乱。

3. 断乳期与辅食添加

婴儿随月龄增长，单纯用乳类喂养不能满足其正常生长发育需要，如出生 4 个多月后，婴儿体内储存的铁已基本耗尽，因此须逐步添加辅助食品以补充营养成分的不足，同时训练婴儿胃肠道功能、咀嚼等生理功能，并给断乳打下基础。1 周岁以内的婴儿仍是要以乳为主，每天要在保证 700～800mL 乳量的基础上添加辅食。

辅食添加过早容易造成过敏、排便异常等问题。因此辅助食品的添加应随婴儿生长发育营养需要、消化功能成熟情况，遵循从一种到多种、由少量到多量、由稀到稠、由细到粗的原则。但是注意不要添加过多的调味品。在增加食量和次数的同时，还要考虑到各种营养的平衡。接近 1 岁时，母乳喂养不足以提供婴儿身体生长发育所需营养，而且可能使其养成不良的饮食习惯。见表 4-3-2。

表 4-3-2　婴儿期辅食添加概况

<table>
<tr><th>月龄</th><th colspan="5">辅　食　添　加</th></tr>
<tr><td>1 个月</td><td colspan="5">可添加浓缩鱼肝油和糖水。足月新生儿满 1 个月，人工喂养儿 15d，添加浓鱼肝油滴剂 1～2 滴，到 3 个月时增至 4 滴，每天分 2 次给</td></tr>
<tr><td>2～3 个月</td><td colspan="5">开始喂菜汁、果汁，先给 1 汤匙，以后逐渐增至 2～3 汤匙，上午、下午各喂 1 次</td></tr>
<tr><td>4～5 个月</td><td colspan="5">浓鱼肝油滴剂每天渐增至 6 滴，分 2 次给。菜汁、果汁从 3 汤匙逐渐增至 5 汤匙，分 2 次给。添加鱼泥、蛋黄、稀豆浆和果泥</td></tr>
<tr><td>6 个月</td><td colspan="5">浓鱼肝油滴剂每天保持 6 滴左右，分 2 次给。添加稀粥、蛋、饼干、肝泥和菜泥等，可稍加些调味品</td></tr>
<tr><td>7～8 个月</td><td colspan="5">添加肉末、鱼肉、蛋羹。豆浆、豆腐和果泥等随意。啃馒头片（1/2 片）或饼干。母乳（或其他乳品）每天 2～3 次，必须先喂辅食，然后喂乳</td></tr>
<tr><td>9～10 个月</td><td colspan="5">喝母乳或配方乳。稠粥 1 碗，菜泥 2～3 汤匙，蛋羹、烂面条、豆腐末、肉末、肝泥等。辅食吃得好，可少喂 1 次奶或考虑断奶</td></tr>
<tr><td rowspan="2">10～12 个月</td><td colspan="5">可以吃接近大人的食品。断奶后，每天要保持喝 1～2 次牛乳。饮食可选下面几种</td></tr>
<tr><td>淀粉：面包粥、米粥、面、薯类、通心粉、麦片粥、热点心等</td><td>蛋白质：鸡蛋、鸡肉、鱼、豆腐、干酪、豆类等</td><td>蔬菜：萝卜、胡萝卜、南瓜、黄瓜、番茄、茄子、洋葱、青菜类等还可以加些海藻食物（紫菜、裙带菜等）</td><td>水果：苹果、蜜柑、梨、桃、柿子等</td><td>油脂类：黄油、人造奶酪、植物油等</td></tr>
</table>

三、幼儿的营养配餐

1. 幼儿的营养配餐

幼儿期食谱的制定一般遵循以下原则。

(1) 平衡饮食　即饮食所供营养素之间的比例要适合幼儿的需要。蛋白质、脂肪与碳水化合物供给量的比例要保持1∶1.2∶4。避免蛋白质脂肪供应不足或只给蛋、乳、肉类等高蛋白食物，造成能量供给不足或缺乏钙、铁等矿物质和维生素的现象。见表 4-3-3。

(2) 选择适当的食物　幼儿胃容量有限，必须选择营养素丰富、质优量少、易消化的食物。如蛋白质的选择可交替选用瘦肉、禽、鱼、乳等；谷类食物应粗细搭配；选择不同颜色的新鲜蔬菜、水果；少选或不选硬果类食物等。食物种类的多样化和合理搭配，可起到互补作用。见表 4-3-4。

表 4-3-3　1～12 岁每日食物需要量表

年龄	谷类/g	肉类/g	蔬菜水果/g	乳类/mL	豆制品/g	鸡蛋/g
1～3 岁	100～150	50～80	100～250	350	15～50	30～50
4～6 岁	150～200	100	100～300	200～300	50～100	50
7～12 岁	150～250	50～100	100～300	200～300	50～100	50～100

表 4-3-4　1～3 岁幼儿一日的食谱安排举例

餐次	食物名称	原料	量/g	蛋白质/g	热量/kcal	钙/mg
早餐	牛乳	鲜牛乳	200	6.0	108	208
	蛋黄粥	大米	20	1.6	70	6
		蛋黄	10	1.5	33	12
		白糖	5		20	
上午点心	蒸红薯	红薯	50	0.6	45	12
	半杯果汁	橘子	50	0.6	19	28
		白糖	5		20	
午餐	肝泥粥	大米	50	4.0	174	2
		猪肝	20	9.6	64	1
	炒小白菜	小白菜	40	0.6	6	36
		植物油	5		45	
下午点心	蒸鸡蛋羹	鸡蛋	50	5.6	69	20
	水果	苹果	60	0.1	31	2
晚餐	包子	面粉	30	3.4	103	9
		猪肉	10	1.3	40	1
	菜汤	菠菜	35	0.9	8	23
		植物油	5		45	
睡前点心	一片馒头	面粉	20	1.6	47	4
	牛乳	鲜牛乳	200	6.0	108	208
		白糖	5		20	

(3) 合理烹调　注意合理烹调，应保证食物新鲜，注意色香味，以促进食欲。幼儿食物应切碎煮烂，以利于幼儿的咀嚼、吞咽和消化。尽量少用半成品和熟食，如香肠、火腿、红肠等。幼儿也不宜多食油炸食物，而宜清蒸、红煨。口味以清淡为好，不应过咸，更不宜食刺激性食物，如葱、姜、蒜、胡椒、辣椒等。食品中味精、色素、糖精等调味品也不宜多放。

（4）重视饮食卫生　少吃生冷食物，不食隔夜饭菜和不洁食物，半成品或熟食应蒸透后方可食用。强调幼儿及抚养者饭前便后洗手，注意餐具清洗消毒。自幼养成定点、定时、定量进食的习惯。进食时环境应保持安静愉悦，使幼儿注意力集中，并应有固定的场所、桌椅及专用餐具，逐渐让幼儿学会使用餐具独立进食。养成良好的进食习惯。

2. 学龄前儿童营养配餐

针对学龄前儿童的具体特点，食谱设计遵循的原则如下。

（1）各餐次合理分配热量　根据学前儿童排空时间和胃的容积，膳食要定时定量，每日供应三餐一点或两点，早餐供给高蛋白食物，食物的供热量为全天总热量的25%～30%；中餐供热量为总热量的35%～40%，加餐占总热量的10%～15%；晚餐宜清淡一些，可以安排一些易于消化的谷类、蔬菜和水果等，供热量占总热量的25%～30%。

（2）每日三大营养素摄入量　蛋白质、脂肪、碳水化合物摄入量比值一般为1∶1∶（4～5），这种比值可使三者占总热量的百分比分别为蛋白质占10%～15%，脂肪占30%～35%（不超过35%），碳水化合物占50%～60%。

（3）严格食物量的确定　一方面主食的品种与数量要确定。主食的品种与数量主要根据各类主食选料中碳水化合物的含量确定。一天的主食主要保证两种以上的粮谷类食物原料。另一方面副食的品种与数量也要确定。如蛋白质的分配，先计算出主食中含有的蛋白质量；再用应摄入的蛋白质量减去主食中蛋白质量，即为副食应提供的蛋白质量；副食中蛋白质的2/3由动物性食物提供，1/3由豆制品供给，据此可求出各自蛋白质的供给量，每日选择2种以上动物性原料，1～2种豆制品；查表并计算各类动物性食物及豆制品的供给量。依据这样的方法计算食谱中食物供给量。当然，在设计食谱时，还需要考虑在烹饪过程中营养素的损失。

（4）选择食物时首选富含优质蛋白质、多种维生素、粗纤维和无机盐的食物，多吃时令蔬菜、水果，保证食物多样化。配餐要注意粗细粮搭配、主副食搭配、荤素搭配、干稀搭配、咸甜搭配等，充分发挥各种食物营养价值上的特点及食物中营养素的互补作用，提高其营养价值。

任务四　青少年的营养与配餐

【任务导入】　青少年指介于童年与成年之间。这段时间的人多为学生，经历人生重要的变化时期——青春期，营养配餐时尤其应该引起重视，按照个体发育状况有针对性地进行营养膳食指导。

【任务分析】　平衡的营养、适量的运动、充足的睡眠、愉快的心情是保证青少年健康成长的重要因素。青少年阶段在营养需要上同人生其他阶段有很大的不同，这个阶段营养的供给不仅满足人体正常的新陈代谢，还要满足身体生长发育以及保障高强度的脑力劳动的营养需求。

【案例】　青少年营养食谱设计

【操作内容】　设计一个14岁男性的一日食谱，需要首先确定能量、蛋白质、脂肪、碳水化合物的目标量，如果用大米为主食提供90%的碳水化合物的量，请问其碳水化合物目标量是多少？一天需要多少大米？

【操作要求】

① 写出具体的计算过程。

② 设计中运用计算法和食物交换法等膳食设计方法。

③ 有对食谱进行评价与改进的过程，并与中国居民膳食宝塔进行对照，符合 DRIs 的要求。

【必备知识】 青少年膳食营养特点

一、青少年营养的特殊性

青少年期是由儿童发育到成年的过渡时期，是人生中的第二次生长发育高峰期，也是生长发育最后阶段。这个时期的最大特点是生理上的突飞猛进的生长和急剧的变化。具体表现为以下几点。

1. 身高的变化

青春发育期激素活动的加强，促进了青少年骨骼的生长，从而导致了身高的快速增长。如青少年身体长高每年少则 6～8cm，多则 10～13cm 。青少年时期是骨骼发育的决定阶段。这个时期的发育直接决定了人的身高、胸围等体格参数。骨骼的发育与多种营养素密切相关，如钙、维生素 D、维生素 A、锌等。任何一种营养素缺乏，都会影响青少年骨骼的发育。

2. 体重的变化

青春期体形的另外一个显著变化是体重明显增加。体重增加每年少则 5～6kg，多则 8～10kg。青少年正常的体重是一个人营养状况良好的表现，体重过高或过低是不健康的表现。体重过低会影响正常发育，引起学习能力低下等问题；体重过重或肥胖，会增加许多慢性疾病的危险性。那么体重多少算正常呢？一般实际体重超过标准体重的 10%时，就可以称为超重；实际体重超过标准体重的 20%，就可以称为肥胖。实际体重低于标准体重的 90%为低体重，实际体重低于标准体重的 80%为中度营养不良。

3. 体内器官功能的变化

(1) 心脏的发育　青春期心脏迅速生长，重量可达出生时的 10～12 倍。17～18 岁时心脏重量接近成人水平。

(2) 肺和呼吸系统的发育　19 岁左右达到成人水平，但男女间的肺活量存在着明显的差异。

(3) 脑和神经系统的发育　脑的发育反映在其形态、结构和功能三个方面，青春期大脑发育的重点主要表现在功能方面。据美国 Bmce 研究测定，假定 17 岁少年智力为 100，4 岁时智力已达 50，8 岁时就有 80。青少年智力的发育很大程度上取决于营养，如果营养合理，能够促进大脑发育，提高青少年的智力。对智力而言最重要的营养素就是锌、铁、维生素 A。

4. 性的成熟

在青少年的发育中最富特点的现象是性的发育。性生理的发育程度既可以作为青春期起始的生理征兆，也可作为青春期终止的时间标志。

由以上青少年的生理变化特点可以看出，青少年对食物所提供的营养素的要求，既不同于以前的儿童期，又有别于后来的成人期。从食物中获得的各种营养素不仅要能够补充各种生命活动和日常的学习劳动过程中的消耗和损失，还要能够保证这一时期迅速生长和发育的特殊需要。我们国家根据我国人民的饮食特点为青春期的青少年拟定了相应的标准。各地区也分别制定了相应的标准。

二、青少年的营养需要

中国曾对青少年生长发育与营养状况进行了10年动态调查，结果显示中国青少年营养存在缺乏、过剩及钙、锌、铁和维生素A缺乏等三大问题。青少年营养摄取问题值得关注。

1. 热量

青春期与生长速度相适应，青少年食欲旺盛。男性青少年的肌肉和骨骼的发育均较女性显著，因而能量供给量也高于女性，13～16岁和16～18岁的男性分别为每日2400kcal和2800kcal，而女性则分别为2300kcal和2400kcal。16～18岁男女青少年的能量供给量均分别超过从事轻劳动的成年人。能量长期摄入不足可出现疲劳、消瘦和抵抗力下降，以致影响体力活动和学习能力。但能量摄入过多也可造成青少年肥胖。

在能量计算时应该注意青少年的活动量不同，个体差异性较大。此外这个时期能量摄入除三餐外，杂食、零食、饮料的摄取量在其全日营养构成中也要占有一定比例。

2. 蛋白质

青少年肌肉组织发育迅速，学习任务又很繁重，很需要摄入充足的优质蛋白质。青春期蛋白质需要量个体差异很大，男性青少年每日蛋白质供给量为80～90g，女性为80g。青春期蛋白质需要量不仅考虑摄入量的多少及个体生理状况，而且也要注意膳食蛋白质的氨基酸组成，热量摄入多少及其他营养素的摄入情况等因素。蛋白质摄入不足时将导致发育迟缓，并降低人体对疾病的抵抗能力。饮食中应该供给动物性食品（尤以瘦肉为佳）及大豆制品等食物。

3. 脂肪

脂肪是高能营养素，其中的必需脂肪酸是儿童和青少年发育不可少的物质，特别是脂肪有促进脂溶性维生素吸收、改善食物的色香味和促进食欲的作用，因此脂肪也是儿童不可缺少的营养物质。青少年尤其是女孩往往为了减肥而拒绝脂肪的摄入是错误的。当然脂肪的摄入量不宜过多，目前我国有些城市小学生肥胖发生率逐年增长，已达5%～10%。其主要原因是摄入的能量超过消耗，多余的能量在体内转变成脂肪而导致肥胖。青少年每日膳食中脂肪供热比以占总热量的25%～30%为宜，略高于成人即可。

4. 碳水化合物

青少年活动量大，而且生长发育又需要许多额外的营养，热量主要来自碳水化合物，即谷类食物，所以青少年必须保证足够的饭量。对碳水化合物的供给以供热比占60%左右为宜。应该注意的是青少年应多吃多糖，少吃纯糖如蔗糖、果糖等。吃糖和甜食可使血糖很快上升，饱食感中枢兴奋，抑制食欲，因此影响食欲，也会造成蛋白质、维生素和矿物质等的摄入不足。此外，经常吃糖还容易产生龋齿。有研究报道，儿童和青少年过量吃糖可影响智力和学习成绩。因此有的国家建议食糖量每千克体重不超过0.5g，另外多种饮料含有较高的糖分，儿童少年应少饮饮料、多喝白开水。

5. 矿物质

青春期的青少年，由于骨骼、肌肉、红细胞等的迅猛增长，在矿物质营养中以钙、铁、锌尤为重要，需要量增加。但据调查此类矿物质的摄入量却往往要低于供给量，因而要加以注意。

（1）钙　青春期骨骼快速生长和成型需要大量的钙来参加。此阶段钙营养状况良好，有助于骨密度峰值的提高，可减缓老年时骨质疏松的发生、发展。此外近年来科学实验表明，脑内钙含量与青少年的注意力、记忆力有密切关系，缺钙多有注意力不集中、记忆力较差、易疲惫、学习成绩不佳等表现。

各国钙供给量差别较大，WHO 推荐 11～15 岁少年每日摄入 600～700mg，16～19 岁为 500～600mg。美国推荐为 1200mg。我国钙供给量，12 岁为 1000mg，13～15 岁为 1200mg，16～17 岁为 1000mg，18 岁为 800mg。

(2) 铁　据调查缺铁性贫血是我国青少年中主要的营养问题之一。一般 14 岁以下的少年，不论男女，血液中血红蛋白水平低于 12g/L 时均可诊断为贫血。青春期贫血患病率高，主要原因是机体缺乏铁。出现贫血时皮肤苍白、面色无华、疲倦、乏力、头晕、耳鸣、免疫力下降、记忆力衰退和思想不集中等，因为并不表现为极严重的症状，有时不足以引起重视。青少年对铁的需要量大，如女性月经来潮，一次月经量平均 40mL，可损失铁约每天 1.2mg，青少年铁的供给量女性高于男性。男性供给量为每日 15mg，女性为每日 20mg，均高于成年人。所以青少年膳食中要注意含铁丰富且铁吸收利用率高的食物，如动物肝脏、动物血、瘦肉等的搭配。饮食中要避免挑食的习惯。

(3) 锌　锌对青春期生长发育更为重要，缺锌引起生长缓慢，严重时表现为侏儒、第二性征不发育等症状，青春期锌的营养正引起各方面重视。每天青少年应从食物中得到锌 15mg 左右，才能满足正常需要。

据调查显示不少青少年血浆锌水平不高，大多处于缺乏边缘水平。膳食搭配中缺锌；或主食单一，仅以谷类为主；或膳食中大量植酸造成对锌的吸收障碍等几方面原因，都会影响青少年生长发育。

6. 维生素

维生素是保证青春期健康发育的重要因素。目前对青春期维生素需要量的研究有限，大多是从婴儿及成人的需要量上推算而来。

中国青少年膳食中维生素 A 普遍缺乏，因为乳、蛋及动物性食品用量少，主要来自蔬菜中的胡萝卜素。青春期维生素 A 供给量每天不少于 700 国际单位，才能满足正常生长发育的需要。

青少年维生素 B_1 和维生素 B_2 及烟酸的需要量均随热量摄入量的增加而增加，在紧张的脑力和体力活动期，上述三种维生素需要量也相应增加；所以在考试期间及大强度体育训练期间，应多补充富含维生素 B_1 和维生素 B_2 及烟酸等食物来满足特殊的消耗。

维生素 C 能促进发育和增加青少年对疾病的抵抗力，防止骨质脆弱和牙齿松动，青少年对维生素 C 的需要量不低于成人每天 75mg 的需要量，新鲜水果及蔬菜多富含维生素 C。其他维生素，如维生素 D、维生素 E、维生素 B_{12}、叶酸等对青少年生长发育也是必需的。总之，为避免青春期缺乏维生素，应经常注意动物性食品及新鲜水果、蔬菜的摄入。

三、青少年的营养配餐

1. 青少年营养配餐中要遵循的原则

青少年中营养不良与营养过剩现象普遍存在，常见的诸如营养失调肥胖症、节制饮食厌食症、长期素食引起的营养缺乏症、暴饮暴食营养过剩症、挑瘦拣肥的偏食症等亚健康状态。因此要让青少年懂得营养，讲究平衡膳食，科学配食，使饮食更符合健康要求。青少年营养配餐中要遵循的原则有以下几点。

(1) 合理的膳食制度　一般可采用早、中、晚三餐制，两餐间隔不超过 5h，上午可加一次点心，各餐热量要分配得当，早餐热量应占总热量的 25%～30%，午餐 40%，晚餐 25%，加餐 5%～10%。要求早餐吃饱、中餐吃好、晚餐适量。合理调配膳食，营养平衡应该符合生理功能和实际需要，如早餐要选择热量高的食物，以足够的热量保证上午的学习、活动。一些发达国家很注重早餐，不仅有牛乳、橘汁，还有煎蛋、果酱、面包和肉类食品。午餐既要补充上午的能量消耗，又要为下午消耗储备能量，因此午餐食品要有丰富的蛋白质和脂肪。至于晚餐则不宜食过多的蛋白质和脂肪，以免引起消化不良和影响睡眠。晚餐以吃五谷类的食品和清淡的蔬菜较适宜。

（2）合理搭配各种食物　一般来说，食品的种类越多所提供的营养素越全，因此膳食应多样化和合理搭配。如精白米、面与粗粮搭配，既实现了氨基酸互补，又提供了纤维素；荤素搭配不仅有利于营养素的吸收利用，还可使人的血液保持酸碱平衡。如果膳食中各种食品长期单一化或搭配不当，容易引起生理上酸碱平衡失调，也不利于营养素的吸收利用。粮谷类是青少年膳食中的主食，每日必需粮食300～500g（男高中生要绝对保证每天有500g主食）；保证足量的鱼禽蛋乳及豆类供给，每日供给肉类、禽类100～200g，豆制品50～100g，牛乳300mL，蛋50～100g，避免盲目节食。

（3）食物烹调方法要科学、尽量减少营养素的损失　烹调时考虑加热造成的损失，保证蔬菜、水果的供给，蔬菜350～500g，水果、坚果类各适量。

（4）培养良好的饮食习惯　进餐时保持良好的精神状态，心情愉快，细嚼慢咽，吃饭时不说话不看书，不偏食、不挑食，定时吃饭，少吃或不吃零食。

① 适当食用的零食：中等量的脂肪、盐、糖。如黑巧克力、牛肉片、松花蛋、火腿肠、酱鸭翅、肉脯、卤蛋、鱼片、蛋糕、月饼、怪味蚕豆、卤豆干、海苔片、苹果干、葡萄干、奶酪、奶片、琥珀核桃仁、花生酱、盐焗腰果、甘薯球、地瓜干、果汁含量超过30%的果（蔬）饮料如咖啡、山楂饮料、杏仁露、乳酸饮料等、鲜乳冰淇淋、水果冰淇淋（每周1～2次）。

② 限制食用的零食：高糖、高盐、高脂肪类。如棉花糖、奶糖、糖豆、软糖、水果糖、话梅糖、炸鸡块、炸鸡翅、炸鸡翅根、膨化食品、巧克力派、奶油夹心饼干、方便面、奶油蛋糕、罐头、蜜枣脯、胡萝卜脯、苹果脯、炼乳、炸薯片、可乐、雪糕、冰淇淋等（每周不超过一次）。

2. 食谱举例

（1）中学生一周午餐营养食谱举例　见表4-4-1。

表4-4-1　中学生一周午餐营养食谱举例

星期	食谱	食物列表									
一	米饭、蘑菇炒肉片、炒青菜	食物名称	粳米	鲜蘑菇	猪肉	青菜	植物油	蛋清	调味料		
		量/g	200	50	50	200	10	适量	适量		
二	米饭、鱼香三丝、香菇炒青菜、炝花菜	食物名称	粳米	猪瘦肉	胡萝卜	马铃薯	绿叶菜	香菇	植物油	调味料	花菜
		量/g	150	50	50	100	200	50	10	适量	适量
三	米饭、蒜苗炒蛋、西芹牛柳、菠菜粉丝汤	食物名称	粳米	蒜苗	鸡蛋	牛瘦肉	芹菜茎	植物油	调味料	菠菜	粉丝
		量/g	150	100	50	50	100	10	适量	50	适量
四	米饭、虾仁豆腐、炒青菜、虾皮萝卜丝汤	食物名称	粳米	内酯豆腐	虾仁	新鲜蔬菜	植物油	萝卜	虾皮	调味料	
		量/g	150	100	50	150	10	50	适量	适量	
五	米饭、木须肉、酱焖茄子、绿豆汤	食物名称	粳米	猪瘦肉丝	鸡蛋	茄子	绿豆	冰糖	植物油	木耳	调味品
		量/g	150	60	50	150	适量	适量	10	适量	适量

续表

星期	食谱	食物列表								
六	煮水饺、绿豆粥	食物名称	面粉	青菜	瘦肉	粳米	绿豆	植物油	调味品	
		量/g	100	150	80	50	25	5	适量	
日	米饭、孜然羊肉、香菇烧油菜、拌小青菜	食物名称	粳米	羊肉	木耳	胡萝卜	鲜香菇	油菜	植物油	小青菜	调味品
		量/g	150	100	2	50	50	150	10	适量	适量

（2）考试期间食谱举例　在复习、考试期间，营养配餐应以养神醒脑、抗疲劳、增强自身免疫力为目的。为提高膳食质量，要多供给优质蛋白质及类脂，特别是卵磷脂及维生素A、维生素 B_1、维生素 B_2 及维生素C，以补充高级神经系统紧张活动下的特殊消耗。注意粗细粮搭配，使各类谷物的营养素起到互补作用。一定不要挑食、偏食、过多吃零食；注意吃饱，否则能量不足；但也不可过饱，否则大量血液和氧从脑组织流向消化道，导致脑组织血流量减少和氧供应不足，也会使人昏昏欲睡。

① 有助于养神醒脑的配餐：见表4-4-2。

表 4-4-2　配餐举例

项目	早餐				午餐			晚餐		
食谱	全麦面包	牛乳	煎鸡蛋饺	泡菜	麻油花卷	肉末炖蛋	芥蓝炒豆腐丝	米饭	青椒羊里脊	百合花生汤
配料	全麦粉	牛乳、白糖	鸡蛋、韭菜	黄瓜、藕、甘蓝	面粉、小葱、植物油	肉、鸡蛋	芥蓝、豆腐丝	粳米	羊里脊、青椒、冬笋、鸡蛋	百合、花生米、白糖
食谱	热狗		艇仔粥		什锦焖饭		豆腐鸡蛋汤	爆炒油麦菜	排骨汤	葱油饼
配料	面包加小红肠		水发鱿鱼、蜇皮、鱼片、熟虾肉、油条、大米		大米、猪肉、蘑菇、土豆、胡萝卜、白菜		豆腐、鸡蛋	油麦菜、蒜泥	排骨	面粉、小葱、植物油

② 有助于增强记忆力的配餐：见表4-4-3。

表 4-4-3　配餐举例

项目	早餐				午餐			晚餐		
食谱	豆沙包	牛乳	三丝拌花生	五香茶蛋	红小豆饭	番茄菜花	小白菜氽肉丸子	三鲜水饺	山药核桃糕	
配料	面粉、豆沙、白糖	牛乳、白糖	莴笋、胡萝卜、芹菜、煮花生米	鸡蛋	大米、红小豆	番茄、菜花	小白菜、猪里脊肉、蛋清、海米	猪肉、大虾、笋	山药、核桃仁、红枣、白糖、鲜果	
食谱	枣豆发糕	豆腐脑	素拌四丝		米饭	爆炒生菜	五香鱼	豆腐油菜汤	熘三片	麻油花卷
配料	红枣、红小豆、面粉	黄豆	鸡蛋丝、青椒、胡萝卜、芹菜		粳米	生菜	鲜海鱼、番茄、黄瓜	豆腐、油菜、虾皮	猪腰子、青椒、葱头	面粉、小葱、植物油

任务五 中老年人群的营养与配餐

【任务导入】 中老年人身体功能衰退，大脑功能发生改变，感觉能力降低，意识性差，反应迟钝，注意力不集中等。针对中老年人群的特殊性进行营养配餐。

【任务分析】 通过了解中老年人的生理特点，掌握中老年人群营养与健康、营养要求、保健食物选择、营养配餐的基本理论，按照合理营养配餐原理及方法进行配餐。

【案例】 老年人的食谱评价和调整

【操作内容】 70岁男性老年人，以下为其一日食谱，对该食谱进行营养评价，并进行适当调整，食谱见表4-5-1。

表4-5-1 70岁男性老年人一日食谱

餐次	食物名称	食品原料和数量
早餐	白煮蛋，大米粥，馒头	鸡蛋2只(鸡蛋100g)，大米(粳米，标一)25g，面粉(特一)50g
午餐	米饭，清炒山药，蒜蓉西葫芦，炸带鱼	大米(粳米，标一)125g，山药100g，西葫芦150g，带鱼150g，植物油20mL，大蒜10g
晚餐	小米粥，馒头，马铃薯炖排骨	小米25g，面粉(特一)100g，猪大排100g，马铃薯10g，植物油10mL

【操作要求】 对上述食谱检查膳食结构，计算各营养素的提供量，针对老年人的营养需要对食谱进行调整，对调整后的食谱再行评价。

【必备知识】 中老年人膳食营养特点

一、中老年人的营养特点

我国将生物学年龄35～60岁作为中年的年龄界限。根据现代人生理及心理结构上的变化，世界卫生组织（WTO）将人的年龄界限作了新的划分：44岁以下为青年人；45～59岁为中年人；60～74岁为年青老年人；75～89岁为老年人；90岁以上是长寿老年人。这个标准兼顾了发达国家和发展中国家，既考虑到人类平均预期寿命不断延长的发展趋势，又是人类健康水平日益提高的必然结果。

1. 中老年人的生理特点

（1）中年阶段的生理特点 中年阶段人群负担着重要的社会劳动，工作经验丰富，社会责任大，工作节奏快。中年阶段既是生理功能全盛时期，也是机体开始进入衰老的过渡时期。身体经历着从旺盛到稳定、继而开始进入衰老的巨大变化过程。与青壮年相比，有如下特点。

① 基础代谢率下降：基础代谢率随着年龄增大逐渐下降10%～20%，肌肉等组织随年龄增长而减少，脂肪组织随年龄增加而增多。

② 消化、循环系统功能逐渐减退：中年阶段容易出现消化系统疾病，如慢性肠胃炎、溃疡病等。体内抗自由基的能力逐渐减弱，心血管内壁逐渐缺乏弹性，易患心脑血管疾病、肿瘤等。

③ 一些器官功能衰退：在40岁以后视力、听力、感觉、嗅觉等开始降低，情绪不稳；妇女开始进入绝经期，容易出现内分泌紊乱、骨质疏松等问题。尤其是免疫功能在这一阶段开始降低，这种变化在50岁左右和50岁以后十分明显。这就是50岁前后的中年人常常心力交瘁、易患多种疾病的重要原因。目前特别是癌症的发病率在50岁前后是高峰期。

（2）老年人的生理特点　进入老年，从外观到内在生理代谢、器官功能都有相应变化，外观形态的变化自然一目了然，代谢及生理功能变化主要表现如下。

① 代谢功能发生改变：老年人基础代谢率下降、合成代谢降低，分解代谢增高。结果是能量消耗减少。脂肪随年龄的增长而增加，脂肪更多地分布在腹部及内脏器官周围。

② 老年人骨内无机盐含量下降：导致老年人骨密度降低。一般在30～40岁时人体的骨密度达到峰值，以后随年龄增高逐年下降，老年人易患骨质疏松，骨脆性增加，容易发生骨折。绝经期妇女更是严重。

③ 器官系统的功能发生改变：消化功能减弱，营养素的吸收率降低，肠蠕动缓慢，易患便秘，同时增加了有害物质在肠内的停留时间。心血管系统功能减弱，心率减慢，心排血量减少，又因血管硬化，老年人群高血压的患病率远高于其他年龄段人群。视觉的功能减退；易发生白内障、青光眼等眼疾病。免疫系统功能逐渐降低，使老年人对外界的刺激、伤害的应变能力下降，对各种疾病更为敏感，整个机体的协调作用和对环境变化适应能力也会减退。

2. 中老年人的营养特点

（1）中年阶段的营养特点　针对中年人群健康的调查表明——中国有六成中年人健康有问题。中年阶段存在的营养性疾病有肥胖症、高血压、高脂血症、心脑血管疾病、糖尿病和肿瘤、骨质疏松等，这些疾病的发生往往与膳食结构不合理、营养素摄入不平衡有关，中年阶段如果不注意饮食与营养的科学性，不仅会导致疾病，影响个人能力的发挥，而且会加速衰老的到来。因此中年阶段的膳食营养已经越来越多地被人们重视。

（2）老年人的营养特点　老年人随年龄的增长，其各种生理变化可因疾病及外界因素的影响而加速或延缓。由于个体差异十分显著，在老年阶段与营养有关的老年性疾病中，发病率较高的有心血管疾病、骨质疏松症、肥胖症、糖尿病等。

因此老年人加强身体、心理各方面的保健对预防各种慢性疾病的发生及推迟生理功能老化进程尤为重要，其中膳食营养方面的妥善安排与调整亦是重要措施之一。

二、中老年人的营养需要

1. 中年人的营养需要

中年时期若能达到合理的营养，对延长中年期、抗衰老和延寿有重要意义，中年人的营养要求如下。

（1）能量　根据不同性别和不同劳动强度，中年人对能量摄入量要适当。随着年龄增高，应适当减少能量摄入，45～50岁减少5%，50～59岁减少10%，以维持标准体重为原则（表4-5-2）。

（2）蛋白质　对于中年人，蛋白质同样是身体健康的“基石”。随着年龄的增长，人体对食物中的蛋白质的利用率逐渐下降，只相当于年轻时的60%～70%，而对蛋白质分解却比年轻时高。因此中年人的蛋白质供给应丰富、质优，供应量也应当高一些。每日每千克体重应不少于1g，其中优质的动物蛋白质和豆类蛋白质以约占1/3为佳。蛋白质提供能量占总能量的10%～20%。

（3）脂肪　中年人体内负担脂肪代谢的酶和胆酸逐渐减少，对脂肪消化吸收和分解的能力随年龄的增长日趋降低。一般中年人饮食中脂肪提供的能量占总能量的30%以下，每天摄取的脂肪量以限制在50g左右为宜，而且以植物油为好。

表 4-5-2 几种年龄段的能量对照 单位：kcal

年龄	性别	体力活动水平				
		轻	中	重	孕妇	乳母
18～50 岁	男	2400	2700	3200		
	女	2100	2300	2700	＋200	＋500
50～60 岁	男	2300	2600	3100		
	女	1900	2000	2200		
60 岁以上	男	1900	2200			
	女	1800	2000			

(4) 碳水化合物　中年人每日主食只要能满足身体的标准需要量即可。另外，可多吃蔬菜、水果，因为增加食物中的纤维素既可饱腹又可防止心血管疾病、肿瘤、便秘等疾病发生。在每日饮食中碳水化合物提供的能量以占总能量的 55%～65%为宜。

(5) 维生素　维生素 A、维生素 C、维生素 D、维生素 E 是人体新陈代谢所必需的。中年人由于消化吸收功能减退，对各种维生素的利用率低，常出现出血、伤口出血、伤口不易愈合、眼花、溃疡、皮皱、衰老或各种缺乏维生素的症状，因而每日必须有充足的供应量。

(6) 无机盐和微量元素　锌、铜、硒等微量元素虽然占人体重量的万分之一，但它们是人体生理活动所必需的重要元素，参与人体内酶和其他活性物质的代谢。中年人容易产生某些微量元素的相对不足。如中年人对钙的吸收能力差，若加上钙的排出量增加的话，便容易发生骨质疏松，出现腰背痛、腿痛、肌肉抽筋等。

2. 老年人的营养需要

现代老年医学研究表明，人类的健康长寿受到多种因素联合作用的影响，饮食与营养就是其中重要的因素之一，合理的营养有助于延缓衰老，而营养不良或营养过剩、紊乱则有可能加速衰老的速度。因此，老年人根据自身的健康状况调整饮食结构，防止营养过剩和不足，这对保持身体健康、防止疾病、延缓衰老进程具有重要的意义。以下对老年人的营养需要进行讨论。

(1) 蛋白质　老年人应适量摄入蛋白质，饮食中尽量使用优质蛋白质，如肉、鱼、禽、蛋、乳、大豆及其制品等提供的优质蛋白质。需要注意的是老年人的蛋白质食入量不宜过多，每千克体重每天需要 1.0～1.2g，其中优质蛋白质占蛋白质总量的 40%～50%即可。在 70 岁以后蛋白质摄入还要适当减少，因为要排除蛋白质代谢产生的有毒物质会增加肝、肾的负担。一般来说，老年人蛋白质的摄入量应占饮食总热量的 10%～15%。

(2) 脂肪　老年人胰脂肪酶分泌减少，对脂肪的消化能力减弱，所以应当低脂肪饮食，同时膳食中以含不饱和脂肪酸的植物油如豆油、花生油、玉米油、芝麻油等为主，可预防高脂血症、肥胖。老年人脂肪摄入量应占饮食总热量的 20%。

(3) 热量　老年期代谢功能降低，体力活动较少，每天热量以能满足人体生理需要为合适，以免过剩的热量转变为脂肪储存体内而引起肥胖。在此期间热量摄入量应随年龄增长逐渐减少，61 岁后应较青年时期减少 20%，70 岁以后减少 30%。一般而言，每日热量摄入 6.72～8.4MJ（1600～2000kcal）即可满足需要，体重 55kg 每日只需摄入热量 5.88～7.65MJ（1400～1800kcal）。

(4) 碳水化合物　老年人应节制碳水化合物的摄入。碳水化合物的摄入量一般应占总热量的 50%～60%。由于老年人糖耐量低、胰岛素分泌减少且对血糖的调节作用减弱，容易发生血糖增高。有报告认为蔗糖摄入过多可能与动脉粥样硬化等心血管病及糖尿病的发病率有关，因此老年人不宜食含蔗糖高的食品；过多的糖在体内还可转变为脂肪，并使血脂增高。但是，水果和蜂蜜中所含的果糖，既容易消化吸收，又不容易在体内转化成脂肪，是老年人理想的糖源。所以老年人应控制糖果、精制甜点心的摄入量，一般认为每天摄入蔗糖量不应超过30～50g。

（5）矿物质　矿物质在体内具有十分重要的功能，矿物质不仅是构成骨骼、牙齿的重要成分，还可调节体内酸碱平衡，维持组织细胞的渗透压，维持神经肌肉的兴奋性，构成体内一些重要的生理活性物质如血红蛋白、甲状腺素等。

① 钙：老年人对钙的吸收率一般在20%以下。钙的摄入不足易使老年人出现钙的负平衡，体力活动的减少又可降低钙在骨骼中的沉积，以致骨质疏松症及骨颈骨折比较多见。因此，钙的充足供应十分重要，我国营养学会推荐成人每日膳食钙的供给量为800mg即可满足老年人的需要。

② 铁：老年人对铁的吸收利用能力下降，造血功能减退，血红蛋白含量减少，易出现缺铁性贫血，因此铁的摄入量也需充足，我国营养学会推荐老年人膳食铁的供给量为每日12mg。此外，微量元素锌、铜、铬在每日膳食中也需要有一定的供给量以满足机体需要。

（6）维生素　老年人由于体内代谢和免疫功能降低，对各种维生素的摄入量应充足，以促进代谢平衡及抗病能力。老年人由于食量减少，生理功能减退，易出现维生素A缺乏。膳食中维生素A的推荐供给量为每日800μg。老年人因户外活动减少，由皮肤形成的维生素D量降低，易出现维生素D缺乏。故每日维生素D的摄入量应达到10μg（400U）。此外，每日维生素E的最大摄入量以不超过400mg为宜；每日维生素B_1、维生素B_2的膳食推荐量为1.3mg；每日维生素C的膳食推荐量为100mg。

（7）膳食纤维　膳食纤维对预防老年性便秘、改善肠道菌群、改善血糖及血脂代谢等都特别有益。随着年龄的增长，膳食纤维有利于非传染性慢性病如心脑血管疾病、糖尿病、癌症等疾病的预防。粗粮中及蔬菜中含有大量的膳食纤维，老年人应注意加强这方面食品的摄入。

三、中老年人的营养配餐

1. 中年人的饮食与营养

中年是一个重要的生命阶段。根据以上中年人营养需要，在饮食方面需要注意的是：控制总热量供给，保证蛋白质、碳水化合物、脂肪供给前提下，应保持提供适量的优质蛋白质，同时限制纯糖的摄入，增加功能性多糖的比例，注意食用防癌食物，保持低脂肪、低胆固醇饮食，达到节食目的；保证含钙、铁等矿物质丰富的食物的供给；讲究科学的烹调方法；控制每日摄入的食盐量为6g以下。

2. 中年人的营养食谱举例

见表4-5-3。

表4-5-3　45岁男性，轻体力劳动者的营养食谱举例

餐次	食谱	配料								
早餐	馒头、牛乳、白糖	食物	纯鲜牛乳	标准粉	白糖					
		量/g	250	80	10					
午餐	大米饭、金针菇肉丝、百合炒虾仁、丝瓜汤	食物	粳米	猪瘦肉	金针菇	百合	虾仁	玉米粒	丝瓜	植物油	调味品
		量/g	160	50	20	30	10	50	150	12	适量
晚餐	大米饭、清蒸带鱼、番茄蛋汤	食物	粳米	带鱼	蒜	番茄	鸡蛋	植物油	调味品		
		量/g	150	50	10	100	6		适量		
晚点		西瓜(200g)								

注：本食谱供能量2400kcal、蛋白质80g，其他营养素基本符合中年人要求。

3. 老年人饮食原则

老年人健康饮食应注意营养平衡、适度、清淡、卫生、多样。根据以上对老年人营养素摄取的分析，调控食物的总原则是三低（低碳水化合物、低脂肪、低盐）、两多（多蔬菜、多水果）、一适量（适量蛋白质）。在饮食配餐上注意食物多样化，合理搭配主副食，粗细兼顾；蔬菜、水果摄入充足；饮食有节，忌暴饮暴食，可以采用少食多餐的就餐次数；合理烹调，口味宜清淡，严格控制食盐的摄入量；保持良好的生活习惯。

总之，中老年人在饮食上最好做到：数量少一点，质量好一点，果蔬多一点，菜要淡一点，品种杂一点，饭菜香一点，食物热一点，饭要稀一点，吃得慢一点，早餐好一点，晚餐早一点。

4. 老年人的营养食谱

据中国居民平衡膳食宝塔，老年人每天应吃的五种主要食物参照表 4-5-4。该额度是每人每天需要的总能量，根据个体差异可做相应的调整。老年人三餐热量分配一般是早餐占30%，午、晚餐各占35%。

表 4-5-4 老年人每日食物参照

食物	谷类食物	油脂类	糖	盐	乳类及乳制品	豆类及制品
量/g	300	<25	<25	<6(WHO 推荐)	220	100
食物	鱼虾类	禽,肉	蛋	水果	蔬菜	
量/g	75	50	50	100～150	250～300	

举例：60 岁老年人食谱（表 4-5-5）。

对象：60 岁男性，轻体力劳动者。以下食谱供能量 2000kcal，蛋白质 71g，其他营养素基本符合老年人要求。

表 4-5-5 60 岁老年人一日食谱举例

餐次	食谱	配料									
早餐	豆腐脑、素包子	食物	豆腐脑	香菜	鸡蛋	标准粉	青菜				
		量/g	70	5	35	80	50				
午餐	米饭、香菇烧小白菜、炒胡萝卜丝、菠菜紫菜汤、冬笋炒肉	食物	粳米	小白菜	香菇	肥瘦猪肉	胡萝卜	冬笋	菠菜	紫菜	植物油
		量/g	150	200	10	100	50	50	50	10	20
晚餐	烙春饼、炒合菜、红豆小米粥	食物	标准粉	猪肉	绿豆芽	菠菜	韭菜	粉条	小米	植物油	红豆
		量/g	70	25	100	100	20	20	35	10	15

任务六 特殊环境人群的营养与配餐

【任务导入】 在一定情况下，人们可能不可避免地要在特殊的环境条件下（高温、低温、高原等）生活和工作，甚至不可避免地接触各种有害因素（重金属铅、汞、镉，芳香类苯、苯胺、硝基苯等）。应该如何针对特殊环境下的人群进行营养与配餐呢？

【任务分析】 在特殊环境条件下或特种作业下生活或工作的人群，常常会出现生理异常、代谢紊乱或损害特定的靶组织或靶器官。人体能否适应这些不良环境而不至于影响正常的生理代谢及健康状况，这与人体自身营养状况及营养摄入存在着密切的关系。因此，了解特殊环境条件下人群的营养与需要，搭配合理膳食都是十分必要的。

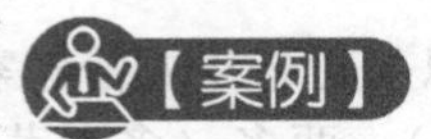

【案例】针对运动员的营养配餐

【操作内容】 某男，篮球运动员，25 岁，其体格测量结果见表 4-6-1。

表 4-6-1 体格测量结果

身高/cm	体重/kg	腰围/cm	臀围/cm	肱三头肌皮褶厚度(TSF)/mm	肩胛下角皮褶厚度/mm
182	88	112	108	12	40

请根据上述人体测量数据安排该男子一周的配餐。

【操作要求】 要求完整写出计算过程、评价参考标准和营养注意事项。

【必备知识】特殊条件下人群的膳食营养特点

一、高温环境条件下人群的营养与膳食

1. 高温环境对人体生理代谢的影响

高温环境一般指 35℃以上的生活环境和 32℃以上的工作环境。在这样的高温环境条件下生活和工作，人体的代谢和生理状态会发生一系列的变化。如人体通过大量出汗来调节体温，但同时会造成体内水分、无机盐、水溶性维生素及可溶性含氮物质的损失，使人体脱水、血液变浓、心跳加快、心慌、头晕、肾功能及消化功能减退等，这些变化会引起工作效率降低，同时影响人体健康。为了减轻这些不利影响，有必要研究探讨高温环境条件下的营养要求及合理膳食。

2. 高温环境条件下人群的营养要求

(1) 补充水分和无机盐　高温环境下，人体为调节正常体温，通过大量出汗释放体内热量，每天出汗量一般达到 3～5L，其中含有 99%的水分、0.3%的无机盐成分，还有少量维生素及氮物质等，若失水超过体重的 2%，又未能及时补充，人体会出现不同程度的中暑症状。

通常人们多凭口渴饮水，口渴感是在人体失水且占体重的 1%～2%时产生。但口渴常常不能准确反映人体真实缺水情况，如处于高温环境者的口渴感往往只需饮入失水量的 1/4～2/3 即可解除，因而主张最好按出汗量饮水。高温中水的补充量应以保持人体水的平衡为原则，摄入的水过多或过少都是不利的。补充水分的方式以少量、多次补充为宜。一般高温作业工人 8h 工作时间内的饮水供给参考量：中等强度劳动在中等气象条件时为 3～5L；高强度劳动在气温及辐射热强度特别高时为 5L 以上。

高温作业者应补充无机盐成分，主要有钠、钾、钙等，可利用膳食适当增加食盐的摄入量，多吃钾、钙等含量丰富的果蔬及豆类制品，严重缺乏时可服用混合盐片（含钠、钾、钙、镁等）。高温作业者钙的供给量应较常温作业者高，达到每人每天 800mg。铁的供给量则应按常温作业者的供给量增加 10%～20%。锌的供给量不论对于成年高温作业者或对于夏季条件下 11 岁以上青少年均不应低于 15mg。

(2) 供给充足的多种维生素　人体通过排汗、排尿损失的维生素以水溶性维生素较多，其中主要有维生素 C、维生素 B_1、维生素 B_2。为保持正常代谢，高温环境条件下维生素 C 每日摄入量 100～200mg，维生素 B_1 和维生素 B_2 每日供给量分别为 2.5mg 和 4mg。

(3) 适当补充蛋白质和能量　高温环境条件下，人体通过汗液、尿液、粪便等排泄方式使含氮物质流失量增加，人体往往出现负氮现象。所以高温作业人员每日摄入的蛋白质以占总能量的 15%为宜，即蛋白质的量为 100～200g。

高温环境条件下，人体散热，使体内各种代谢增强，能量消耗也随之增加，专家建议，在30～40℃的环境中，应在正常能量推荐摄入量的基础上每增加1℃，能量增加0.5%左右。

此外，高温作业者的脂肪供给量以不超过总热量的30%为宜，碳水化合物占总热量的比率以不低于58%为宜。

3. 高温环境条件下人群的合理膳食

① 在高温环境条件下的人群应以汤、粥、淡盐水、饮料等作为水分补充的重要措施，尤以凉性的绿豆汤、莲子粥为佳，可起到防暑降温作用。

② 膳食中要注意多吃含无机盐、维生素丰富的蔬菜、水果及豆类食品，果蔬中的有机酸可有效刺激消化液分泌，从而引起食欲，并有利于食物的消化吸收。蔬菜中含有丰富的钾和钙，谷类、豆类和肉类都含有丰富的钾和镁，这些食物对于因出汗而丢失了大量钾、钙、镁的高温作业者是必需的。

③ 合理搭配动植物蛋白食品，注意优质蛋白质的供应。

④ 一日三餐的主食不可缺少，以保证能量的需要及提高其他营养素的吸收率。高温作业者维生素B_1、维生素B_2、维生素C和维生素A的需要量增加，膳食中应多配合这些维生素较多的食物。含维生素B_1较多的食物有小麦面（不宜太精白）、小米、豆类、瘦猪肉等；含B族维生素和维生素A较多的食物有动物肝脏和蛋类；含维生素C和胡萝卜素较多的食物为各种蔬菜。

二、低温环境条件下人群的营养与膳食

1. 低温环境对人体生理代谢的影响

低温环境是指人体长期处于10℃以下或长期在局部10℃环境下工作的环境条件。它包括地理环境因素及某些特殊工种因素所造成的不良环境。低温环境下人体皮肤血管收缩，皮肤降温快，导致人体热量消耗大。另外，低温环境下，人体各种腺素分泌增多，体内氧化代谢较为突出，耗氧量增加，若体内能量储备丰富或补充及时，人的御寒能力就比较强。此外，低温环境下，人体消化液增多，酸度增高，食物消化快，使人的食欲增强，有饥饿感。

2. 低温环境条件下人群的营养要求

（1）供给充足的能量　在低温环境下，热量消耗增加约10%，要摄入足够的能量物质以维持能量平衡。在三大能量物质中，脂肪热量高，耐寒力强，膳食构成中脂肪能量比为35%左右，蛋白质能量占15%，碳水化合物能量占50%左右。

（2）供给充足的维生素　维生素与低温适应性关系密切，根据实验证明，摄入充足的维生素，动物和人都有较高的耐寒性。一般认为低温条件下各种维生素需要量均比常温下高30%～50%。如每日维生素C摄入量为100mg左右，维生素B_1、维生素B_2分别为2mg、2.5mg，维生素A的摄入量为1500μgRE，烟酸为15mg。

（3）注意无机盐和微量元素的摄入　低温条件下，无机盐和微量元素的供给应稍高于正常水平，其中以钠、钾、钙的无机盐为主。

3. 低温环境下人群的合理膳食

（1）保证充足的热量供给　适当增加粮谷类、食用油脂及动植物食品。

（2）供给新鲜蔬菜和水果　保证各种维生素的摄入，以提高耐寒能力。在水果、蔬菜缺乏的地区或季节，可以食用果蔬加工制品，也可以适当补充维生素片剂。

三、职业性接触有毒有害物质人群的营养与膳食

在生产环境中，从事职业性接触有毒有害物质作业的人员，如不注意防护，可能发生职业中毒，使神经系统、血液系统、消化系统等出现中毒症状。事实表明，机体的营养状况与

化学毒物的作用及其结果具有密切的联系，许多毒物如四氯化碳、三氯甲烷、二氧化氮、氯乙烯等均可形成自由基和脂质过氧化，引起生物膜脂质过氧化，破坏细胞结构，使之失去功能甚至发生癌变，但是，多种营养素具有一定的解毒、清除自由基和抑制脂质过氧化的作用。因此在日常工作及生活中应注意从业者的膳食搭配。

1. 接触铅作业人员的营养与膳食

(1) 铅对人体的影响　铅的用途很广，是我国最常见的工业毒物之一。铅及其化合物主要存在于冶金、印刷、陶瓷、蓄电池、油漆、染料等行业中。铅的危害主要是通过消化道和呼吸道进入人体，分布在肝、肾、脾、肺、脑中，以肝脏中浓度最高；铅蓄积在骨骼系统中，引起神经系统和造血系统损害，从而引起多种慢性或急性中毒。

(2) 接触铅作业人员的营养与膳食

① 供给充足的维生素：铅可促进维生素C的消耗，而维生素C对预防铅中毒有较好效果，它可以与铅结合成难溶态的抗坏血酸铅盐，降低铅的吸收。膳食中要多食用含维生素C丰富的食品或补充维生素C片剂。另外，维生素A、维生素B_1、维生素B_{12}等在预防铅中毒方面也有一定作用。

② 蛋白质：充足的蛋白质可以提高机体对铅的抵抗力，减轻对铅的吸收。蛋白质的供给量应占总热量的14%～15%。

③ 脂肪：脂肪可促进铅在小肠内的吸收。膳食中应减少脂肪的摄入量。

④ 多糖：果胶膳食纤维可以使肠道中的铅沉淀，降低铅在体内的吸收。应多吃含果胶及膳食纤维丰富的水果、蔬菜及其制品。

⑤ 钙磷比与酸碱食品：铅在体内代谢与钙相似。体液的酸碱性不同，铅在体内存在的形式及沉淀的部位不同。当体液呈酸性时，铅离子形成$PbHPO_4$，反之则形成$Pb_3(PO_4)_2$，前者在水中的溶解度是后者的100倍，前者主要存在于血液中，后者主要在骨骼中沉积。急性中毒期应补充碱性食品，使铅暂时沉积在骨骼中，待急性期后再补充酸性食品，使骨骼中的铅以$PbHPO_4$的形式溶出并排出体外。

2. 接触苯作业人员的营养与膳食

(1) 苯对人体的影响　苯属于芳香族碳水化合物，主要用于有机溶剂、化工原料等，接触苯的工作主要有炼焦、石油裂化、油漆、染料、塑料、合成橡胶、农药、印刷以及合成洗涤剂等。苯主要以蒸气形式经呼吸道吸入体内，是一种神经细胞毒物，可损害骨髓，破坏造血功能，毒性很大。

(2) 接触苯作业人员的营养与膳食

① 增加优质蛋白质的摄入：膳食蛋白质对苯的毒性有防护作用。在保证合理的平衡膳食的基础上，补充优质蛋白质十分重要，蛋白质对预防苯中毒有一定的作用。苯的解毒过程主要在肝脏内进行，一部分直接与还原型谷胱甘肽结合而解毒，而膳食蛋白质中含硫氨基酸是体内谷胱甘肽的来源。

② 脂肪含量不宜过高：苯属于脂溶性有机溶剂，摄入脂肪过多可促进人体对苯的吸收，增加苯在体内的蓄积，并使机体对苯的敏感性增加，因此在膳食中保持一般水平即可。

③ 碳水化合物可以提高机体对苯的耐受性：因为碳水化合物的代谢产物葡萄糖醛酸具有解毒作用，在肝、肾等器官内苯与葡萄糖醛酸结合，随胆汁排出。

④ 提高维生素的摄入量：据动物实验观察，苯中毒的动物体内维生素的量偏低，维生素C较为突出。建议每日补充维生素C 150mg，维生素K、维生素B_1、维生素B_2、烟酸对治疗苯中毒有一定疗效。为预防苯中毒所致的贫血，还应适当增加铁的供给量，并补充维生素B_6、维生素B_{12}及叶酸。

3. 接触汞作业人员的营养与膳食

(1) 汞对人体的影响 汞在现代工业中有着广泛的应用，主要存在于汞矿的开采、冶炼、实验、测量仪器的制造和维修、水银温度计的制造。化学工业用汞也较多，农药、化妆品等都有接触的机会。如防护不当，均可引起中毒，汞中毒也是常见职业病之一。汞是常温下唯一以液态形式存在的金属，易蒸发，易吸附。汞可以通过呼吸道、消化道、皮肤侵入人体，主要蓄积于肾脏，其次为肝脏、心脏及中枢神经系统。轻者出现口腔炎，重者出现如胃功能紊乱，尿中出现蛋白质、红细胞甚至肝肿大等不同的中毒症状，应及时治疗和进行膳食调理。

(2) 接触汞作业人员的营养与膳食 接触汞作业人员在膳食中应补充动植物优质蛋白质，特别是富含含硫氨基酸、半胱氨酸的蛋白质。果胶、膳食纤维等物质也可以与汞结合，加速汞排泄。硒和锌对于汞毒性的防护作用已被人们认同，膳食中可以适当添加。维生素A、维生素E可抑制汞的毒性作用。因此接触汞作业人员可以考虑选择含硒较高的海产品、肉类、肝脏等，含维生素E较多的绿色蔬菜、乳、蛋、鱼、花生与芝麻等。

4. 接触磷作业人员的营养与膳食

(1) 磷对人体的影响 磷在人体中是重要的元素之一，但体内磷应适量，尤其是不能超过钙的含量，否则，磷与钙就会结合成不溶于水的磷酸钙，被排出体外，引起低钙血症，导致神经兴奋性增强，手足抽搐和惊厥。

(2) 接触磷作业人员的营养与膳食

① 补充维生素：维生素C可促进磷在体内氧化，每日应补充维生素C 150mg左右；维生素B_1、维生素B_2也同样被消耗，应分别补充4mg、1.5mg，因此，要多食用含维生素丰富的食物。

② 三大能量物质的摄入要求：膳食中要摄入丰富的碳水化合物，同时要保证优质蛋白质的摄入，但脂肪量应减少。

5. 接触农药作业人员的营养与膳食

生产和使用农药及食用农药超标食物的人员都会不同程度地受到农药的危害，尤其是过去常使用的毒性大且难降解的有机磷、有机氮、砷化物、汞化物等对人体造成的危害都很大，进入体内可长期蓄积，损害中枢神经系统和肝、肾等器官，现在很多毒性大的农药已被禁止使用，近年来已发明和使用许多毒性低的农药。但仍要求接触农药人员在操作过程中注意防护，使用时按浓度要求配制和喷洒。另外，要注意合理膳食，酪蛋白高的食物可缓解农药造成的危害，维生素C也具有一定的降解作用。注意多食用一些解毒食物，如绿豆、猪血、鸭血、绿茶等。

综上所述，接触有毒有害物质人群的营养与膳食主要原则：第一，满足机体正常基本的营养要求，针对不同有毒物质对人体造成的伤害，通过合理膳食补充相应的营养素来增强机体对外界有害因素的抵抗力，尽量减少有毒有害物质对人体的伤害。第二，通过普及营养知识，增强人们对职业病的认识和预防知识，也是降低职业病发生率的途径之一。第三，对于一些接触粉尘、纤维等物质的人群，除注意防护外，日常饮食中应注意选择一些具有解毒性的食物，这类食物有动物血、木耳、绿豆、海带、茶叶、无花果、胡萝卜等。

四、运动员的营养与膳食

对于从事职业运动和越来越多爱好体育运动的人来说，在运动过程中，要保持良好的体能，提高训练效果和比赛成绩，合理的营养与膳食是基本的保证，并且在现代竞技体育中的位置越来越突出。

1. 运动对人体生理的影响

运动员在训练和比赛过程中，肌肉活动量增大，能量消耗也比较大。体内能量物质包括体内多种糖原如果摄入或储备不足，则运动员的体能和耐力会明显下降。通过排汗释放代谢产生的热量，维持体温，同时也会造成水、无机盐、水溶性维生素、含氮物质等的损失，如不及时补充这些营养，运动员会表现出体温升高、心率加快、心排血量下降、呼吸受阻，有疲劳乏力的感觉。

2. 运动员的共同营养特点

（1）能量需要 运动员的营养和膳食与普通人有明显差异，运动员的活动量大，能量消耗也较大，每天能量消耗在2400～3500kcal，为保持能量平衡，应注意膳食中热量物质的摄入。

① 碳水化合物：是运动员最重要的供能物质，它产热直接而迅速，其代谢产物可通过呼吸、汗液及尿液排出体外，碳水化合物在膳食中以占总热量的60%左右为宜。

② 蛋白质：对运动员十分重要，蛋白质对机体的力量素质和神经素质具有特殊的营养作用。在剧烈运动过程中，体内蛋白质分解加速。所以运动员膳食中要增加优质蛋白质的供给量。蛋白质的需要量可按1.8～2.0g/kg计算，蛋白质占总热量的15%左右，力量型项目可在此基础上有所增加。

③ 脂肪：供给量略有减少，因为脂肪在体内要有充足的氧才能被氧化而有效地利用，而运动时机体多处于缺氧状态，膳食中脂肪过多，加速体内缺氧状态，不利于运动员正常代谢，从而影响正常水平发挥，脂肪应占总热量的25%左右。

应该强调的是，在运动员膳食中必须保证供给充足的碳水化合物。有人认为吃肉长肉，可以保证体能，这是错误的认识。运动员膳食中若蛋白质、脂肪摄入过多，必然导致蛋白质、脂肪的堆积，蛋白质、脂肪的代谢废物存留在躯体内，造成身体负担，带来各种疾病，以及其他营养素如钙、铁类的流失等。

（2）维生素在运动员营养中很重要 合理地增加维生素的供给量，可以改善机体功能，提高运动成绩，主要包括有维生素C、维生素A及多种B族维生素。在烹调中掌握恰当的受热时间，尽量减少维生素的损失。

（3）水和无机盐对运动员尤为重要 因为运动时能量消耗大、排汗量大、水和无机盐损失也较大，运动员训练中要注意补水的问题。实际上，出汗至体重的2%～3%，其能力就会下降。除正常膳食补充外，运动饮料成为现代体育中运动员的首选饮品。

一般来说运动饮料糖含量以6%～8%为宜，添加0.3%氯化钠和0.1%氯化钾效果更佳。

3. 不同运动项目的不同营养需要

（1）田赛、举重、武术等运动项目的营养需要 这些项目的运动员运动时要有良好爆发力和动作协调性。速度型运动的代谢特点是能量代谢率高，活动中高度缺氧，能量来源主要由糖原无氧酵解供应，短时间大强度运动形成的酸性代谢产物在体内堆积。该项目运动员的体重一般较大，肌肉粗壮，一日总热量消耗量较高，对碳水化合物的量有较高的需求；食物应提供丰富的蛋白质，蛋白质食物占总热量的15%或更多（减重期可达18%～20%），蛋白质的供给量应提高到每千克体重2g以上，其中优质蛋白质至少占1/3。提供充足的维生素B_1、维生素B_2；为了保证神经肌肉的正常功能，减少体液酸度增加的趋势，体内应有充足的碱储备，适当补充钠、钾、钙、镁。

（2）击剑、体操、射击、跳水、小球类等运动项目的营养需要 这些项目运动员在训练过程中神经活动紧张、动作变化多，要求动作协调并具备良好的速率和技巧。本类项目运动的能量消耗不多，要求热量供给平衡，控制体重与体脂水平，使体脂到达维持健康和功能要求的最低水平。热量供给量大致为50kcal/kg，食物脂肪的供给量不宜过高，以保持在总热量的30%左右为宜；为保证神经活动紧张过程的需要，食物应提供充分的蛋白质，占总热量的12%～15%；为保证神经系统的功能，维生素B_1的供给量应达到每日4mg，维生素C 140mg。此外，在乒乓球、击剑等项目运动员运动过程中视力活动紧张，应保证充足的维生素A供给，每日达到1800～2400视黄醇当量。

(3) 足球、篮球、排球等运动项目的营养需要 这些运动要求机体在灵敏性、技巧性、柔韧性和力量等方面较全面，运动时体能消耗较大。除保证足够的能量摄入外，补充优质蛋白质食品及各种维生素等的供给也应全面考虑。足球运动员的消耗要多于其他球类项目，所以摄取的食物发热量也要相应增多。球类训练或比赛的间歇期，要给运动员增加一些含电解质及维生素丰富的饮料。

(4) 各种径赛、自行车、滑雪、游泳等运动项目的营养需要 这些运动特点是运动时间长，运动中无间隔，运动员要求耐力强，物质代谢以有氧氧化为主，热量和各种营养素消耗大。因此耐力运动员对各种营养素的需要量均较高。运动员的饮食必须含有丰富、优质的蛋白质、铁、维生素C及各种B族维生素，保证血红蛋白和呼吸酶维持较高的水平，以维持正常呼吸代谢，增强机体耐力，消除疲劳。食物中应减少脂肪的摄入量，以减轻肠胃的负担和氧的消耗。

4. 运动员在比赛前、比赛中及比赛后的营养要求

(1) 比赛前的营养要求 赛前10d左右属于赛前调整期，此期间运动量少，饮食中的热量相应减少，以免体重增加而影响比赛成绩。另外，要减少酸性食品的摄入，体液偏酸对比赛不利。

(2) 比赛中的营养要求 如马拉松、公路自行车等运动量大，持续时间较长的运动项目比赛，常需要在比赛途中供给易于消化吸收的流质或半流质食品及运动饮料等，补充一定的能量、水分、无机盐和维生素等营养素。

(3) 比赛后的营养要求 对运动量大、运动时间长、体力消耗大的运动员，比赛后应及时服用100g左右葡萄糖，这对促进肝糖原的储备、保护肝有良好的作用。此外，比赛后2～3d的膳食应与比赛前的大致相同。同时，要合理安排运动量并保证正常的睡眠时间。

5. 运动员的合理膳食

运动员膳食应针对不同的项目，根据训练、比赛及比赛后的不同时期进行合理调配。主食以米、面制品为主，并辅以瘦肉、乳类、豆制品、花生、核桃等优质蛋白质食品，富含维生素和矿物质丰富的水果、蔬菜也是必不可少的重要食物，另外，蛋类是运动员每日的必备食品。运动员在膳食安排上要注意营养素全面，营养平衡，食物要多样化，保证食物新鲜和质量，对于一些项目的特殊营养要求，可适当补充运动员保健食品，运动饮料也是很多项目的首选饮品。运动员进餐时间也有一定的要求，最好在运动前2h左右进餐，运动后休息40～60min再进餐，这样有利于运动员正常发挥和机体各系统的恢复。

任务七 了解饮食与美容

【任务导入】 追求美丽是一种生活态度，生活水平的提高使人们对美容的期望越来越强烈。虽然人们的审美观一直在改变，但对美的追求一直不会变。本任务要求了解与美容相关的食物，养成良好的生活习惯。

【任务分析】 中国博大精深的饮食文化表明：饮食不仅可以维持生命，还可以达到食疗、食补及通过饮食达到保健、美容的目的。通过饮食来美容，是现代人追求美的一条绿色渠道。美容不仅指美肤，还包括美眼、美齿、美发及形体美，体现一个人的整体美。

【案例】 美容与健身

【操作内容】

（1）自制美容护肤品　许多美容食物，除了可以食用外，也可通过外用法来体现其美容作用，自制的美容护肤品具有制作简单、使用方便、功效大、无副作用、原料广、经济实惠等优点。

（2）30d运动健身方案的制订　王先生，40岁，自觉身体健康，略胖（BMI=26），请为其制订一套运动健身方案。

【操作要求】

① 分组针对不同年龄段女性或男性肤质自制美容护肤品，说明该制品的特殊功效及使用方法。

② 依据王先生身体状况进行健康评估，并确定相应的运动目标，为他制订一套运动健身方案。

【必备知识】 美容健康知识

一、饮食营养与美肤

1. 健康皮肤对营养素的要求及主要食物来源

科学已证明皮肤的健美与膳食中各种物质的摄取密切相关，如果皮肤得不到体内丰富的营养供给，即使是高级的化妆品，也难以使其健美。因此，必须从膳食中摄取各种营养物质，以供给皮肤的需要。健康皮肤的主要特征是皮肤不油腻、不干燥、有光泽、有弹性等。拥有健康皮肤，饮食营养非常重要。

（1）水分　水分也称天然的美容保湿剂，它在人体体液中含量高达70%，而皮肤内水分占人体中水分的18%～20%。当人体失水时，导致皮肤弹性下降，皮肤干燥，皮脂腺分泌减少，会使皮肤失去光泽，甚至容易出现皱纹。为保证人体健康以及皮肤健美，专家建议，成人每天需水量为3000～3500mL，除饮食摄入外，每天应补充1500～2000mL水。注意养成晨起、睡前喝一杯水以及“不渴也喝”的良好饮水习惯，可起到很好的美容保健作用。

（2）维生素　多种维生素参与皮肤健美。

① 维生素A：维生素A具有保护皮肤和黏膜的作用，它可使目光明亮，皮肤滋润、细腻、有光泽。如果维生素A缺乏，则毛囊中角蛋白栓塞，致使皮肤表面干燥、粗糙甚至出现皲裂。饮食中要多食用富含维生素A的食物以及富含胡萝卜素的果蔬类食物。

富含维生素A主要食物来源：动物肝脏（狗肝不可多食），全脂乳及其制品，绿色和黄色蔬菜如红心甘薯、胡萝卜、青椒、南瓜等。

② 维生素B_2：也称核黄素，它可维持皮肤正常新陈代谢，使皮肤光洁柔滑、去斑、减少色素沉积，还可减轻化学物质对皮肤的伤害。维生素B_2缺乏可以引起口唇炎、舌炎、口角溃疡、面部痤疮等疾病。

富含维生素B_2主要食物来源：动物肝肾、瘦肉、蜂蜜、乳类、蛋类、大豆及其制品、绿色蔬菜。

③ 维生素E：维生素E具有抗氧化、促进新陈代谢、改善皮肤血液循环、维持毛细血管正常通透性、防止皮肤老化和机体衰老的作用，可提高维生素A的吸收率，减少和抑制

色素物质在皮肤中的沉积，还可以预防青少年面部痤疮（青春痘），具有护肤美颜、抗衰益寿的作用。在饮食中，要多摄入含维生素E丰富的食物，如植物油脂、大豆制品、绿豆、赤小豆、黑芝麻、核桃等，另外，也可以每天补充一粒维生素E胶囊，对于中年以上的妇女可起到很好的美容养颜效果，对于吸烟者来说，也是减轻毒害的很好的方法之一。

富含维生素E的主要食物来源：坚果类、植物油、大豆及其制品、绿豆、赤小豆、黑芝麻、核桃、鸭蛋、地瓜、大蒜、菠菜、鲫鱼及海虾。

④ 维生素C：维生素C是一种抗氧化剂，可防止黑色素生成，减少皮肤色素的沉着，维生素C缺乏可引起皮肤干燥、粗糙等。

富含维生素C主要食物来源：柑、橘、橙、柚、鲜枣、猕核桃、草莓、梨、菜花、莴苣叶、柠檬、番茄、山楂以及各种深色蔬菜。

（3）无机盐　在多种无机盐中，铁、锌、钾对美肤起重要作用。铁是血红蛋白的基本成分，缺铁时可引起贫血、皮肤苍白、皮肤干燥、嘴角裂口等症状。锌参与体内各种酶的合成，维持皮肤黏膜的弹性、韧性、致密度和使皮肤细嫩滑润。缺锌时皮脂溢出增加，面部易患痤疮，易使皮肤感染。钾可维持皮肤和机体的酸碱度，是维持细胞内的渗透压和新陈代谢不可缺少的物质。膳食中注意摄入以上矿物质，可使皮肤光泽红润、富有弹性，减少皮肤炎症的发生。

富含钾的主要食物：麸皮、豌豆、大豆、马铃薯、甘薯、萝卜、榨菜、花生、海带、紫菜、肉松、咖啡、茶叶等。富含铁、锌的食物：动物肝、蛋黄、海带、芝麻酱、瘦肉、牡蛎及海产品。

（4）膳食纤维　膳食纤维虽然不能被人体消化吸收，但却具有独特的保健作用，可预防便秘，使体内毒素及时排出体外，调节内分泌，保持皮肤健康，使皮肤有光泽、无色斑、无痤疮等。

（5）蛋白质　蛋白质是构成细胞的主要成分，若蛋白质缺乏，则影响生长发育，皮肤苍白、干燥、老化、无光泽，还可出现营养不良性水肿。蛋白质中的胶原蛋白能使皮肤细腻并富有光泽，减少皱纹，弹性蛋白可使人的皮肤弹性增强，使皮肤光滑有弹性。人们常说的多吃动物皮如猪皮、猪蹄、动物筋腱等可以美容是有道理的，因为这些食物中含有丰富的胶原蛋白和弹性蛋白。

2. 不同类型皮肤的营养与膳食

人类的皮肤根据其特点基本上有中性皮肤、油性皮肤、干性皮肤、混合型皮肤、过敏性皮肤等。

（1）油性皮肤的营养与膳食　油性皮肤的油脂分泌多，易吸附一些污物，堵塞毛孔而通气性不好，易生粉刺和痤疮。但油性皮肤保温性好，有光泽，不易出现皱纹。油性皮肤者，饮食宜选用凉性、平性食物，如冬瓜、丝瓜、白萝卜、胡萝卜、竹笋、大白菜、小白菜、卷心菜、莲藕、黄花菜、荸荠、西瓜、柚子、椰子、银鱼、鸡肉、兔肉等。少吃辛辣、温热性及油脂多的食品，如奶油、奶酪、奶油制品、蜜饯、肥猪肉、羊肉、狗肉、花生、核桃、桂圆肉、荔枝、核桃仁、巧克力、可可、咖喱粉等。

（2）干性皮肤的营养与膳食　干性皮肤的油脂分泌少、皮肤干燥、脱屑多、缺乏光泽，容易出现皮癣、皱纹。在饮食上干性肤质的人应适当补充油脂含量高的食物，另外，多吃含维生素、纤维素丰富的食物，多喝水。中干性皮肤者宜多食豆类如黑豆、黄豆、赤小豆，以及蔬菜、水果、海藻类等碱性食品；少吃鸟兽类、鱼贝类等酸性食品，如狗肉、鱼、虾、蟹等。

（3）过敏性皮肤的营养与膳食　引起皮肤过敏的原因和症状是多种多样的，其症状有轻有重，有些甚至比较难治愈。在饮食上，过敏性肤质的人应以清淡饮食为主，多食用富含维生素A、维生素C及维生素E的食物，增加绿色、红色、橘色、黄色的蔬菜水果，如小白菜、番茄、葡萄、胡萝卜、柑橘、玉米、草莓、梨等的摄取。适当补充植物性脂肪含量高的食物，可提高油脂对皮肤的保护作用。另外，在皮肤过敏期间，禁食刺激性和辛辣食物。

3. 常见皮肤病的营养与膳食

（1）防治青春痘的营养与膳食 青春痘也称痤疮，俗称粉刺，是处于青春期青少年常见的皮肤病。主要原因是体内激素变化，皮脂腺迅速发育，皮脂分泌过多，聚集在毛囊内，容易堵塞皮孔，如遇细菌会引起毛囊口周围皮肤发炎，形成大小不一的疙瘩，严重影响皮肤健康和美观。要想预防和治疗青春痘，饮食调养很重要。

① 防治青春痘的饮食要求

a. 多吃富含维生素A和富含锌的食物：维生素A和锌都有控制皮脂腺分泌、减少表皮细胞脱落与角质化的作用。含维生素A丰富的食物有金针菇、胡萝卜、韭菜、荠菜、菠菜、动物肝脏等。

b. 多吃含B族维生素丰富的食物：维生素B_2具有防治脂溢性皮炎的作用，维生素B_6有助于脂肪代谢。各种动物性食品中均含有丰富的维生素B_2，如动物内脏、瘦肉、乳类、蛋类及绿叶蔬菜等。维生素B_6参与不饱和脂肪酸的代谢，对痤疮防治大有益处。含维生素B_6丰富的食物有蛋黄、瘦肉类、鱼类、豆类及白菜等。

c. 多吃富含纤维素的食物：纤维素具有通便作用，可以排出体内湿热与毒素，可有效预防痤疮。

d. 多吃清热解毒食物：清凉解热、生津润燥有利于预防和减轻痤疮的症状。这些食物主要有兔肉、鸭肉、绿豆、黑木耳、银耳、蘑菇、黄瓜、丝瓜、番茄、猪血、黄豆、莲藕、西瓜、梨、山楂等。

e. 少吃油腻食物：少吃油腻食物及油脂含量高的食物，可减少皮肤油脂的分泌，减轻症状。

f. 少吃甜食：摄入高糖食物后，机体新陈代谢旺盛，皮脂分泌增多，容易使病症加重。

g. 忌食辛辣食物：中医认为，痤疮乃肺、脾、胃积热所致。辛香、辛辣食物属热性，吃这类食物会使痤疮加重或复发。

② 预防青春痘的注意事项

a. 保持皮肤的清洁：每天通过勤洗脸保持皮肤清洁。注意尽量不用过热的水，最好使用无刺激性的药皂，特别是晚上临睡前，一定要将脸洗净。

b. 保持心情愉快：当心情不好或工作、学习、生活压力大时，会造成皮脂分泌旺盛，易出现青春痘。保持愉悦的心情、良好的心态，可起到预防作用，也是一种积极的心理疗法。

c. 保证充足的睡眠：睡眠不足往往会导致机体代谢紊乱，尤其是肌肤的新陈代谢受阻，使病症加重。每天应保证7～8h的睡眠时间，切忌熬夜。

d. 合理安排饮食：对于辛辣食物、油炸食物、甜食等均应忌食，应多吃蔬菜、水果及清热解毒食物，可起到很好的预防、治疗和美容的作用。

e. 预防便秘：多吃含膳食纤维高的食物或在临睡前喝杯蜂蜜水或晨起空腹喝杯淡盐水，均可起到通便作用，从而排出体内毒素。

f. 忌用手挤压青春痘：如果经常挤压，不利于治愈，而且会留下瘢痕。如果已成黄色脓头时，可贴上白色胶布，撕起时自会除去。

（2）防治黄褐斑的营养与膳食 黄褐斑也称蝴蝶斑，是一种常见的色素沉着性疾病，常发生在成年女性身上，影响女性的容颜美。专家们认为，一些慢性疾病、精神刺激、紫外线照射、不良化妆品的使用等都可导致本病的发生。黄褐斑与饮食有着密切的关系，合理膳食对防治黄褐斑有一定疗效。

① 防治黄褐斑的饮食要求

a. 要多摄入富含维生素C的食物：维生素C为抗氧化剂，能有效地抑制皮肤内多巴醌的氧化作用，使皮肤内的染色氧化型色素转化为还原型浅色素，从而抑制黑色素的形成，使黄褐斑减退。

b. 提高维生素E的摄入量：维生素E可抑制体内过氧化脂的生成，可有效地减少色素的沉积并起到抗衰老的作用，饮食中注意多摄入含维生素E丰富的食物，也可每天补充一粒维生素E胶囊，会有很好的疗效。

c. 不宜过量食用刺激性食物：如酒、咖啡、浓茶、葱、蒜、辣椒等，都会加重病症。另外，要保持愉悦的心态和充足的睡眠，更有助于食疗的效果。

② 防治黄褐斑的食物：这些食物既可食用，也可外用，都能有效地抑制黑色素形成，增强皮肤抗衰老的能力。这些食物主要有黄瓜、新鲜绿叶菜、番茄、丝瓜、白萝卜、柠檬、牛乳、蜂蜜、香蕉、草莓、菠萝、猕猴桃、柑橘类水果、芦荟等。

4. 影响皮肤健美的因素

(1) 先天因素 有些健美的肌肤，多来自父母的遗传，特别是皮肤的肌理，遗传性最强。

(2) 后天因素

① 年龄因素：随着年龄的增长，尤其是人过中年以后，皮肤会逐渐老化，人到老年往往皮肤干萎，色斑显现。

② 神经因素：熬夜、失眠、过度疲劳和紧张、心情郁闷、生气、强烈的精神刺激等都会使皮肤失去光泽，加速老化，损害肌肤。

③ 内分泌因素：内分泌紊乱会影响机体正常代谢，必然也会使皮肤新陈代谢失调，影响皮肤健康。

④ 内脏方面：内脏功能薄弱影响皮肤健康，中医言“皮肤为内脏之镜”。如心脏病患者常常出现唇紫颊青；高血压患者表现出颊红掌赤；肝病患者面黄无光等。

⑤ 药物因素：四环素内服过多可使面色发青；常口服避孕药可引起面部黄褐斑；某些药物如磺胺类、退热药等可引起皮肤过敏。

⑥ 营养代谢方面：机体的营养代谢紊乱则妨碍皮肤的新陈代谢，影响皮肤健康。如营养不良常致肤色苍白，失去润泽；摄入脂肪和甜食过多，皮脂分泌异常，易导致痤疮；饮食太咸则皮肤干燥而粗糙；食精米、精面过多影响皮肤细胞功能降低，出现黄褐斑、雀斑。

(3) 外界因素

① 物理性因素：过量紫外线会损伤皮肤，使皮肤老化、粗糙，导致色素沉着，甚至皮肤癌。因此要防止长时间在强光下进行户外活动，应注意防护，如在暴露皮肤处涂防晒膏等，环境过冷可致皮肤冻伤。

② 化学性因素：酸、碱易损伤皮肤，许多有机物，如染料、塑料、化学纤维、油漆、劣质化妆品等对皮肤不利。

③ 其他因素：减肥法不当可使皮肤缺乏营养、易老化；化妆品使用不当反而损害容颜；美容按摩方法不当反而容易增加皮肤皱纹。另外，注意皮肤清洁卫生，给皮肤创造良好的卫生环境，延缓皮肤衰老。

二、饮食营养与美发

人有一头秀发，不仅可以增添靓丽，还反映出机体的健康程度。头发虽然是没有生命的角质化蛋白质，但它的生长是靠头发根部的毛乳头吸收血液中的营养素完成的。人的饮食一旦出现问题，会直接影响人体健康状况，同时也影响到头发的健康。所以说，从饮食营养的角度来说美发是安全健康的途径。

1. 健康头发的营养与膳食

(1) 蛋白质食物　蛋白质是头发的主要成分，食物中的蛋白质在体内通过消化，被分解成氨基酸，进入血液后，由头发根部的毛发乳头吸收并且合成角蛋白，补充头发的营养成分。所以说，饮食中蛋白质的含量及质量是保证头发健康的基础。

(2) 胶质食物　实践证明，胶质可以增加头发的柔韧性及稠密性。长期食用可使头发柔顺亮泽。如猪蹄、猪皮、鱼汤、骨胶粉等。

(3) 多吃富含维生素的食物　美容界早已证实，多种维生素能起到美发和美肤的作用。例如维生素A是一种脂溶性维生素，它在保证皮肤和头皮正常分泌油脂方面起着重要的作用。B族维生素中的维生素B_6、维生素B_{12}、叶酸和泛酸在维持头发的健康方面都起着重要的作用。泛酸在头发的生长与色泽方面有重要作用。皮脂腺分泌油脂能力的正常进行有赖于维生素C的足量摄入，否则还会导致头发易折和分叉。

(4) 多吃含铁、锌等无机盐和微量元素丰富的食物　铁、锌有充盈毛干的作用，可预防白发和脱发。临床显示，患有严重脱发的人在食用一定时期含锌食物后，脱发症状会明显好转。经常食用含钙、镁、铜、铁、磷、钼及维生素丰富的蔬菜、水果、花生、红枣、核桃、瓜子、黑芝麻等，可加速黑色素颗粒的合成，促进并保持毛囊长出黑发。

(5) 多吃黑色食物　黑色食物有清除体内自由基、抗氧化、降血脂及乌发美容的作用。常见的黑色食物有黑芝麻、黑豆、黑米、黑木耳、黑枣等。

(6) 多吃果仁食物　果仁富含维生素E、维生素A、泛酸及铜、铁等，它们是头发健康生长的必要营养素。这类食物有杏仁、花生、核桃、各种瓜子、栗子、松子、榛子等。

2. 头发的种类及特点

(1) 中性发质　指光泽、柔顺、健康的发质，既不油腻也不干燥，软硬适度，有自然光泽。适合做各种发型，是最理想的发质。

(2) 干性发质　头发易干燥，不润滑，缺乏光泽，触摸时有粗糙感。造型后易变形。

(3) 油性发质　头发油腻，触摸有黏腻感，容易沾染污物，要勤洗。不适合平直的发型，适合做蓬松发型。

3. 常见头发不健康症状及合理饮食

(1) 早年白发　人如果过早地由黑发变白发，外表看上去会显老，从而影响了人的外在美。有相当数量的人选择染发，而大多数染发剂对人体健康不利。通过饮食及一些食疗方式来防治早年白发是最安全的措施。饮食上可常吃些铜、铁含量丰富的食物，如马铃薯、菠菜、番茄、柿子、豆类、黑芝麻、胡桃肉、葵花子及动物肝脏。这些食物中含有丰富的泛酸，可加速黑色素颗粒的合成，促进毛囊生长黑发。另外，每天早、晚最好用木梳子反复梳理头发，并轻轻叩打，以增加头部血液循环，也可用椰浆洗发。无论采用哪种方法，都贵在坚持，方可见效。

(2) 头皮屑多、头皮痒　从中医学角度分析，肝火旺盛、中气不足或体质特异的人，大多会有头皮屑多、头皮痒的烦恼。首先，在饮食上要注意少吃肉、酒等酸性食物，多摄入碱性食物，这样可减轻症状。另外，睡眠不足、精神紧张或过度疲劳，也会使头皮屑增多。因此，要合理安排饮食，富含维生素B_2、维生素B_6的食物应多吃，调节工作和生活节奏，再就是选择质量好的去头皮屑的洗发水。

4. 常见的美发食物

美发的食物很多，主要有“黑五类”食品、何首乌、桑葚、核桃仁、杏仁、芡实、海藻、荠菜、食用菌、芒果、椰子、柚子、柠檬、猕猴桃、芦荟等，均具有护发美发之功效。

三、饮食营养与明目、固齿

1. 饮食营养与明目

眼睛是心灵的窗口，明亮的眼睛可以给人增添神采。眼健康与饮食有着密切的关系。

（1）明目的营养要求

① 维生素：多种维生素都参与眼部神经代谢，对美眼、明目起作用。

a. 维生素 A：也称视黄醇，是视色素的组分，参与视觉反应，如果缺乏维生素 A，则眼睛的暗适应力减退，也称夜盲症，另外，会引起角膜上皮细胞脱落、增厚和角质化，使眼睛失去自然的明亮和神采。

b. 维生素 B_1：是参与并维持神经细胞功能和代谢的重要营养素。缺乏维生素 B_1，眼睛会变得干涩无神，甚至产生视神经炎症。

c. 维生素 B_2：是保护眼结膜、眼睑的重要营养素。缺乏时，容易引起眼结膜充血、眼睑发炎、畏光、视物模糊等症状。

d. 维生素 C：维生素 C 缺乏会导致眼晶状体浑浊，并且是导致白内障的主要原因之一。

② 蛋白质：是参与视网膜上视觉代谢的特殊物质，也称视紫红质，是由蛋白质和维生素 A 构成的。人体如果缺乏蛋白质和维生素 A，会引起夜盲症。

③ 无机盐：多种无机盐参与视神经活动，是维持眼健康的重要元素。如缺钙，容易出现视疲劳、注意力分散；缺锌会直接影响维生素 A 代谢；缺铬，导致眼晶状体的屈光度增加，从而降低视力。

（2）美眼、明目的合理膳食

① 选食富含维生素丰富的食物：这些食物主要有动物内脏、瘦肉、牛乳及其制品、植物油脂、蛋类及富含胡萝卜素、维生素 C 的果蔬、糙米、荞麦、谷胚等。

② 补充优质蛋白质食物：注意动植物优质蛋白质的搭配食用，如畜禽瘦肉、水产品、蛋品、乳品、豆类及其制品。

③ 选食清肝明目的食物：清肝明目的食物主要有冬瓜、莲藕、荸荠、茭白、黄瓜、丝瓜、苦瓜、海藻、竹笋、梨、柿子、香蕉、桑葚、黑鱼、蚌肉、禽肉等。

④ 少食刺激性食物：如辣椒、葱、蒜、韭菜、胡椒、咖喱、浓茶等，这些食物刺激性大、热性大，容易损伤视神经，导致视物模糊。

2. 饮食营养与固齿

人的牙齿作用很大，所摄入的食物首先要通过牙齿的咀嚼，再通过消化道被机体消化利用；牙齿还帮助发音，如果牙齿不全，则发音也会受影响；牙齿健康与否对美容影响较大，只有牙齿的支持，才会使人的面部和唇颊显得丰满。人有一口洁白、整齐、坚固的牙齿，会使人更加美丽健康，终生受益。

（1）健康牙齿的营养要求

① 多吃富含钙、磷的食物：牙齿的主要成分是磷酸钙。对于成长阶段的人群来说，饮食中多摄入钙、磷丰富的食物尤其重要。钙质丰富的食物主要有骨汤、虾皮、乳品、豆制品、海带、紫菜等。磷在食物中分布非常广，正常饮食是不会缺乏的。

② 多吃含氟食物：氟是牙齿健康的重要物质。氟能与牙齿中的钙、磷结合形成不易溶解的氟磷化钙，具有固齿和预防龋齿的作用。含氟食物主要有海鱼、海带、紫菜、海蜇等海产品，另外，绿茶、矿泉水等也含有氟。对于水土中含氟较少的地区，应使用含氟牙膏，可起到美齿、固齿的作用。

③ 多吃富含纤维素的食物：有利于清洁口腔、提高食物消化率。同时提高牙齿的咀嚼能力，增强牙齿的硬度和坚固度，尤其对儿童很重要。

④ 多吃富含维生素C的果蔬：维生素C可保护牙龈及防治牙龈出血，并且可预防口臭及口腔疾病。

⑤ 养成喝绿茶的习惯：绿茶里含茶多酚，是抗癌物质。绿茶里还含有氟，具有美齿、固齿的作用。在牙膏没发明前，人们正是利用绿茶清洁牙齿。

⑥ 少吃甜食：养成少吃甜食和零食等习惯，尤其是临睡前，更不应进食。如果进食，一定要漱口、刷牙，保持口腔卫生。

（2）美齿、固齿的食物　牛乳及其制品及其他蛋白质丰富的动植物食物如海产品、茶、动物内脏、糖醇产品、蜂产品、果蔬食品等。

（3）影响美齿、固齿的其他因素　除饮食营养与美齿、固齿关系密切外，维护口腔卫生对美齿、固齿也是非常重要的。首先，要科学合理地刷牙。三餐饭后都能刷牙是最理想的，至少在早餐后和睡前各刷一次，午餐后漱口。刷牙时，要使牙刷顺着牙缝上下、左右、内外顺序面面俱到，至少刷3min，起到按摩牙龈、促进血液循环的作用。另外，牙膏要三四种交换使用，以免口腔中的细菌对某一种长期使用的牙膏产生适应能力，降低抑菌健齿的作用。其次，牙刷要选毛刷软硬适度的，最好每2～3个月换一支牙刷，以免长期使用的牙刷成为细菌的培养场所。还要注意，牙刷用毕，毛刷应朝上，放在空气流通干燥处，以防牙刷受潮受污染。

综上所述，除了注意合理膳食，从小养成爱护牙齿、保护牙齿的良好生活习惯，一定会有一口健康的牙齿。

四、饮食与形体

1. 饮食营养与身高

人体的高矮直接影响到形体美，身高与多种因素有关，如种族、遗传、地理气候条件、生活习惯、饮食习惯、身体状况等，这些因素可归纳为先天和后天两大因素。随着人类进步、生活质量的提高，尤其是通过合理饮食，其身高往往比以往平均值高十几厘米甚至更多，这充分说明先天不足完全可以通过后天因素来弥补。因此在孩子生长发育阶段，注重饮食结构调整，合理膳食，是至关重要的。

（1）供给充足的蛋白质　蛋白质是机体生长发育的最佳“建筑材料”，成人每天需要75g左右，儿童需要量相对要高些。在饮食中，不仅要保证蛋白质数量，还要注重质量，动植物优质蛋白质食品搭配食用，效果更好。

（2）供给丰富的钙质　钙是构成骨骼的主要成分，儿童每天钙需要量应在600mg以上，如果食物中钙量不足，会影响婴幼儿生长发育，严重时会导致软骨病、佝偻病，儿童青少年会影响身高的增长。除饮食上注意多食用含钙丰富的食物外，应适当补加钙制品。另外，让孩子多到户外晒太阳，有助于钙的补充。

（3）合理安排三餐　三餐的饮食规律是“早餐吃好、午餐吃饱、晚餐吃少”。对于儿童来说，正处于机体生长发育阶段，一日三餐都十分重要。尤其是强调早餐一定要吃好、吃饱，如果不吃早餐或早餐不足，上午的能量消耗较大，可能动用体内储备的蛋白质及糖原，长此下去，会因机体缺乏蛋白质而影响正常生长发育及身高。另外，因挑食或吃零食而影响三餐的，会导致营养不良而影响身高。

2. 饮食营养与肥胖

随着生活水平的提高，肥胖已成为一种普遍的社会现象，它不仅直接影响到形体美，对人体健康也造成很大威胁。导致肥胖的因素很多，如遗传、机体代谢、生活习惯、饮食习惯等，这里重点谈谈如何通过合理膳食预防肥胖，保持形体美。

（1）减少膳食热量的摄入　在膳食中，三大热量营养素有碳水化合物、脂类和蛋白质，其中脂肪是高热量物质，在体内产生的热量是碳水化合物和蛋白质的2倍左右。若机体摄入能量过多，又不能及时消耗掉，则会在体内以脂肪形式储存，人就会发胖，故要减少热量食物的摄入量。中国人的饮食结构中碳水化合物比例大而蛋白质相对不足，所以肥胖者应以低脂低糖为宜，蛋白质应正常补充。尤其注意减少肥肉、油炸食品的摄入量，要减少烹饪用油量，适当减少主食量。

（2）多吃蔬菜、水果　蔬菜、水果富含多种维生素、矿物质、纤维素、水、碳水化合物等营养素，食用后有很强的饱腹感，这样就可减少高热量食物的摄入，是非常好的减肥食物。

（3）改变饮食习惯

① 一日三餐定时定量：肥胖者往往食欲强，一有饥饿感就想吃，又很难控制食量，所以一日三餐要定时定量，避免少餐多食，学会自我控制，持之以恒定能见效。

② 减慢进食速度：大多肥胖者往往进食较快。而人的神经传导需要一定的时间，如果吃得过快，必然在大脑做出是否吃饱的判断前已吃过量了。所以要养成细嚼慢咽、控制进食量的习惯，这不但对减肥很重要，还有助于食物的消化吸收，保护消化系统功能。

③ 晚餐要少，少吃夜宵：如果晚餐过多或常吃夜宵，食物转化的能量不能被消耗，就转化成人体脂肪储存于体内而导致肥胖，从另一角度而言，晚餐过量会给肠胃造成很大负担，容易引起很多肠道疾病，并且还会影响睡眠，总之，对健康不利。

④ 少吃零食：很多人喜欢吃零食，虽然一日三餐调整得很好，但零食无节制，尤其是一些高热量的零食，同样容易引起肥胖。

⑤ 少吃刺激性食物：如辣、咸、酸、麻等食物都容易刺激消化腺，引发食欲，造成饮食过量。

（4）摄入具有减肥作用的食物　这些食物具有低热量、低脂、高纤维素的物质，并且有些含有特殊的活性物质，可促进体内脂肪的氧化，减少人体脂肪的积累，起到减肥的作用，这些食物主要有黄瓜、冬瓜、苦瓜、魔芋、山药、地瓜、萝卜、黑木耳等。

3. 饮食营养与消瘦

与标准体重比较，人体过瘦，虽然看上去很苗条，但从审美角度看，谈不上形体美。形体消瘦的人大多由于遗传因素或者消化功能差及其他身体状况等因素造成营养不良的结果，不但影响形体美，还影响到健康。如果长期消瘦，食量也不少，就应及时去医院检查和治疗。在膳食上注意调理，饮食原则与减肥大致相反，同时注意多参加体育健身活动，增强体质、增加食欲。对于儿童来说，还应改掉挑食和吃零食的不良习惯。

综上所述，饮食对美容起着重要的作用，只要在饮食方面多注意、多研究，持之以恒，一定会拥有美丽、快乐、健康的人生。

任务八　疾病人群合理营养与配餐

【任务导入】　营养是维系人体健康的关键。各种营养素不但维护人体健康，而且调节机体代谢和促进生长发育，一旦缺乏或临界缺乏营养素就会使人体生命系统的正常运作发生障碍。如果生病了，在进行医学治疗的同时，若能配合饮食、生活调理、对症服用营养补充品，那么对疾病的康复将大有助益，而且还会取得事半功倍的效果。

【任务分析】　现代医学研究表明，目前危害健康的大多数慢性疾病的发生和发展都与患者的生活方式、营养水平、饮食习惯有着密切关系，如果能纠正生活中不利于健康的因素，就可有效预防疾病的发生；即使患病，良好的营养也可帮助机体很快地战胜病魔。

【案例】疾病人群营养配餐食谱举例

【操作内容】 全班同学分若干组，分别对心血管疾病、糖尿病、肥胖症、胃肠道疾病、癌症、肝胆疾病、骨质疏松症等人群做一周食谱设计，除正常的食物配餐，各推荐1～2款食疗菜谱。总结疾病人群各自适合的食物（表4-8-1）。

【操作要求】

① 针对不同配餐对象编制食谱原则。

② 食谱制定中进行营养成分计算并对食谱进行调整。

③ 对食疗菜谱的功效做出说明。

④ 每位学员收集不同食物原料与其他学员分享，使学员尽量多地了解食物种类。

表4-8-1 适合各症状的食物原料表

食物原料	心血管疾病	糖尿病	肥胖症	胃肠道疾病	癌症	肝胆疾病	骨质疏松症
叶菜类							
根茎类							
瓜果、水果类							
花种子坚果类							
水产类							
动物及其他类							

【必备知识】常见疾病的营养与预防

一、心血管疾病的营养与预防

心血管疾病又称为循环系统疾病，是一系列涉及循环系统疾病的总称，是危害人类生命和健康的最严重的疾病之一，被医学界称为健康的第一杀手，包括高脂血症、冠心病、心肌梗死、动脉粥样硬化、心力衰竭和高血压等。心血管疾病患者大多有相似的发病原因，一般都与动脉粥样硬化有关，而且相互之间联系紧密，如动脉粥样硬化是冠心病的病理基础，高血压是冠心病的主要危险因素之一，而高血压又加速动脉粥样硬化的过程。

1. 高脂血症

（1）高脂血症的概述　高脂血症是指各种原因导致脂质代谢失调，血浆中胆固醇和（或）甘油三酯水平超过正常范围的一类疾病。脂质不溶或微溶于水，必须与蛋白质结合成脂蛋白形式存在，因此，高脂血症常称为高脂蛋白血症。原发性高脂血症较为罕见，属遗传性脂代谢紊乱疾病。继发性高脂血症常见于控制不良的糖尿病、饮酒、甲状腺功能减退症、肾病综合征、肾透析、肾移植、胆道阻塞、口服避孕药等。临床上把高脂血症分成四类：高胆固醇血症、高甘油三酯血症、混合型高脂血症、低高密度脂蛋白血症。

（2）高脂血症的临床症状　高脂血症的临床表现主要包括两大方面。一是吞噬脂质的巨噬细胞在真皮内沉积形成局限性皮肤隆起，其颜色可为黄色、橘黄色或棕红色，多呈结节、斑块或丘疹形状，质地一般柔软，医学上称为黄色瘤。二是脂质在血管内皮沉积所引起的动脉粥样硬化，产生冠心病和周围血管病等。由于高脂血症时黄色瘤的发生率并不十分高，动脉粥样硬化的发生和发展则需要相当长的时间，所以多数高脂血症患者并无任何症状和异常体征发现。而患者的高脂血症则常常是在进行血液生化检验（测定血胆固醇和甘油三酯）时被发现的。此外，角膜弓和脂血症眼底的改变也有助于高脂血症的诊断。角膜弓又称老年环，若见于40岁以下者，则多伴有高脂血症。脂血症眼底改变是由于富含甘油三酯的大颗粒脂蛋白沉积在眼底小动脉上引起光散射所致，常常是严重的高甘油三酯血症并伴有乳糜微粒血症的特征表现。

(3) 高脂血症的预防 高脂血症是一种常见病症，在中老年人中发病率高，它能引起动脉粥样硬化乃至冠心病、脑血栓、脑出血等。当血脂开始轻度升高时，就应引起重视，注意防治，使血脂得到有效控制，否则后果很严重。

要避免高脂血症的危害，主要有以下三大防治原则：一是建立良好的生活习惯。戒烟、戒酒，加强体育锻炼，选择适合于本人的轻中度体育活动，劳逸结合，解除各种思想顾虑，心情舒畅，以静养生。二是改善膳食，少吃动物脂肪及内脏、甜食及淀粉类；补充优质蛋白质，多吃植物蛋白、油类、蔬菜水果以及鱼类。饮食结构应合理调配，其比例为蛋白质15%、脂肪20%、碳水化合物65%。三是对已有高脂血症者，尤其40岁以上男性、绝经后女性或者合并高血压、糖尿病、冠心病等危险人群，均应定期化验血脂，以期早治。当高脂血症确诊后，首先应进行饮食调整、生活方式改善以及影响因素的控制，在此基础上再进行药物治疗。

(4) 高脂血症的营养治疗 高脂血症的发病原因除了人类自身遗传基因缺陷外，主要与饮食因素有关，另外，肥胖、年龄、性别等也是重要因素。对于高脂血症患者来讲，无论是否采取药物治疗，首先必须进行饮食治疗。饮食治疗无效或患者不能耐受时，方可用药物治疗。在服用降脂药物期间也应注意控制饮食，以增强药物的疗效。

① 碳水化合物：碳水化合物为人体的生命活动提供能量，当其摄入过多时，一方面容易引起肥胖，并导致血脂代谢的异常；另一方面过量的碳水化合物（主要是单糖和双糖）本身又可以直接转化为内源性甘油三酯，导致高脂血症特别是高甘油三酯血症的发生。碳水化合物对血脂的影响，一般男性比同年龄的女性敏感，老年人比青年人敏感。因此，应适当减少碳水化合物的摄入量，每餐应七八分饱。

② 蛋白质：食物中蛋白质的数量和质量对保持人体健康和防治各种疾病具有十分重要的意义。高脂血症患者需要供给充足的蛋白质。

③ 脂肪：高脂血症患者的饮食要减少脂肪的摄入量，减少动物性脂肪如猪油、肥猪肉、黄油、肥羊、肥牛、肥鸭、肥鹅的摄入。限制胆固醇的摄入量。忌食含胆固醇高的食物，如动物内脏、蛋黄、鱼子、鱿鱼等。

④ 维生素：维生素 B_1、维生素 C、维生素 E、泛酸与烟酸等均具有降低胆固醇、防止其在血管壁沉积并可使已沉积的粥样斑块溶解等作用。不饱和脂肪酸与维生素 B_6、维生素 E 协同作用，可使双方的降血脂作用互为增强。维生素 E 还可预防不饱和脂肪酸可能发生的过氧化等不良后果。

(5) 高脂血症的食物选择

① 宜选用食物：多吃水果和蔬菜等富含维生素、无机盐和纤维素的食物，如大蒜、绿茶、山楂、绿豆、洋葱、香菇、蘑菇、平菇、金针菇、木耳、银耳、猴头菇等。烹调时，应采用植物油，如豆油、玉米油、葵花子油、茶子油、芝麻油等，每日用烹调油10～15mL。蛋白质主要来自于牛乳、鸡蛋、瘦肉类、禽类（应去皮）、鱼虾类、大豆及豆制品等，植物蛋白质的摄入量要在50%以上。

② 忌选用食物：忌食含胆固醇高的食物，如动物内脏、蛋黄、鱼子、鱿鱼等。忌食饱和脂肪酸含量高的动物性油脂。

2. 高血压

(1) 高血压的概述 高血压是指以动脉收缩压和（或）舒张压增高为特征的全身性疾

病，常伴有心、脑、肾和视网膜等器官功能性或器质性的改变。正常人的收缩压12.0～18.7kPa（90～140mmHg），舒张压6.7～12.0kPa（60～90mmHg），凡成人收缩压达21.3kPa（160mmHg）或舒张压达12.7kPa（95mmHg）以上的即可确诊为高血压，介于正常血压与高血压之间的称为临界高血压。高血压分原发性与继发性两种。继发性高血压是由于某些疾病引起的，病因明确，通常仅占高血压患者总数的10%左右，其治疗应先消除引起高血压的病因，高血压症状即可自行消失。原发性高血压又称初发性或自发性高血压，找不出单一又容易鉴定的病因。这种类型高血压患者占总数的90%左右，很可能是由多种因素引起的，包括遗传、性别、年龄、肥胖和环境因素等。

（2）高血压的临床症状　高血压一般没有特异性症状，常常被忽略或误诊。而且即使高血压患者有某些临床症状，也因人而异，且与血压的升高程度不完全成正比，有的患者血压增高程度虽不很严重但临床症状表现很突出，而有的患者血压上升已达到很高水平但仍无任何症状，故单凭临床症状难以评估血压水平及疾病分期状况。常见的临床症状是头痛、头涨、颈项强紧、头晕、眩晕，除了上述症状以外，有的患者伴有性情急躁、心悸、胸闷、耳鸣、耳聋、健忘、失眠、鼻塞、视物模糊等。

（3）高血压的预防　原发性高血压是常见病、多发病，特别应当重视人群一级综合预防。要消除和控制与本病发生有关的危险因素，如调整人群的饮食。此外，应调整生活习惯、戒烟限酒、适量运动、改善生活和工作劳动环境，保持良好的快乐心境。对临界性高血压或有家族史的子女则应采取个体二级预防措施，如严密随访观察、控制饮食质量、避免精神应激、加强体育锻炼、必要时给予适当的药物等。对继发性高血压的预防，关键在于防治原发病。中国营养学会建议：每日1袋牛乳；250g左右碳水化合物；3份高蛋白食品；有粗有细、不甜不咸、三四五顿、七八分饱；500g蔬菜及水果；50～100mL红葡萄酒；多吃黄色蔬菜如胡萝卜、红薯、南瓜、玉米、番茄；食用绿茶、燕麦粉及燕麦片、黑木耳等。

（4）高血压的营养治疗　高血压的营养治疗要适量控制能量及食盐量，降低脂肪和胆固醇的摄入水平，控制体重，防止或纠正肥胖，利尿排钠，调节血容量，保护心、脑、肾血管系统功能。采用低脂、低胆固醇、低钠、高维生素、适量蛋白质和能量的饮食。

① 限制总能量：控制体重在标准体重范围内，体重增加对高血压病治疗大为不利。肥胖者应节食减肥。

② 蛋白质：蛋白质代谢产生的有害物质可引起血压波动，故摄入蛋白质应适量。选用高生物价优质蛋白，按1g/kg补给，动物蛋白与植物蛋白各占50%。

③ 脂肪与胆固醇：多吃海鱼。海鱼含有不饱和脂肪酸，能使胆固醇氧化，从而降低血浆胆固醇，还可延长血小板的凝聚，抑制血栓形成，防止脑卒中。植物油中含有较多的亚油酸，对增加微血管的弹性、预防血管破裂有一定作用，每天供给40～50g为宜。应限制动物脂肪摄入，如长期食用高胆固醇食物，可引起高脂蛋白血症，促使脂质沉积，加重高血压，故饮食胆固醇每天供给量应为30～40g。

④ 碳水化合物：含食物纤维高的食物，如淀粉、糙米、标准粉、玉米、小米等均可促进肠蠕动，加速胆固醇排出，对防治高血压病有利；而葡萄糖、果糖及蔗糖等，均有升高血脂之忧，故应少用。

⑤ 矿物质和微量元素：食盐含大量钠离子，吃盐越多，高血压患病率越高，故应限制摄入。限钠应注意补钾，应供给含钾丰富的食物或钾制剂，富含钾的食物进入人体可以对抗钠所引起的升压和血管损伤作用。钙对治疗高血压有一定疗效，多吃含钙丰富的食物，有助于使血压恢复正常。

⑥ 补充足量维生素C：大剂量维生素C可使胆固醇氧化为胆酸排出体外，改善心脏功能和血液循环。多吃新鲜蔬菜和水果，有助于高血压的防治。其他水溶性维生素如维生素

B_6、维生素 B_1、维生素 B_2 和维生素 B_{12}，均应及时补充，以防缺乏症。

(5) 高血压患者的食物选择

① 宜选择食物：多吃能保护血管和降血压及降脂的食物，能降压的食物有芹菜、胡萝卜、番茄、荸荠、黄瓜、木耳、海带、香蕉等。降脂食物有山楂、香菇、大蒜、洋葱、海鱼、绿豆等。此外，草菇、香菇、平菇、蘑菇、黑木耳、银耳等蕈类食物营养丰富，味道鲜美，对防治高血压、脑出血、脑血栓均有较好效果。多吃含钾高的食物如龙须菜、豌豆苗、莴笋、芹菜、丝瓜、茄子等。

② 忌选用食物：所有过咸食物及腌制品、蛤贝类、虾米、皮蛋，含钠高的绿叶蔬菜等，烟、酒、浓茶、咖啡及辛辣的刺激性食品均在禁忌之列。

3. 冠心病

(1) 冠心病的概述　冠心病是冠状动脉粥样硬化性心脏病的简称，是指供给心脏营养物质的血管——冠状动脉发生严重粥样硬化或痉挛，使冠状动脉狭窄或阻塞，以及血栓形成造成管腔闭塞，导致心肌缺血缺氧或梗死的一种心脏病，亦称缺血性心脏病。大多数冠心病是由动脉器质性狭窄或阻塞引起的。冠状动脉狭窄主要是由于血液中甘油三酯、胆固醇含量增高，这些大分子的颗粒状物质沉积在血管壁，造成动脉内膜脂质沉着，继之内膜结缔组织增生，使得动脉管腔狭窄，这一过程称为动脉粥样硬化。动脉粥样硬化发展到一定程度，冠状动脉狭窄逐渐加重，限制流入心肌的血流。心脏得不到足够的氧气供给，就会发生胸部不适，即心绞痛。

(2) 冠心病的临床症状　由于冠心病患者的年龄、性别、敏感程度、体质状态、病情进展程度和侧支循环建立情况的差异，其临床表现也多种多样，千差万别。最初患者可无任何症状或不适，偶尔在体检时发现心电图有缺血性改变，若冠状动脉粥样硬化病变进一步发展，管腔狭窄程度≥75%时，便可严重影响心肌供血而发生心绞痛。多数表现为发作性胸骨后或心前区的压榨样或紧缩样疼痛，并向左臂、左肩、左手指内侧放射。而有的心绞痛发生在胸部以外，或表现为牙痛、头痛、咽痛，或表现为上腹部胀痛或不适，有的单独表现为腿痛等。如果心绞痛持续时间延长，超过 30min，患者大汗淋漓、面色苍白、躁动不安、有濒死感，含硝酸甘油也不能缓解，就是冠心病最紧急的情况——心肌梗死。心肌梗死是由于劳累、情绪激动、饱食、受寒及便秘等直接或间接地使冠状动脉发生痉挛，使本来已经硬化、狭窄的冠状动脉完全闭塞，或者粥样硬化斑块形成的血栓堵塞了冠状动脉，造成心肌长时间缺血缺氧，引起心肌局部坏死所致。

(3) 冠心病的预防　虽然冠心病是中老年人的常见病和多发病，但冠心病始发于少儿期，其动脉粥样硬化病变的形成是一个漫长的过程，这当中的几十年为预防工作提供了极为宝贵的机会。因此，控制冠心病的关键在于预防。一是防止冠状动脉粥样硬化的发生，消灭冠心病于萌芽状态。必须从小养成良好的生活习惯、健康的生活方式。膳食结构要合理，避免摄入过多的脂肪和大量的甜食，加强体育锻炼，预防肥胖、高脂血症、高血压和糖尿病的发生。超重和肥胖者更应主动减少热量摄入，并加强运动量。高血压、高脂血症和糖尿病患者，除重视危险因素干预外，更要积极控制好血压、血糖和血脂。大力宣传戒烟活动，特别是要阻止儿童成为新一代烟民。二是提高冠心病的早期检出率，加强治疗，防止病变发展并争取其逆转；三是及时控制并发症，提高患者的生存质量，延长患者寿命。

(4) 冠心病的饮食治疗

① 热量：以维持理想体重为宜，其中年龄和体力活动程度最重要。中年以后随着年龄的增长，体力活动和日常其他活动相对减少，基础代谢率也不断下降，因此每天所需的热量也相应减少。若有超重，应减少热量的供给以降低体重。

② 控制脂肪：脂肪量占总热量的 20%，不应超过 25%，多用植物油，禁用动物脂肪含

量高的食物。

③ 限制胆固醇：食物胆固醇供给，作为预防饮食时限制在3g/d以下，治疗饮食低于2g/d；禁用高胆固醇食物。

④ 碳水化合物：宜选用多糖，应占总热量的65%。因纤维素、谷固醇、果胶等可降低胆固醇；肥胖者应限制主食，可吃些粗粮、蔬菜、水果等含纤维素高的食物，对防治高脂血症、糖尿病等均有益。应限制含单糖和双糖高的食品。

⑤ 蛋白质：冠心病饮食蛋白质应占总热量的15%。尽量多用黄豆及其制品，如豆腐、豆腐干等，其他如绿豆、赤豆也很好；因豆类含植物固醇较多，有利于胆酸排出，且被重吸收量减少，胆固醇合成随之减少。鱼类中河鱼或海鱼大部分含胆固醇较低，如青鱼、草鱼、鲤鱼、甲鱼、黄鱼、鲳鱼等，鱼油在防治冠心病中有重要的价值。牛乳含抑制胆固醇合成因子，故冠心病患者不必禁牛乳。适量吃鸡蛋有益无害，但不宜多吃。

⑥ 供给充足维生素和矿物质：多食用新鲜绿叶蔬菜，深色蔬菜富含胡萝卜素和维生素C。蔬菜体积大可饱腹，含粗纤维多，减少胆固醇吸收。水果含热量低，维生素C丰富，含有大量果胶；山楂除富含维生素C和胡萝卜素外，还有黄酮类物质，有显著扩张冠状动脉和镇静作用，多聚黄烷有降压强心功能。海藻类如海带、紫菜、发菜及黑木耳等富含蛋氨酸、钾、镁、铜、碘，均有利于冠心病治疗，但蛋氨酸不宜过多；配制饮食时应注意锌/铜比值不宜过高。

(5) 冠心病的食品选择

① 可以随意进食的食物：a. 各种谷类，尤其是粗粮。b. 豆类制品。c. 蔬菜，如洋葱、大蒜、金花菜、绿豆芽、扁豆等。d. 菌藻类，如香菇、木耳、海带、紫菜等。e. 各种瓜类、水果及茶叶。

② 适当进食的食物：a. 瘦肉，包括瘦的猪肉、牛肉和家禽肉（去皮）。b. 鱼类，包括多数河鱼和海鱼。c. 植物油和鱼油，包括豆油、玉米油、香油、花生油、橄榄油等。d. 乳类，包括去脂乳及其制品。e. 鸡蛋，包括蛋清、全蛋（每周2～3个）。

③ 少食或忌食食物：a. 动物脂肪，如猪油、黄油、羊油、鸡油等。b. 肥肉，包括猪、牛、羊等的肥肉。c. 脑、骨髓、内脏、蛋黄、鱼子。d. 软体动物及贝壳类动物。e. 糖、酒、烟、巧克力等。

二、糖尿病的营养与预防

1. 糖尿病的概述

糖尿病是由于胰岛素分泌不足和（或）作用不足（胰岛素抵抗）引起的以高血糖为特征的慢性全身代谢紊乱性疾病，是一种常见病、多发病，发达国家糖尿病患病率在6%～10%，我国糖尿病患病率在2%～4%，近年来我国糖尿病患病率迅速增长，已成为现代社会的常见病、多发病，成为继肿瘤和心脑血管病之后严重威胁人类生命健康的疾病。糖尿病可导致失明、心脑血管疾病、肾功能衰竭、神经病变、肢体坏疽以致截肢、昏迷等多种并发症，严重影响生活质量。目前糖尿病尚不能根治，但能控制，理想的食物营养代谢控制可使血糖恢复正常，消除高血糖毒性可明显减少各种慢性并发症和提高患者的生活质量并享受和非糖尿病者基本相同的寿命。

2. 糖尿病的临床症状

糖尿病典型的症状是“三多一少”，即多饮、多尿、多食及消瘦。然而，由于病情轻重或发病方式的不同，并不是每个患者都具有这些症状。

(1) 多尿　糖尿病患者血糖浓度增高，体内不能被充分利用，特别是肾小球滤出而不能完全被肾小管重吸收，以致形成渗透性利尿，出现多尿。每昼夜尿量达3000～5000mL，最高可达10000mL以上。排尿次数也增多，1～2h就可能小便1次，有的患者甚至每昼夜可达30余次。血糖越高，排出的尿糖越多，尿量也越多。

(2) 多饮　由于多尿，水分丢失过多，发生细胞内脱水，刺激口渴中枢，出现烦渴、多饮，饮水量和饮水次数都增多。排尿越多，饮水也越多，形成正比关系。

(3) 多食　由于大量尿糖丢失，如每日失糖500g以上，机体处于半饥饿状态，能量缺乏需要补充引起食欲亢进，食量增加。同时又因高血糖刺激胰岛素分泌，因而患者易产生饥饿感，食欲亢进，老有吃不饱的感觉，甚至每天吃五六次饭，主食达1～1.5kg，副食也比正常人明显增多，还不能满足食欲。

(4) 消瘦　由于胰岛素不足，机体不能充分利用葡萄糖，使脂肪和蛋白质分解加速来补充能量和热量。其结果使体内碳水化合物、脂肪及蛋白质被大量消耗，再加上水分的丢失，患者体重减轻、形体消瘦，严重者体重可下降数十斤，以致疲乏无力、精神不振。

3. 糖尿病的预防

糖尿病的危险因素很多，如糖尿病家族史、不良的饮食习惯、体力活动减少、肥胖、大量饮酒、精神紧张等，都可能与糖尿病的发病有关。积极开展糖尿病预防，让全民了解糖尿病的诱发因素，提高群众的自觉防治意识，及时控制发病因素，糖尿病的预防主要是把好以下四道防线。

(1) 树立正确的进食观，采取合理的生活方式　糖尿病虽存在一定的遗传因素，但关键是生活因素和环境因素。热量过度摄入、营养过剩、肥胖、缺少运动是发病的重要原因。热量摄入适当，低盐、低糖、低脂、高纤维、维生素充足，是最佳的饮食配伍。

(2) 定期测量血糖，以尽早发现无症状性糖尿病　应该将血糖测定列入中老年常规的体检项目，即使一次正常者，仍要定期测定。凡有糖尿病蛛丝马迹可寻者，如有皮肤感觉异常、性功能减退、视力不佳、多尿、白内障等，更要及时去测定和仔细鉴别，以期尽早诊断，争得早期治疗的可贵时间。

(3) 要对糖尿病慢性并发症加强监测，做到早期发现，早期预防，预防并发症的发生，使患者能长期过上接近正常人的生活。

(4) 妊娠时有糖代谢异常者，应积极采取血糖监测、饮食控制和胰岛素治疗等防治措施。因为妊娠时患糖尿病或糖耐量异常（IGT）者，分娩的孩子易患肥胖、糖尿病，故应尽可能将血糖控制正常，但也要防止严重低血糖。最好对所有妊娠的妇女于妊娠24～32周做口服75g葡萄糖耐量试验（OGTT）。

4. 糖尿病的营养治疗

营养治疗是糖尿病治疗最基本的方法。轻型糖尿病患者往往只需饮食治疗，就能有效地控制血糖；应用口服降糖药和胰岛素治疗的糖尿病患者，更应该合理地控制饮食，适当调整药物剂量；应用胰岛素治疗的患者，如果不控制饮食，还可能造成因进食增多导致胰岛素用量增加，患者体重不断增加的恶性循环。合理的饮食可以减轻胰岛B细胞的负荷，使胰岛组织得到适当恢复的机会。糖尿病患者只有长期坚持合理的饮食，并配合其他疗法，才能稳定控制血糖，防止并发症的发生和发展，改善机体整体的健康水平。

(1) 总能量　糖尿病患者的能量需要应根据患者的年龄、性别、身高、体重、运动量、病情、并发症等情况，特别应根据保持其标准体重及维持其社会生活所必需的能量来决定摄取多少热量，对中老年患者来说应保持活动量的最低需要量，使其能量供给以能维持或略低于理想体重为宜。对肥胖者必须减少能量摄入以减轻体重；对消瘦者必须提高能量摄入以增加体重。

(2) 碳水化合物与膳食纤维　近年有资料提出，在合理控制能量的基础上适当提高碳水化合物的摄入量，不仅不会影响患者的血糖，而且还有增加胰岛素的敏感性和改善葡萄糖耐量的作用。也有资料认为，碳水化合物供给量不宜过多，因为糖果类是影响血糖升高的重要营养素。多数主张其供给量应按总能量比值的60%左右，日进食量控制在250～300g。对肥胖者可控制在150～200g，相当于粮食150～250g。对使用胰岛素的患者可适当放宽。对单纯饮食控制而又不满意者可适当减少。

(3) 膳食纤维　膳食纤维可延缓食物在胃肠道的消化吸收，有降低空腹血糖和餐后血糖以及改善葡萄糖耐量的作用，尤其是可溶性纤维功效较大。糖尿病患者进食高纤维饮食，有助于改善碳水化合物、脂代谢紊乱。

(4) 脂肪　糖尿病患者的脂肪供给量可按占总能量比值的25%～35%甚至再低些，按每千克体重计算应低于1g，并限制饱和脂肪酸的摄入。

(5) 蛋白质　蛋白质摄入量过多会增加肾脏负担，对正常人及糖尿病患者均如此。有资料提示，糖尿病患者的蛋白质摄入量过多可能是引发糖尿病肾病的一个饮食原因，主张对糖尿病患者的蛋白质供给的能量占总能量的10%～20%为宜，通常是每千克体重供给0.8～1g蛋白质为宜；病情控制不好，出现负氮平衡或中到重度消瘦者可适当增加，按1.2～1.5g/kg计算，其中优质蛋白质应占总量的50%以上。

(6) 维生素和矿物质　糖尿病患者应摄入足量的维生素，凡病情控制不好的患者，易并发感染或酮症酸中毒，糖异生作用旺盛，应多补充糖异生过程消耗的B族维生素。酮症酸中毒时要注意钠、钾、镁的补充以纠正电解质的紊乱，平时钠盐摄入不宜过高，过高易诱发高血压和脑动脉硬化。钙、镁、铬、锌、锰等矿物质和微量元素缺乏与糖代谢紊乱有关，应该补充。

5. 糖尿病的食品选择

(1) 宜选用食品

① 含胆固醇低的优质蛋白质食物可供选食，如乳类、蛋类、豆制品、鱼、瘦肉类等。

② 米、面、薯类、粉条等含淀粉高的食物在总热量比不提高的情况下可任意选食。

③ 增加膳食纤维摄入，除粗粮、含纤维高的蔬菜、水果外，还可摄入豆胶、果胶、麦麸、藻胶、魔芋等食品。

(2) 忌选用食品

① 动物肝及其他内脏应限制食用。

② 忌食白糖、巧克力、蜂蜜、蜜饯、糖浆、水果糖、含糖饮料、甜糕点等食品。烹调及食品加工时可以低热量的糖精、甜菊苷等甜味剂代替糖。

③ 对含糖量较高的水果及蔬菜应加以限制，如甘蔗、鲜枣、山楂、柿饼、红菜头、鲜黄花菜等。

三、肥胖症的营养与预防

1. 概述

肥胖症是在遗传和环境因素的作用下全身脂肪含量过高和（或）分布异常，使实际体重超过理想体重所致，可并发心血管疾病和多种内分泌代谢紊乱。肥胖症有单纯性肥胖和继发性肥胖之分。临床所见绝大多数为单纯性肥胖，即体重超过标准体重20%，其中超重在20%～30%为轻度肥胖，50%以上为重度肥胖。由某些少见的特殊疾病引起的肥胖称继发性肥胖。全球大约2.5亿成人属肥胖患者，加上超重者总人数超过10亿。我国大城市的肥胖和超重发生率在35%～40%，我国20岁以上的肥胖患者3000万，超过平均体重的约有2.4亿人。女性在青春发育期、妊娠期和绝经期是肥胖的高发期。

2. 临床症状与预防

(1) 肥胖症的临床症状　肥胖患者的身体脂肪分布有性别差异，男性以腹部肥胖为主，女性以均匀型肥胖为主。有自幼肥胖和成年后肥胖之分，前者以脂肪细胞数量增加为主，后者以脂肪细胞体积增大为主。肥胖可直接或间接导致全身多系统和器官的并发症，包括肥胖导致体重增加引起的应力变化和胰岛素抵抗导致的代谢综合征等，同时也会损害患者的心理健康。

肥胖症的常见症状：多食善饥，腹胀便秘。喜甜食、肉食，常吃零食，饮啤酒，喜饮高糖饮料，爱吃汉堡包、炸薯片等，常有便秘、腹胀。不爱活动，怕热、多汗，嗜睡，鼾声响。日常生活不能自理，常觉头晕、头涨及头痛，智力减退，反应迟钝。女性月经量少，不定时，甚至闭经，男性阳痿。在体征上表现为：脸圆，颈项短粗。有的呈全身性肥胖，或上半身肥胖，或呈腹凸腰圆或臀部大。重度肥胖，特别是男性青少年可有乳房肥大或阴茎短小的表现。严重者可出现脸色灰黑，唇发绀。皮肤易磨损，易患皮炎或皮癣。下肢水肿，甚至静脉曲张血液循环不良而使关节附近的皮肤呈黑色。

（2）肥胖症的预防　治疗肥胖症以控制饮食及增加体力活动为主，不能仅靠药物，长期服药难免发生副作用，且未必能持久见效。特别是有肥胖家族史者、妇女产后及绝经期、男性中年以上或病后恢复期，应预防肥胖，其方法是适当控制进食量，避免高糖、高脂肪及高热量饮食；经常进行体力劳动和锻炼（病后恢复期者应在医师指导下进行）。

轻度肥胖者，仅需限制脂肪、糖食糕点、啤酒等，使每日总热量低于消耗量，多作体力劳动和体育锻炼，如能使体重每月减轻500～1000g而渐渐达到正常标准体重，不必用药物治疗。中度以上肥胖更须严格控制总热量，女性患者要求限制进食量在5～6.3MJ，如超过6.3MJ/d者则无效。男性应控制在6.3～7.6MJ，以此标准每周可望减重1～2lb（1lb＝0.45359237kg）。食物中宜保证适量含必需氨基酸的动物性蛋白（占总蛋白量的三分之一较为合适），蛋白质摄入量每日每千克体重不少于1g。脂肪摄入量应严格限制，同时应限制钠的摄入，以免体重减轻时发生水钠潴留，并对降低血压及减少食欲也有好处。如经以上饮食控制数周体重仍不能降低者，可将每日总热量减至3.4～5MJ，同时鼓励运动疗法以增加热量消耗。当饮食及运动疗法未能奏效时，可采用药物辅助治疗。

3. 营养治疗

肥胖症的直接起因是长期能量摄入量超标，治疗就必须坚持足够时间，持之以恒、长期地控制能量摄入和增加能量消耗，彻底纠正能量高代谢状况，切不可急于求成。建立控制饮食和增加体力活动措施，是取得疗效和巩固疗效的保证。具体采取以下措施。

（1）饮食中限制总能量摄入　能量限制要逐渐降低，避免骤然降至最低安全水平以下，应适可而止。辅以适当体力活动，增加能量消耗。成年轻度肥胖者，以每月减轻体重0.5～1.0kg为宜，即每天减少0.53～1.05MJ能量来确定每天三餐的标准。而成年中度以上肥胖者，每周减体重0.5～1.0kg，每天减少能量2.31～4.62MJ，应从严控制。每人每天饮食应尽量供给能量4.20MJ，这是可以较长时间坚持的最低安全水平。

（2）饮食中限制蛋白质总量　肥胖因摄入能量过多，过多能量无论来自何种能源物质，都可引起肥胖，食物蛋白质当然也不例外。同时，蛋白质营养过度还会导致肝肾功能损害，故低能量饮食蛋白质供给不宜过高。对采用低能量饮食中度以上肥胖者，蛋白质提供能量占总能量的20%～30%为宜，并选用高生物价蛋白质。

（3）限制脂肪摄入量　限制饮食能量供给时，必须限制饮食脂肪供给量，尤其需限制动物脂肪。因在肥胖时，脂肪沉积在皮下组织和内脏器官过多时，常易引起脂肪肝、高脂血症及冠心病等并发症。为使饮食含能量较低而又耐饿性较强，对肥胖者饮食脂肪应控制在总能量的25%～30%。

（4）限制碳水化合物摄入量　碳水化合物饱腹感低，可增加食欲；中度以上肥胖者有食欲亢进，低能量饮食中碳水化合物比值仍按正常或高于正常要求给予，则患者难以接受。此外，为防止酮症和出现负氮平衡，碳水化合物供给应控制在占总能量的40%～55%为宜。碳水化合物在体内能转变为脂肪，尤其是肥胖者摄入单糖后，更容易以脂肪的形式沉积。因此，对含单糖食品，如蔗糖、麦芽糖、果糖、蜜饯及甜点心等，应尽量少吃或不吃。食物纤维可不加限制，凡食物纤维多的食物可适当多用。

（5）限制食盐和嘌呤的摄入 食盐能引起口渴和刺激食欲，并能增加体重，多食不利于肥胖症治疗，故食盐以3～6g/d为宜。嘌呤可增进食欲和加重肝肾代谢负担，故含高嘌呤的动物内脏应加以限制，如肝、心、肾等。

（6）控制膳食与增加运动相结合，以克服因单纯减少膳食能量所产生的不利作用。二者相结合可使基础代谢率不至于因摄入能量过低而下降，达到更好的减重效果。积极运动可防止体重反弹，还可改善心肺功能，产生更多、更全面的健康效益。

4. 食品选择

（1）饮食中宜选择的食品

① 选用低热量食物：如鲜菇、魔芋、绿豆、薏仁、燕麦、荞麦、小白菜、菠菜、生菜、豌豆苗、大白菜、龙须菜、芹菜、蒲菜、杨花萝卜、莴笋、苤蓝、黄瓜、南瓜、苦瓜、冬瓜、西葫芦、茄子、番茄、绿豆芽、鲜豆荚、空心菜、韭菜、油菜、荠菜、太古菜、包菜、大葱、青蒜、冬笋、丝瓜、倭瓜、青椒、鞭笋、香菜、萝卜、茭白、春笋、胡萝卜、洋葱、蒜头、香椿、蒜苗等。

② 饮食中适量选用优质蛋白：如牛乳、鱼、鸡、鸡蛋清、瘦肉等。

（2）饮食中忌选择的食品

① 忌选用单糖食物：如蔗糖、麦芽糖、果糖、蜜饯及甜点心等。

② 限制辛辣及刺激性食物及调味品：如辣椒、芥末、咖啡等，这类食物可以刺激胃酸分泌增加，容易使人增加饥饿感，提高食欲、增加进食量，导致减肥失败。

③ 控制烹调油的用量，同时还要控制油脂肥厚的食物：如烤鸭、炸鸡、红烧肉、扣肉、熘肝尖、爆腰花等。

四、胃肠道疾病的调养

胃肠道是消化道的俗称，涉及食管、胃、肠、肝、胆、胰及腹膜等脏器，疾病种类繁多，其中慢性胃炎、胃十二指肠溃疡是胃肠道疾病中的常见多发性疾病，如果不能得到及时治疗或治疗方法不当，很容易引起并发症或癌变，严重威胁人的生命。

1. 慢性胃炎

（1）慢性胃炎概述 慢性胃炎是胃炎的一种，是常见病和多发病，其发病率居各种胃病之首。胃镜普查证实，我国人群中慢性胃炎的发病率高达60%以上，萎缩性胃炎约占其中的20%。慢性胃炎主要是胃黏膜上皮遇到各种致病因子，如药物、微生物、毒素和胆汁反流等的经常反复侵袭，发生慢性持续性炎症性病变所致。一般分为两个类型：炎症病变比较表浅，局限在胃黏膜表面一层（不超过三分之一）者，称作慢性浅表性胃炎；而炎症病变波及胃黏膜的全层，并伴有胃腺体萎缩者，则为慢性萎缩性胃炎。

（2）慢性胃炎的临床症状 慢性胃炎进展缓慢，常反复发作，中年以上好发病，并有随年龄增长而发病率增加的倾向。部分患者可无任何症状，多数患者可有不同程度的消化不良症状，体征不明显。浅表性胃炎可有慢性不规则的上腹隐痛、腹胀、嗳气等，尤以饮食不当时明显，部分患者可有反酸、上消化道出血，此类患者胃镜证实糜烂性及疣状胃炎居多。不同类型、不同部位的萎缩性胃炎症状不尽相同。胃体胃炎一般消化道症状较少，有时可出现明显厌食、体重减轻、舌炎、舌乳头萎缩。萎缩性胃炎影响胃窦时胃肠道症状较明显，特别有胆汁反流时，常表现为持续性上中腹部疼痛，于进食后即出，可伴有含胆汁的呕吐物和胸骨后疼痛及烧灼感，有时可有反复小量上消化道出血，甚至出现呕血。

（3）慢性胃炎的预防措施 慢性胃炎的预防主要应从生活、饮食上加以注意，积极避免和去除各种致病因素。

① 饮食预防：以定时定量和吃易消化的食物为主，少食多餐，少食粗纤维和肥甘厚味、

过甜、过咸、鲜味浓厚、辛辣及强烈调味品、生葱生蒜等刺激性食品及寒、冷、硬、固食品。防止过饥过饱，避免暴饮暴食、睡前进食。

② 如果出现泛吐清水或胃酸减少症，可饮用葱姜浓汁肉汤或葱花鸡汤，以刺激胃液分泌，帮助消化，增进食欲。反之，出现吞酸、嗳腐或胃酸分泌过多时，应采取易消化的蛋白质、脂肪食品。

③ 如果出现腹胀、胃胀、食之无味，可服用助消化的药物，并可配合水果等助消化食品。

④ 去除病因：彻底治疗急性胃炎，戒烟酒，避免对胃黏膜有损害作用的食物及药物。积极治疗口腔、鼻腔、咽喉部的慢性炎症等。

⑤ 精神预防：生活起居要有规律，保证充足的睡眠和休息，不能过于疲劳，劳逸结合，消除忧虑与紧张不安的情绪。

(4) 慢性胃炎的调养

① 食用流食：对于急性胃炎，应去除病因，卧床休息，禁食一切对胃有刺激的饮食或药物，酌情禁食或给予流食，对有出血者，予以止血治疗。忌食粗糙和刺激性食物，忌食过硬、过辣、过咸、过热、过分粗糙和刺激性强的食物，如油炸食品、腌腊食品、辣椒、大蒜等。不管柑橘类果汁、番茄制品、咖啡、酒类以及所有会直接刺激食管的食物会不会引起胃酸，最好避免食用。

② 避免高脂肪食物：高脂肪食物、酒、糖、巧克力会使括约肌放松，造成回流，所以如果有胃灼热的症状，就应避免摄入这些食物。

③ 增加纤维素的摄取：食用富含纤维的食物。纤维被认为是抗癌成分，食用富纤维饮食同样可以减少十二指肠溃疡发生机会。纤维被认为能促进黏蛋白分泌，黏蛋白可以保护十二指肠黏膜。

④ 控制饮水：胃酸缺乏者，忌冲淡胃液。饮食中宜加入醋、柠檬汁、酸性调味品，少吃难消化、易胀气的食物。饭前及饭后尽量少喝水。

⑤ 补充营养素：a. 维生素 B_{12}，用量依药品说明，慢性胃炎有可能由于维生素 B_{12} 缺乏而引起贫血。b. 维生素 E 及锌，维生素 E 每天 400U，渐增。锌每天 50～80mg，能增加黏蛋白的产生，保护胃黏膜及止痛。

⑥ 戒烟：抽烟会促进胃痛发作。吸烟后，烟碱能刺激胃黏膜引起胃酸分泌增加，对胃黏膜产生有害刺激作用，过量吸烟导致幽门括约肌功能紊乱，引起胆汁反流，使胃黏膜受损，并影响胃黏膜血液供应及胃黏膜细胞修复与再生，所以要戒烟。

(5) 慢性胃炎的食品选择

① 饮食中宜选用食物

a. 食物宜细软易消化，宜食富含蛋白质和维生素的食物，少食多餐。

b. 宜多食补益气血的食品，如动物内脏、猪血、蛋类、牛肉、羊肉、新鲜蔬菜，可以预防及治疗贫血。

c. 胃酸过多者，宜多食碱性食物，少吃肉汤、肉汁及酸性食物。

d. 胃酸少者，宜多吃些酸性水果、酸乳，或以醋做调味品，宜多饮肉汤或浓缩肉汁，以增进食欲。

② 饮食中忌选用食物

a. 忌刺激性食物，如浓茶、咖啡、浓肉汤、蒜、葱等。

b. 忌烟、酒。

c. 忌粗纤维食物，如粗粮、韭菜、芹菜、豆芽菜、薯类。

d. 忌过冷、过热、坚硬不消化、易产酸、产气的食物。

e. 胃酸过多者忌甜食、酸性食物。

2. 消化性溃疡

（1）消化性溃疡概述　消化性溃疡主要指发生于胃和十二指肠的慢性溃疡，是消化系统常见的慢性病之一，因溃疡部位不同，临床常见的有胃溃疡和十二指肠溃疡。消化性溃疡是中青年群体中的常见病，在脑力工作者中亦不少见。近年来的实验与临床研究表明，饮食不科学、大量酗酒、胃酸分泌过多、幽门螺杆菌感染和胃黏膜保护作用减弱等因素是引起消化性溃疡的主要环节。胃排空延缓和胆汁反流、胃肠肽作用、遗传因素、药物因素、环境因素和精神因素等也和消化性溃疡的发生有关。

（2）消化性溃疡临床症状　多数消化性溃疡患者出现上腹疼痛感，呈钝痛、灼痛、胀痛或剧痛等不同类型，或仅有饥饿样不适感。典型者有轻度或中等度剑突下持续性疼痛，可被制酸药或进食缓解。

十二指肠溃疡患者约有2/3的疼痛呈节律性，即早餐后1～3h开始出现上腹痛，如不服药或进食则要持续至午餐才缓解。午餐后2～4h又痛，也须进餐来缓解。约半数有午夜痛，患者常被痛醒。节律性疼痛大多持续几周，随后缓解几个月或终年，可反复发生。

胃溃疡也可出现规律性疼痛，但餐后出现较早，一般在餐后0.5～1h出现，在下次餐前自行消失。午夜痛也可发生，但不如十二指肠溃疡多见。部分病例进食后反而引起腹痛，在幽门管溃疡尤为明显。

幽门管溃疡可因黏膜水肿或瘢痕形成而发生幽门梗阻，表现为餐后上腹饱胀不适而出现恶心呕吐。部分病例无上述典型的疼痛，尤其是胃溃疡病例，仅表现为无规律性、较含糊的上腹隐痛不适，伴胀满、厌食、嗳气、泛酸等症状。随着病情的发展，可因并发症的出现而发生症状的改变。

溃疡痛是一种内脏痛，具有上腹痛而部位不很确定的特点。如果疼痛加剧而部位固定，放射至背部，不能被制酸药缓解，常提示有后壁慢性穿孔；突然发生剧烈腹痛并迅速延及全腹时应考虑有急性穿孔；有突然眩晕者说明可能并发出血。

（3）消化性溃疡预防　消化性溃疡的预防，首先要采取增进健康和特殊防护两方面措施，控制和消灭致病因素对健康人群的危害。如进行有关消化性溃疡的卫生知识教育，提高自我保健能力；建立良好的生活习惯；保持健康的心理状态，放宽心胸，正确对待心理冲突，不断增进适应能力；采用合理的营养和保养措施；进行经常而适度的体育锻炼，以增强机体抗病能力。戒除烟、酒等不良嗜好，避免暴饮暴食，冷热适度，三餐规律，少食辛辣刺激性的食物，避免服用损害胃黏膜的药物，及时治疗可伴发消化性溃疡的有关疾病，避免感染幽门螺杆菌等。其次是在消化性溃疡的临床前期（活动期）做好早期发现、早期诊断、早期治疗，防止或延缓消化性溃疡的发展。再次是对疾病进入后期阶段的预防措施，主要是对溃疡病患者采取控制、阻止或延缓并发症（大出血、梗阻、穿孔、癌变）、防止病残和促进健康等措施，其目的是减少痛苦，延长生命。

（4）消化性溃疡营养治疗　消化性溃疡饮食治疗的目的是减少和缓解胃酸分泌，维持胃肠黏膜自身的防御能力，减轻或解除症状，促进溃疡愈合，避免并发症，预防复发，并保证营养。胃和十二指肠溃疡发生部位和症状有所不同，但饮食治疗的原则相同，最终目的是促进溃疡愈合，并防止复发。

① 少量多餐，定时定量，每天5～7餐，每餐量不多。少量多餐可中和胃酸，减少胃酸对溃疡的刺激，又可供给营养，有利于溃疡的愈合，对急性消化性溃疡更适宜。溃疡病患者所吃食物必须切碎煮烂；可选用蒸、煮、氽、软烧、烩、焖等烹调方法，不宜用煎、炸、爆炒、醋熘、凉拌等方法加工食物。避免机械性和化学性刺激过强的食物。

② 应吃营养丰富、易于消化的食物，平时以营养丰富、含渣滓少、易于咀嚼、容易消化的食物为宜。选择营养价值高、细软易消化的食物，如牛乳、鸡蛋、豆浆、鱼类、瘦肉

等。经加工烹调使其变得细软易消化，对胃肠无刺激。同时补充足够热量、蛋白质和维生素。营养素比例半流质期为碳水化合物55%，蛋白质15%，脂肪30%；流质期为碳水化合物60%，蛋白质20%，脂肪20%。

③ 在饮食中蛋白质对胃酸起缓冲作用，可中和胃酸，但蛋白质在胃内消化又可促进胃酸分泌。应供给足够蛋白质以维持机体需要，每日按1g/kg供给，促进溃疡修复；若有贫血，至少应按1.5g/kg供给。

④ 饮食中限制脂肪，不论是植物性脂肪还是动物性脂肪，都会促进胃液分泌。脂肪在胃中停留时间非常长。因此，少量吃一些相对好消化的乳脂肪、人造黄油、沙拉酱等乳化脂肪也无妨。

⑤ 饮食中碳水化合物作为能量的来源，不可缺少。特别是谷物中还含有B族维生素、食物纤维、植物性蛋白质等营养，被少量的胃液消化，在胃内停留时间短，是对胃最安全的食品。但是，如大量摄取单糖等糖分，会促进胃酸分泌，在胃中停留时间变长，所以应控制碳水化合物的摄入量。

⑥维生素、矿物质可提高蛋白质的吸收，作为黏膜再生和血液的主要成分，是必要的营养素。伴有出血的消化性溃疡患者易患贫血，但铁剂会增强胃液分泌，一般应避免服用，所以在饮食中需补充铁。

(5) 消化性溃疡的食物选择

① 宜选用食物

a. 为了补充营养和中和胃酸，宜常饮牛乳、豆浆；为了减缓胃部蠕动和胃液分泌，宜多吃奶酪和奶油。

b. 为避免便秘，宜常吃香蕉、蜂蜜等润肠食物。

c. 少量出血时，宜适当用些牛乳、豆浆、米汤、藕粉一类流质饮食，但不宜多加糖，以免引起胃酸过多，并应少食多餐，待出血停止、病情稳定后，逐渐改用面糊、稀粥、蛋羹等食物。

d. 若并发大量出血、幽门梗阻、急性穿孔，应停止一切饮食，及时送医院抢救或手术治疗。

② 忌选用食物

a. 不宜多吃促进胃酸分泌的浓缩肉汁、香料、浓茶、咖啡、酒（除有治疗作用者外）及过甜、过酸、过辣、过硬的或含纤维素过多的、不易消化及易产气的食物，如整粒大豆、芹菜、韭菜、泡菜、老菜帮等。

b. 煎、炸、烟熏、腌腊、生拌等法烹制的菜不易消化，易增加胃的负担，不宜多食。

c. 禁忌：要忌食肉汤、鸡汤和甜食，因为它们能促进胃酸分泌，对溃疡的愈合不利。

五、肝胆疾病的营养与预防

1. 病毒性肝炎

(1) 病毒性肝炎的概述　病毒性肝炎是由甲型、乙型、丙型、丁型、戊型肝炎病毒所致的以肝炎为主的一种全身性传染病。肝炎病毒除侵犯肝脏外，还可侵犯其他器官。具有传染性强、传播途径复杂、流行面广、发病率高等特点。其中发病率以甲型、乙型居多。肝炎病毒存在于患者的粪便和血液中，可污染食品、水源以及日常生活用品，通过接触而经口传染，即所谓的粪—口途径；也可以通过输血、预防接种、性交等传播途径感染。

(2) 病毒性肝炎的临床症状　根据黄疸的有无、病情的轻重和病程的长短，临床上分为急性肝炎、慢性肝炎、重型肝炎和淤胆型肝炎。急性肝炎以无黄疸型最为常见，表现为食欲缺乏、恶心、腹胀、肝区不适或隐痛、低热、乏力等，多数患者有肝脏肿大和压痛，肝功能损害较轻。急性黄疸型肝炎起病急，黄疸前多有高温及胃肠道症状，进入黄疸期，尿色加深，巩膜、皮肤先后出现黄疸，大便呈黏土色，肝肿大且有压痛，谷丙转氨酶明显升高，浊絮反应异常，尿胆红素阳性。慢性活动性肝炎症状明显，肝脏肿大而质硬，脾肿大，转氨酶持续升高，病程超过半年未愈即为慢性迁延性肝炎。

（3）病毒性肝炎患者的营养治疗原则　营养治疗是肝炎治疗的基本措施之一，目的在于减轻患者肝脏负担，防止腹水、贫血等的发生，同时给予充足的营养有助于受损肝组织和肝功能的恢复。

① 急性期：早期急性患者常有厌食、倦怠、脂肪吸收障碍，此时不宜强调营养、被迫进食治疗，应给予易消化、低脂饮食，少食多餐，以免加重胃肠负担。如患者有严重恶心、呕吐，无法从饮食上满足其生理需要，可辅以静脉输入葡萄糖、维生素和电解质以维持营养和保持水及电解质平衡。蛋白质 40～50g/d，脂肪 25～30k/d。当患者病情重时，应减少蛋白质的摄入量，蛋白质限制在 20g/d 以内，或短期内给予无蛋白饮食。

② 慢性期：慢性肝炎患者的饮食调理过去很长时间一直强调“三高一低”，即高蛋白、高碳水化合物、高维生素和低脂肪。但近年来的研究证明，这种饮食模式会引起患者肥胖及并发脂肪肝，甚至肝功能长期不正常，尤其是过量的蛋白质和碳水化合物会加重肝脏负担，造成消化不良，使肠内产生一些腐败物质，进一步损害肝脏。因此应改变“三高一低”，强调营养平衡的原则，适量增加蛋白质、碳水化合物、维生素。

a. 能量：一般认为临床患者每日每千克理想体重需 84～105kJ，从事轻度或中度活动者每日每千克理想体重分别需要 126～147kJ 和 147～168kJ。还应根据体重、有无发热及病情轻重做适当调整。肥胖患者则应适当限制能量。

b. 蛋白质：供给充足的蛋白质可以维持氮平衡，提高肝中各种酶的活性，增加肝糖原的含量，有助于肝细胞损伤的修复与再生。蛋白质提供的能量应占总能量的 15%～16%，或每日每千克理想体重 1.5g 左右，宜选用优质蛋白质，如乳及乳制品、蛋类、瘦肉类、豆及豆制品，优质蛋白应占总蛋白的 50%以上。

c. 碳水化合物：碳水化合物的供给应保持一定的比例，应占总能量的 60%～70%，其最好来源于主食及副食品中含的天然碳水化合物，不宜多用甜食，以免影响食欲，妨碍其他营养物质的摄取，或引起肠胀气。在患者食欲差、热量摄入不足时，可适量摄入一些葡萄糖、麦芽糖等补充。不要补充过多的糖，因为慢性肝炎患者活动量较少，大量食入糖会造成能量过剩、身体肥胖，易引发脂肪肝，不利于消除疾病、恢复健康。

d. 脂类：肝病患者多有厌油腻，食入脂肪过多延长胃排空，影响食欲，但限油烹调影响菜肴的香味，同时脂类还是脂溶性维生素吸收的必要条件。所以一般每日脂类的供给量以患者耐受又不影响其消化功能为度。专家建议脂肪的摄入量占全天总热量的 25%左右，为50～60g/d。

e. 维生素：维生素是肝细胞新生和维持正常功能必要的营养成分，而多数肝炎患者维生素吸收和代谢受影响，使体内缺乏维生素，影响肝脏的生理功能。因此膳食中应供给丰富的维生素，必要时可口服维生素 A、B 族维生素、维生素 C 制剂，但注意不要补充过量，过量会产生副作用。

f. 少食多餐：肝病患者每日可用 4～5 餐，每次进食不宜太多，减少肝脏负担。食物应新鲜可口、易消化。在不妨碍营养治疗原则的前提下，应尽量照顾患者的饮食习惯。

g. 要注意补钙：由于维生素 D 首先在肝细胞内转化成活性维生素 D，当肝脏有疾病时，维生素 D 的活化受障碍。另外，肝炎患者多有饮食不佳和恶心、呕吐，饮食中摄入的钙不足，可出现低钙血症。因此，肝炎患者要供给充足的钙和维生素 D，食用含钙多的食物，如牛乳、豆制品、虾皮、芝麻酱等。

h. 烹调加工：为了增强患者食欲，主副食应尽量做到花样多、色香味形感官好。食物种类可以广泛一些，但要避免刺激性强的食物和调味品，严格限制油炸食品、酒类食品及禁用霉变食品。

（4）病毒性肝炎患者的食物选择

① 宜选用食物：如乳及其制品、豆类及其制品、鸡蛋、动物内脏、鲜鱼虾、畜禽肉、蕈类、蜂蜜、蜂王浆等都是很好的保肝食品，同时患者每天至少要吃500g蔬菜和水果。

② 忌选用食物：应严格限制饮酒及含酒精的饮料，忌食煎炸食品和油腻食物，不用刺激性强的调味品等。

2. 脂肪肝

（1）脂肪肝的概述　肝脏是人体内脂肪及胆固醇的暂时储存处，但储存量很少。正常人肝脏的脂肪含量不超过5%，包括磷脂、甘油三酯、脂肪酸、胆固醇及胆固醇酯。当脂类占肝重5%时就称为脂肪肝。脂类占肝重5%～10%为轻度，占肝重10%～25%为中度，占肝重25%～50%为重度。

（2）脂肪肝的发病原因及临床症状　脂肪肝的发生与不良饮食习惯有密切关系，主要是膳食热量过剩（尤以碳水化合物与脂肪摄食过多）。其发病机制为：摄入过多脂肪，从碳水化合物或氨基酸转化的脂肪增加，从脂肪组织移入肝内的脂肪过量，肝脏合成、摄入脂肪酸增高，肝内脂肪酸氧化分解减少，肝脏脂蛋白合成降低，从而引起肝内脂肪堆积。脂肪肝发病多以肥胖、糖尿病、高脂血症、酒精性肝炎和病毒性肝炎引起。不同原因引起的脂肪肝，其临床表现不同。早期或轻症患者可无自觉症状，有些患者则表现为食欲缺乏、乏力、腹胀、体重减轻或增加。50%患者伴有各种维生素缺乏的表现，如舌炎、口角炎、末梢神经炎、皮肤角化、皮下瘀斑等。少数患者可有右上腹或剑突下疼痛及压痛感，肝可触及，质软或韧，边缘圆钝，表面有充实感。病程长的患者可有血浆蛋白降低，电解质紊乱，出现腹胀或腹水。早期如能及时治疗，肝细胞可以恢复到正常形态和功能。脂肪肝如及时发现，去除病因，肝内脂肪可完全消失，能够治愈；如果不予重视，肝细胞会慢性纤维化，发展为肝硬化，医学上又称为“营养性肝硬化”。

（3）脂肪肝患者的营养治疗原则　合理的膳食是预防和治疗脂肪肝的关键，应科学合理地进行饮食调理。

① 控制热量摄入：对于脂肪肝患者热量供给不宜过高。过高能量会使患者体重过分增加，脂肪合成较多，从而加速肝脂肪变，因此，对脂肪肝患者应给予适当能量的饮食。体重正常、从事轻度活动的脂肪肝患者每日应按理想体重30～35cal/kg，以防止发胖，避免加重脂肪堆积。对于肥胖或超重者，每日20～25kcal/kg，控制或减轻体重，以便把肝细胞内的脂肪氧化消耗掉。

② 适当提高蛋白质：建议高蛋白饮食，因为充足的蛋白质可以使脂肪转变为脂蛋白，有利于将脂肪顺利运出肝脏，防止脂肪在肝内淤积，同时使血浆白蛋白升高，纠正重症患者的血浆白蛋白过低，防止出现水肿。供给蛋白质每日每千克理想体重1.2～1.5g。蛋白质中蛋氨酸、胱氨酸、色氨酸、苏氨酸和赖氨酸等均有抗脂肪肝作用。

③ 减少碳水化合物和甜食：过多的碳水化合物可转变为脂肪，导致肥胖，促使脂肪肝的形成。碳水化合物应主要由粮谷供应，不用精制糖、蜂蜜、果汁、果酱、蜜饯等甜食和甜点心。

④ 控制脂肪和胆固醇：植物油不含胆固醇，所含谷固醇或豆固醇和必需脂肪酸有较好的趋脂作用，可阻止或消除肝细胞的脂肪变性，对脂肪肝有益处。对于脂肪肝患者全日食物和烹调油所供给总量不宜超过40g，对于胆固醇高的食物宜适量控制。

⑤ 补充维生素、矿物质和膳食纤维：饮食应粗细搭配，多用新鲜蔬菜、水果和藻类，保证有足够的食物纤维。增加维生素、矿物质的供给既可补充肝病时的缺乏，又有利于代谢废物的排除，对调节血脂、血糖水平也有良好的作用。如B族维生素有防止肝细胞变性及保护肝脏的作用，维生素B_{12}有助于从肝脏移去脂肪，有防止脂肪肝形成和发展的作用。维生素C可增加肝细胞抵抗力，促进肝细胞的再生。

⑥ 严格忌酒：因长期饮酒而引起的脂肪肝患者，应严格忌酒。一般因饮酒导致脂肪肝的患者，其饮酒历史最少有5年。有关专家观察研究发现，每天饮酒含酒精量达160g以上者，10年内酒精性脂肪肝发生率为25%，可见酒精对肝脏的损害之大。酒精在肝细胞浆内的乙醇脱氢酶（ADH）的作用下转化为乙醛，乙醛对肝细胞产生毒害，破坏肝细胞膜，导致肝细胞肿胀，并影响肝脏代谢，使脂质过氧化，引起肝脏病理变性。因此，为了预防发生脂肪肝，应少量饮酒或不饮酒，一旦发现有脂肪肝的患者，应禁止饮酒。

(4) 脂肪肝患者的食物选择

① 宜选用食物：米、面、粗杂粮（小米、高粱米、燕麦片、荞麦米、荞麦面、玉米）、新鲜蔬菜、水果、食用菌、海藻、鱼、虾、脱脂鲜牛乳、精瘦肉、豆类及其制品等。

② 忌选用食物：含高脂肪煎炸食物、动物油脂等。

③ 需控制食物：精制糖、甜点心、巧克力、高胆固醇食物（动物肝脏、脑、肾、蛋黄、鱼子、蟹黄、肥肉等）。

3. 胆囊和胆石症的基本知识

胆囊是位于肝脏下方的梨形小囊，长8～12cm，宽3～5cm，是储存来自肝脏的胆汁的器官。肝脏每天分泌600～800mL稀薄的胆汁，至胆囊被浓缩为一半左右。受进入十二指肠食物中蛋白质、脂肪的刺激而产生兴奋，胆囊就收缩排出其储存的胆汁，送入小肠帮助脂肪消化和吸收脂溶性维生素。

发生在胆囊或胆管里的疾病较为常见的是胆囊炎、胆石症，两者常同时存在，互为因果。胆囊炎常由于胆道内有寄生虫或细菌感染、胆汁滞留或是胰液向胆道反流侵蚀胆囊壁等原因所致，常继发于胆石的刺激和梗阻。胆石症是指胆道系统包括胆囊及胆管在内的任何部位发生结石的疾病。这种病既是全球性疾病，也是我国的常见病。尽管发病是多因素的，但饮食营养与本病的发生、发展和防治有着密切的关系。特别是近年来，随着生活水平的提高、物质供应日益丰富，人们的饮食也日渐西化，各种高脂肪、高热量食物的摄入增多，使得患此类疾病的人越来越多，而发病年龄也趋向“年轻化”。通常女性患胆石病多于男性，每3个胆石症患者中有2个是女性，且好发于30～50岁。

(1) 急性胆囊炎的临床症状　起病急，中上腹部或右上腹持续性疼痛，阵发性加剧，疼痛可放射到右肩，多发生在夜间，以饱餐和高脂肪餐为诱因。如伴有结石并梗阻在胆囊管，可有间断性胆绞痛。可发生恶心呕吐，严重者呕出胆汁，并造成脱水。当发生化脓性胆囊炎时，可出现高热、烦躁、谵妄等。右上腹有明显压痛，腹部可触到肿大、压痛的胆囊。可发展成为慢性胆囊炎、胆囊积脓和毒血症；若胆囊壁出现坏死、穿孔，可形成弥漫性腹膜炎。

(2) 慢性胆囊炎的临床症状　症状、体征不典型，多数表现为胆源性消化不良、厌油腻食物、上腹部闷胀、嗳气、胃部灼热等，与溃疡病或慢性阑尾炎近似；有时因结石梗阻胆囊管，胆囊炎可呈急性发作，但当结石移动、梗阻解除，即可迅速好转。

(3) 胆石症的临床表现

① “无症状”的胆囊结石（安静结石）：所谓无症状即没有胆绞痛，几乎无症状，甚至终生不被发觉。有时仅有轻微上腹闷胀、隐痛、不适、嗳气等，进食油腻后症状更明显，易被当作“肝炎”、“胃炎”。查体右上腹轻压痛、无肌紧张，当胆囊积水时可被触及。

② 胆绞痛：右上腹部剧烈绞痛，向肩、背放射，伴有恶心、呕吐。为结石嵌顿所致，有时因体位改变，嵌顿解除而症状消失；否则会继发感染、化脓、坏疽、穿孔而出现发热、腹膜炎、休克等症状。胆绞痛多于饱餐或进食油腻后发作，少数患者在夜间发作。

③ 黄疸：结石落入胆总管或嵌顿于胆囊颈部的结石压迫胆总管均可造成梗阻性黄疸。

4. 胆囊炎和胆石症的饮食调养原则

（1）急性发作期发热、呕吐、剧烈疼痛时，应采取禁食、静脉补充营养、抗炎等治疗。在缓解期或无症状时，应采取低脂肪、高蛋白质、高维生素的饮食治疗。

（2）热量 要能满足生理需要，但要防止热量过多。一般为1800～2000kcal/d。不过要根据患者的具体情况区别对待，对于肥胖者需限制其热量摄入以利减轻体重，而消瘦患者则应酌量增加热量供应以利康复。

（3）脂类 限制脂肪，避免刺激胆囊收缩以缓解疼痛。手术前后饮食中脂肪应限制在20～30g/d。随病情好转，如患者对油脂能耐受可略增多（40～50g/d），以改善菜肴色、香、味而刺激食欲。烹调用植物油，既能供给必需脂肪酸，又有利胆作用，但应均匀分布于三餐中，避免食用过多的脂肪。控制含胆固醇高的食品以减轻胆固醇代谢障碍，防止结石形成，每日摄入量应少于300mg，重度高胆固醇血症应控制在200mg/d以内。对于动物内脏、蛋黄、咸鸭蛋、松花蛋、鱼子、蟹黄等含胆固醇高的食品，应该少用或限量食用。

（4）蛋白质 应补充充足的蛋白质。胆囊炎在静止期，肝功能并未完全恢复，或有不同程度的病理损害。供应充足的蛋白质可以补偿损耗，维持氮平衡，增强机体免疫力，对修复肝细胞损伤、恢复其正常功能有利。鱼、虾、瘦肉、兔肉、鸡肉、豆腐及少油的豆制品（大豆卵磷脂，有较好的消石作用）都是高蛋白质和低脂肪食物，每日蛋白质供应量为80～100g。

（5）碳水化合物 适量的碳水化合物增加糖原储备、节省蛋白质和维护肝脏功能。它易于消化、吸收，对胆囊的刺激亦较脂肪和蛋白质弱，但过量会引起腹胀。每日供给量为300～350g，应供给含多糖的以复合碳水化合物为主的食物，适量限制单糖如砂糖和葡萄糖的摄入，对肥胖患者应适当限制主食、甜食和糖。

（6）维生素和矿物质 选择富含维生素、钙、铁、钾等的绿叶蔬菜、水果及粗粮，并补充维生素制剂和相应缺乏的矿物质。B族维生素、维生素C和脂溶性维生素都很重要。特别是维生素K，对内脏平滑肌有解痉镇痛作用，对缓解胆管痉挛和胆石症引起的疼痛有良好效果。

（7）膳食纤维 增加膳食纤维和水分摄入可减少胆石的形成，鲜嫩蔬菜和瓜果可切碎煮软，使膳食纤维软化。可选用质地软、刺激性小的膳食纤维品种，如古柯豆胶、藻胶、果胶等，做成风味食品或加入主食，都可增加膳食纤维的供应量，有利于防止便秘，减少胆石形成（便秘是胆结石、胆囊炎发作的诱因）。同时要多饮水，以利胆汁稀释。

（8）戒烟戒酒。

（9）禁用一切辛辣食物和刺激性强的调味品，它们可以促使缩胆囊素的产生，增强胆囊收缩，使胆道口括约肌不能及时松弛流出胆汁，可能引起胆石症或胆囊炎的急性发作或恶化。

（10）忌用油腻、煎、炸以及含脂肪多的食品，如肥猪肉、羊肉、填鸭、肥鹅、黄油、奶油、油酥点心、奶油蛋糕等。

（11）节制饮食、少量多餐、定时定量 多餐刺激胆道分泌胆汁，保持胆道通畅，有利于胆道内炎性物质引流，促使疾病的好转。暴饮暴食，特别进食高脂肪餐，常是胆石症或胆囊炎发作的一个诱因。

【拓展知识】 癌症的营养与预防

一、癌症概述

1. 癌症在我国的发病状况

恶性肿瘤是严重威胁人类健康的常见病之一。全球每年约有700万人死于癌症，我国癌症在各种死亡原因中已经排在第二位，在部分城市则已排在首位。一些城市人口调查资料表明，恶性肿瘤约占总死因的四分之一，即每 4 个死亡人口中就有 1 个死于癌症，并且恶性肿瘤发病有不断增加的趋势，我国胃癌、肝癌和食管癌的死亡率居世界首位。

2. 癌症的发病原因

肿瘤是机体细胞因各种致癌因素的作用所发生的无限制、完全不受机体制约的异常增生。根据对人体危害性的不同，肿瘤有良性与恶性之分，通常引起营养问题并危害机体的绝大多数为恶性肿瘤。

近年来，国内外对癌症开展病因研究，通过流行病学调查和动物实验，综合多年的研究结果，已证明致癌的原因有 80%以上是因食物、吸烟、放射线、大气污染、药剂等“环境因素”引起的。其中食物因素占第一位。饮食营养、膳食结构和饮食习惯是癌症发病因素的一个重要方面。世界癌症基金会于 1997 年向全世界公布了他们的研究结果，认为如果能改善饮食可使癌症总体发病数减少 30%～40%，也即全世界每年可减少 300 万～400 万例癌症新患者，我国则可减少 35 万～43 万例。

由于食物不是由纯营养素组成的，所以食物对人体产生的结果自然也并不全是营养素引起的，非营养素的致肿瘤、抗肿瘤因素往往很强。如膳食不平衡和食物污染是引起癌的主要原因。因此，在膳食搭配中应该妥善处理食物中的致癌因素和抗癌因素的关系。

癌的形成非一朝一夕之事，其发病过程包括致癌阶段和促癌阶段。致癌阶段即致癌物质经过代谢，变成化学性质极其活跃的亲电子中间产物的阶段，在这一阶段中，中间产物与细胞亲核物质发生反应，导致受损 DNA 模板复制的发生，形成一种启动细胞。促癌阶段即某些促癌因素刺激启动细胞进行克隆扩增，发展为灶性瘤前病变，进而导致癌细胞的出现。在所有的人类肿瘤中，1/3 以上与膳食有关，膳食中含有致癌物质和促癌物质，同时也含有抑癌物质。

二、营养素与肿瘤发生的关系

1. 脂肪与癌症

脂肪是所有营养素中与肿瘤关系最密切的一个因素。虽然关于脂肪致癌的机制尚未完全弄清楚，但从流行病学调查分析，脂肪摄入量与癌症的发生率有明显相关性。低脂肪膳食的日本的癌发病率只是高脂肪膳食的美、英、荷等国的 1/6～1/2。在亚洲和非洲、南美洲的居民肠癌的死亡率很低，而北美、西欧国家中肠癌死亡率高，这种差别主要是由于西方化的饮食中蛋白质占 23%、碳水化合物占 32%、脂肪高达 45%的缘故。

脂肪本身并不是致癌物，而且保持适宜摄入量对人体是有益的。但高脂肪在代谢过程中能以多种形式促进和诱发致癌的危险，如高脂肪饮食可使肠道内厌氧菌增多，厌氧菌可与胆汁中的类固醇合成雌激素，而雌激素会过度刺激乳腺小叶，从而导致组织基因突变发生肿瘤。国外研究表明，男性从肥肉中摄入过多的脂肪会加大患前列腺癌的危险。国外研究还进一步证实，高脂肪中动物脂肪及其主要成分——饱和脂肪酸与单不饱和脂肪酸引起癌症的危险性大，而乳制品或植物食品均不增加结肠癌的危险。

2. 蛋白质与癌症

蛋白质与癌的关系比较复杂。就蛋白质本身而言，绝对不是致癌物，而且具有保持体内氮平衡的作用。优质蛋白质能增强机体免疫功能，许多蛋白酶还可抑制动物肿瘤的发生，是抵御疾病的重要因素。但是过量摄入蛋白质，特别是动物蛋白，与癌症发生、发展有关，具有一定的危险性。动物实验证实，蛋白质的摄入量增加到正常人的 2～3 倍时，可发现化学物质诱发癌的现象。动物蛋白致癌的因素中发现牛肉含有丙醛，与大肠癌有关。经动物实验证明丙醛为强致癌物质，事实上猪肉、羊肉、鸡肉中也含有丙醛，只是含量比牛肉少得多。

3. 糖与癌症

糖是生命细胞的生活能源，主要依靠糖酵解作用。血液中的血糖约有57%被肿瘤消耗掉。有调查资料分析，食糖（主要是精白糖）过多者的癌症发病率比吃糖少者高4～5倍。高糖膳食，经代谢产生丙酮酸、乳酸，使机体体液呈酸性状态，从而造成缺钙，诱发癌症。糖还会对机体免疫系统产生有害的影响，会使白细胞吞噬能力降低。不但缺乏维生素和矿物质，而且会无情地消耗掉体内矿物质和B族维生素，这无疑削弱了机体的抗癌能力。

4. 维生素与癌症

维生素与癌症的关系一直受到科学家的关注。已有科学研究证实，具有抗氧化作用的维生素A、维生素C、维生素E能保护人体细胞免遭自由基的侵袭，对癌症起到一定防御作用。

医学研究发现维生素A具有抗癌作用，是由于其能控制上皮细胞的分化，防止上皮细胞角质化，形成鳞状细胞，发展成癌。膳食中缺少维生素A，身体上的上皮组织会发生角质化，皮肤变得干燥、粗糙、抵抗力降低而容易受细菌和毒素的侵袭，黏膜也会发生病变，易患上皮组织癌如肺癌、胃癌、肠癌、乳腺癌等。

许多癌症患者的组织和血液中，维生素C的含量低于正常人。维生素C是一种抗氧化剂，可以抑制亚硝酸盐与胺类结合生成亚硝胺，使人免除癌患，维生素C可保护其他水溶性维生素不被氧化，促进胶原细胞的形成，使细胞与细胞间排列整齐，以对抗癌细胞的侵袭。维生素C能提高细胞免疫功能，具有抗辐射作用，从而保护正常细胞。另外维生素C还可以破坏癌细胞增生时产生的某种酶的活性，使癌细胞无法增生，并能减轻晚期癌症患者的症状和痛苦，延长患者的寿命。人体内的维生素C主要靠饮食来供给，流行病学调查发现，胃癌高发区多为新鲜蔬菜、水果不足的地区，因此新鲜蔬菜、水果便成为人类预防癌症的“灵丹妙药”了。

维生素E有抗癌作用。它的抗癌机制和维生素C相似，其作用是阻止亚硝胺和次亚硝酸基的形成，还可通过增强机体的免疫力，帮助机体增强抗癌能力。维生素E是食物中存在的一种强抗氧化剂，可减少或阻止不饱和脂肪酸氧化而生成有害的自由基，保护细胞膜免受过氧化物的损害，可阻断或延缓癌变。

法国国家癌症研究所的一份报告指出，人体内缺乏维生素D可能与癌症发病率上升有关。科学家建议人们可以通过适当晒太阳的方式来补充维生素D，预防癌症的发生。该机构科学家在1986年到2000年间对4.8万名男性进行了调查。他们研究了维生素D被人体吸收的情况以及影响人们晒太阳的各种生理心理综合因素，包括体胖怕热、怕有皮肤色素沉着等。科学家最后得出结论，每天体内额外增加1500U的维生素D，就可以使癌症发病率减少17%，癌症死亡率减少29%。科学家指出，在人一天的饮食中，摄取400U的维生素D就足够了，但这和人体每天晒太阳产生的维生素D量相比显得微不足道。实际上，对于皮肤没有问题的人来说，每天晒太阳30min就可以使身体合成约2万U的维生素D。因此晒太阳是人体产生足够维生素D的主要方式，它对于减少癌症发病率可能有一定作用。

5. 微量元素与癌症

目前科学家比较一致的看法是硒、锌、碘、钼等元素具有防癌、抗癌、抑癌作用；镉、铅、铍、铬、砷、镍等元素及其化合物有直接的或潜在的致癌作用。

近年来用硒防治癌症已为世人所瞩目，现在被科学家称为“抗癌之王”。硒与肿瘤的发生、发展有密切的关系，在一些低硒的国家和地区，人群的肺癌发病率较高，而在一些高硒地区，肺癌的发病率低。而且发现肺癌患者血硒水平明显低，且病变范围广。科学家们认为，硒对人体免疫功能有广泛的影响，可刺激机体的免疫反应，增强机体的免疫功能；硒是很强的抗氧化剂，硒是谷胱甘肽过氧化酶的必需成分，因此，它可清除体内各种自由基，防止细胞膜遭受自由基的破坏，保护细胞膜的完整性；硒可保护蛋白质和DNA的结构和功能，抑制癌细胞中DNA的合成，防止癌细胞的分裂和生长；硒能抑制致癌物的活力，能催化有机过氧化物还原，从而破坏致癌物质。硒能调节维生素A、维生素C、维生素D、维生素K的吸收和消耗，参与辅酶A和辅酶Q的合成，对某些致癌物有拮抗作用。

锌是200多种酶的激活因子，在人体免疫系统功能的正常发挥中占有重要地位。锌可维持T细胞免疫的正常功能，起到防癌的作用。补充锌可对癌症的形成起到抑制作用，锌还可以促进血液中抗感染淋巴细胞的增加。但锌缺乏时，脾和胸腺重量减小，胸腺萎缩，末梢血淋巴细胞减少，免疫球蛋白值降低，影响对癌细胞的消灭作用，从而降低了机体对癌的抗病能力。

碘与甲状腺癌和乳腺癌关系密切。缺碘的地区是甲状腺肿大的高发区，同时也是甲状腺癌的高发区。世界上乳腺癌高发的国家，也是缺碘的地区。美国的五大湖区乳腺癌死亡率高，同时也是缺碘的"甲状腺肿区"。而日本和我国沿海地区，海产品吃得多，所以就很少发生乳腺癌。

钼在人体内能阻断化学物质的致癌作用，它可中断亚硝胺类致癌物质在体内的合成，从而阻止发生癌变。钼的缺乏可使食管癌、胃癌的发病率增加，与肝癌的发病也有关。我国河南省林县是食管癌的高发区，经医学专家们调查发现，当地农田土壤中钼元素含量严重缺乏，因而硝酸盐和亚硝酸盐类致癌物在农作物中含量较高。近年来，该地区采取措施改变钼元素含量奇缺的现象，使用钼酸铵肥料，结果粮食、蔬菜中钼元素含量有了明显增加，而食物中硝酸盐和亚硝酸盐的含量大幅度下降，当地居民食管癌的发病率也随之下降。

三、饮食中的致癌因素

1. 植物中含有的天然致癌物

据资料表明：太平洋关岛的居民曾以一种旋花苏铁树的果实作为主食，这种果实含有一种名为苏铁素的剧烈毒素，能引起肝脏中毒病变并引起肝癌。日本和我国一些地区有吃蕨菜的习惯，蕨菜中含有致癌的莽草酸和槲皮黄酮。国际癌瘤研究机构已确认黄樟素、异黄樟素及二氢黄樟素对动物有致癌作用，它们存在于樟脑油、桉叶油、桂皮、茴香中。嚼槟榔可能与消化道癌肿有关。菠菜、萝卜、茄子、芹菜、莴苣等许多蔬菜含有较大量的硝酸盐，某些水果、肉类也含有较高浓度的硝酸盐，虽然这些食物本身并非致癌物，但硝酸盐在体内被细菌还原成亚硝酸盐，再与豆类、谷类、茶、烟、酒中的仲胺在体内反应，形成致癌性很强的亚硝胺化合物，能使人发生多种肿瘤。

2. 食物经高温处理产生的致癌物质

直接熏烤、烧焦、油炸的食物可产生有致突变性的杂环化合物和多环芳烃，其中苯并芘是其典型代表，苯并芘有强烈的致癌性。在高温（大于400℃）下可使蛋白质、氨基酸分解产生多环芳烃类致癌物，特别是烧焦后产生的棕黑物质、加糖炒后产生的棕色物质、烧焦的面包皮及熏制食品等。油炸食品煎炸过焦后产生多环芳香烃；煎油饼、炸油条等多数是使用重复多次的油，高温下会产生致癌物；烟熏食品，如熏肉、熏鱼等也含有苯并芘；烧烤食物，如烤鸭、烤羊肉等也含有少量的苯并芘。烤羊肉串中的3,4-苯并芘是羊肉在烘烤时，脂肪滴在高温下燃烧所产生的。3,4-苯并芘是国际医学界公认的最强烈的致癌物质之一，能引起皮肤癌、食管癌、胃癌、肺癌等多种癌症。

3. 食物储藏中由于霉菌寄生而产生的致癌物质

食物如花生、大豆、玉米等由于储藏不当而发霉，会产生大量的黄曲霉毒素，黄曲霉毒素毒性大，可引起肝癌、胃癌等癌症。黄曲霉毒素不仅耐酸，还耐高温，在280℃的高温下，毒素仍不能被破坏，黄曲霉毒素有B_1、B_2、G_1、G_2、M_1、M_2等型，以B_1的毒性最强，是剧毒化学物氰化钾毒性的10倍以上，还可能引起人类原发性肝癌。我国初步调查发现，黄曲霉毒素对粮食的污染，南方较严重，玉米、花生被污染的机会较大米、小麦、豆类多。预防措施主要是防霉。如果食品已霉变产毒，最好不要吃。如果轻微霉变，也要采取相应的去毒措施，如花生可挑去霉粒，大米可用碾轧法和水洗法，植物油可加碱去毒等。

4. 亚硝胺化合物

亚硝胺是一种很强的致癌物，硝酸盐和亚硝酸盐是亚硝胺的前体，亚硝酸盐与胺结合就形成亚硝胺。亚硝胺化合物种类很多，不同的亚硝胺可引起不同的癌变，几乎可引发各种器官与组织的癌变。亚硝胺类化合物的致癌作用也较为广泛，可引起食管癌、胃癌、肝癌，而且还能通过胎盘对后代诱发肿瘤或引起胎儿畸形。亚硝胺在自然界分布很广，含量最多的是腌菜，其次是咸鱼、腊肠、火腿、熏肉等。鱼和肉制品需加硝酸盐和亚硝酸盐进行发色或杀菌。在污染严重的城郊和工矿区的叶类蔬菜中，硝酸盐含量较多。肉、菜馅放置时间长了也会产生亚硝胺。烂菜中含有大量的硝酸盐，受细菌和唾液的作用可还原为亚硝胺。当胃液pH值为3时，可抑制亚硝胺的形成；当胃液pH值为5时能促进亚硝胺的形成。因此要控制肉制品中亚硝酸盐的用量，少吃不新鲜的咸鱼、咸肉等食品，并注意口腔卫生，以免唾液中增加亚硝酸盐的含量。食用维生素C丰富的水果有利于抑制亚硝胺的形成，因维生素C有阻断亚硝胺形成的作用，大蒜也有此作用。

5. 食品添加剂的致癌物

为了改变食品的感官性质，可在食品加工中有意地加入一些食品添加剂。有的食品添加剂也有致癌作用，如奶油黄和甜味剂环己基氨基碳酸盐经证实有致癌作用，现已禁用。有的食品添加剂本身无毒，但使用不当同样会产生致癌性，如为控制食品中微生物的繁殖，以防食品腐败而加入的防腐剂；为防食品在保存过程中变味、变色而加入的抗氧化剂；为满足食品加工工艺过程的特殊需要而加入的增稠剂、漂白剂、硝酸盐及亚硝酸盐作为熟肉制品发色剂等，若使用不当或超标使用，都有致癌性。因此使用添加剂要严格按照国家规定的标准，按使用范围和使用量正确使用。

6. 饮水中的致癌因素

饮水与癌症的关系，一是水质，二是水中污染的致癌物质。随着水质的恶化，自来水中氯的投放量也与日俱增。此外，大量农药、除草剂以及合成洗涤剂、工厂排出的有机溶剂等都可能污染饮用水源，使致癌物进入自来水。在水质方面主要是看水中是否含有钙与镁，水中含有钙与镁者称硬水，水中无钙与镁者称软水。软水其水质较酸，镉和其他有毒元素易于从水管中渗出，进入饮水中。相反硬水则没有这种弊端，同时由于钙与镁的作用，有毒元素在肠道中的吸收率较低，因此减低了消化道癌症的危险。另外，喝沟水、塘水易引发胃癌、食管癌、肝癌。

7. 不良的饮食习惯

除了食物存在致癌物外，膳食结构及其特殊的饮食习惯与癌症发生也有着密切的关系。进食过快或经常吃过于粗糙的食物，可引起食管上皮炎症和增生，个别人会呈不典型增生以及食管炎症。另外温度过高的饮食会灼伤口腔、食管黏膜上皮细胞。

四、癌症患者的饮食原则

化学治疗是癌症治疗中的三大手段之一，约有10%的癌症患者单用化疗可以治愈，30%的癌症患者接受过化疗可以长期缓解。癌症患者在化疗时常常出现比较严重的毒性反应，如消化道反应、血常规异常、肝肾功能异常，给患者带来极大的痛苦，甚至影响化疗的正常进行。临床上除必要的药物预防外，饮食治疗也是十分重要的一个方面。不少化疗药物使用时会有胃肠道反应，如食欲减退、恶心呕吐或腹泻等。

1. 选择提高骨髓造血功能的食物

化学治疗可造成骨髓再生不良，白细胞下降最为明显。为有效预防，在化学治疗时患者应补充高蛋白质饮食，如牛乳、大豆、瘦肉、猪蹄、海参、鱼、动物肝脏及红枣、花生、核桃、黑木耳、胡萝卜、赤小豆等。河蟹、黑鱼、牛肉、动物熬制的胶如驴皮胶（阿胶）、猪皮胶等也有助于提升白细胞。中医提倡以脏补脏，因此在化疗期间也可适量增加动物骨髓如牛、羊、猪的骨髓炖烫或用鸡血、鸭血、鹅血、猪血制作的饮食。同时也可多吃一些黑色食品，如黑芝麻、黑米、黑豆、黑枣等。

2. 选择开胃食物，减少肠道不良反应

化学治疗损伤胃肠道黏膜，可出现恶心、呕吐、上腹疼痛、纳差等。此时可进食开胃食品，如山楂、扁豆、山药、白萝卜、香菇等，同时要少食多餐，避免饱食感。食物要少而精。少食多餐，在三餐之外可增加一些体积小、热量高、营养丰富的食品，如巧克力、面包干、蛋类制品。

3. 选择维生素丰富的蔬菜水果，降低化疗对人体的损伤

化疗期间选用滋阴生津、清热凉血之品，选用如苦瓜、绿豆芽、茶、香菇、木耳、猴头蘑等食品，多吃富含维生素的水果，如猕猴桃、蜜桃、苹果、葡萄等，多喝绿茶、乌龙茶、蜂蜜水。如肝功能损伤严重，可以用五味子 20g、枸杞子 20g 炖鲫鱼汤。

【拓展知识】 骨质疏松症的营养与食疗

一、概述

骨质疏松症是指骨量和骨细胞减少、骨皮质变薄、骨钙化和化学成分不正常的一种代谢性骨病。骨质疏松症有原发性和继发性之分。原发性骨质疏松症随年龄增加而增加，主要与年龄、内分泌、维生素 D 不足、膳食不平衡、锻炼不足等因素有关。负钙平衡则是骨质疏松症的直接原因。原发性骨质疏松症是一个全球性的公共健康问题，世界性的人口老龄化意味着骨质疏松症的发生率将会大幅度增长。在我国 60 岁以上的老年人中，女性骨质疏松症患病率高达 40%～50%，男性为 20%，继发性骨质疏松症是因其他病理状态引起的骨盐丢失，如库欣综合征、甲亢、消化不良综合征、肝脏疾病以及长期卧床、饮酒和部分药物等。

正常人从出生后骨总量就开始增加，进入成年后基本保持稳定约 30 年，以后随年龄增长，骨质丢失开始增加，一般从 40 岁以后（男性要晚一些）开始有骨质丢失，每天丢失 30mg 钙，早期既无症状，也不能被查出，但持续多年后即可表现出骨质疏松症。女性钙丢失比男性明显，绝经期后的妇女钙丢失急剧增加，主要是因为雌激素降低引起的，卵巢切除的患者发现钙丢失比对照组明显增加。如甲状旁腺素（PTH）分泌过多，即使在维生素 D 充足的情况下，也可引起骨质疏松。维生素 D 不足本身降低了钙的吸收，而维生素 D 缺乏又可刺激 PTH 的分泌，因而加剧了钙的负平衡，这也是导致骨质疏松症的一个重要原因，老年人膳食维生素 D、钙摄入不足，户外活动减少，阳光照射不足。同时，许多老人体育锻炼不够，钙丢失也可能与废用性有关。

二、临床症状

轻度骨质疏松症无临床表现，不易发现，常在因其他疾病拍 X 线片时被发现，甚至因骨质疏松症发生骨折后才知道。有些患者或病情较严重时可出现全身骨骼疼痛、乏力和全身不适。骨折是骨质疏松症的主要危害之一，据临床资料显示，老年性骨折多伴有骨质疏松症，以股骨颈骨折最常见，常见的还有桡骨和尺骨远端骨折及脊椎骨骨折。骨折带来的社会、经济和家庭负担很重。骨质疏松症已引起各国政府和医疗部门的关注，1995 年 10 月曾在我国召开了第二届世界骨质疏松症学术会议专门讨论有关问题。

三、营养治疗

（1）营养治疗的目的是通过补充钙、磷和维生素D，有效防治骨质疏松症。

（2）保证充分钙的摄入　保证每日800～1000mg钙的供应。更年期后的妇女和老年人每日钙的摄入标准更高，为1000～1500mg。

（3）适当磷的摄入　保证每天1～1.5g磷的摄入，但不能过高。有人报道过量摄入磷可能诱发骨质疏松症，因此应注意使磷的摄入适量。

（4）注意维生素D供给　适当增加日光浴，可增强钙的吸收能力；同时可以增加富含维生素D的膳食。

四、食物选择

（1）宜选用食物　含钙高的食物如牛乳、鱼类、虾蟹、青菜、豆制品等；多选用含维生素D的食物，如沙丁鱼、青鱼、牛乳、鸡蛋等，也可以加用适量的鱼肝油，但需注意不能过量摄入。咖啡中含有的咖啡因能够减少钙吸收，因此应防止咖啡的过多摄入。

（2）忌选用食物　禁用高磷酸盐食物如内脏等及磷酸盐添加剂。因为内脏中往往含有极高量的磷。

五、早期预防

骨质疏松症重点在于预防，采取综合措施纠正钙的负平衡。生活中注意增加户外活动，适当晒太阳，多参加体育锻炼；饮食上多选用含钙丰富的食品；定期体检，发现有骨质疏松现象，可以采取直接补充维生素D加钙剂的方法来预防。已患骨质疏松症的患者，首先对症治疗，包括对骨折的治疗，同时采取措施纠正钙、磷代谢失调，包括维生素D加钙的治疗，氟化钠有刺激骨生成的作用，可同时每日服用50～75mg。

思考题

1. 孕妇的生理特点是什么？
2. 孕妇在不同时期对饮食要求有什么不同？设计各时期的孕妇一日食谱。
3. 乳母的膳食要求原则是什么？设计乳母的一日食谱。
4. 母乳喂养的优点是什么？
5. 婴幼儿辅食添加的原则和内容是什么？
6. 青少年考试期间的膳食如何安排？
7. 老年人的膳食注意事项是什么？
8. 特殊环境人群中高温作业和低温作业的膳食调整有哪些区别？
9. 接触有毒有害物质人员的膳食调整应注意哪些方面？
10. 运动员的营养特点有哪些？
11. 何谓运动饮料？运动饮料与其他饮料有何区别？
12. 影响美容护肤的因素有哪些？
13. 请利用常见的美容护肤食物，自制1～2种美容护肤品，并亲自尝试，说明自制过程及特点。
14. 美眼明目的合理膳食应注意哪些方面？
15. 怎样才能拥有一口健康牙齿？
16. 美发的食物有哪些？
17. 形体美与哪些因素有关？
18. 简述血管疾病的种类、预防与营养食疗。
19. 糖尿病饮食中应该注意些什么？
20. 怎样预防肥胖症的发生？
21. 胃肠道疾病的食物选择有哪些？
22. 简述肝胆症的食物选择和食疗方法。
23. 癌症与食物营养成分的关系是怎样的？

参考文献

[1] 姚汉亭．食品营养学．北京：中国农业出版社，1995.
[2] 王维群．营养学．北京：高等教育出版社，2001.
[3] 马方．孕产妇营养方案．北京：中国协和医科大学出版社，2004.
[4] 蔡东联．实用营养学．北京：人民卫生出版社，2005.
[5] 周才琼．食品营养学．北京：中国计量出版社，2006.
[6] 王光慈．食品营养学．北京：中国农业出版社，2001.
[7] 王莉．食品营养学．北京：化学工业出版社，2006.
[8] 王幸斌等．食品营养与保健．北京：化学工业出版社，2007.
[9] [英] 埃奇森等．刘伟译．日常饮食营养指南．北京：中国轻工业出版社，2004.
[10] 黄刚平．饮食营养与卫生．成都：四川大学出版社，2003.
[11] 王昕．饮食健康与食品文化．北京：化学工业出版社，2003.
[12] 顾奎琴．吃出美丽与健康．北京：金盾出版社，2006.
[13] 周洪范．中国秘方全书．北京：科学技术文献出版社，2005.
[14] 刘志皋．食品营养学．北京：中国轻工业出版社，2006.
[15] 刘会文．现代饮食营养指南．济南：山东人民出版社，2003.
[16] 蒋家騉．餐桌上的致癌物和抑癌物．上海：上海科学技术出版社，2005.
[17] 孙文广等．肝·胆·胰腺病食谱．哈尔滨：黑龙江科学技术出版社，2005.

项目五　营养咨询与教育

学习目标

1. 解读并能够制作营养标签。
2. 能够制作食品产品的说明书。
3. 掌握营养咨询及教育的正确方法，提供正确的选购食品的要点。
4. 正确进行社区营养与健康指导，能够正确收集与管理社区居民营养与健康的资料。
5. 能够调查社区居民健康生活状况，指导居民养成健康的生活习惯，进行营养干预。

任务一　营养标签与营养强化

【任务导入】　食品越来越多，看起来难免眼花缭乱。它们的营养怎么样？安全怎么样？品质怎么样？营养强化食品如何识别？

【任务分析】　为了让消费者知道市场上产品的加工品质和内涵，各国都制定了相关法律，要求加工食品在包装上写明产品信息，以保障消费者的知情权。为此，我们必须了解和掌握食品营养说明。

【案例】　营养标签的制作

【操作内容】　以下有关饼干营养标签的制作过程有无错误？如有，请给出正确的方法并且制作饼干的营养标签。

(1) 确定检验项目　①确定产品的营养特点；②确定产品质量检验项目。

(2) 送检样品。

(3) 与企业产品质量标准比较。

(4) 营养素参考数值计算　[（某营养素含量×单位质量）/营养素 AI] ×100%。

(5) 营养声称选择。

(6) 营养标签的核定和归档。

(7) 提交饼干营养标签表格。

【操作要求】　了解国内外食品营养标签的发展及现状，了解中国食品营养标签法规的发展，掌握食品营养标签管理规范内容，掌握食品营养标签的内容、制作方法及格式。

【必备知识】 营养标签

一、营养标签解读

根据国家营养调查结果，我国居民既有营养不足，也有营养过剩的问题，特别是脂肪、钠（食盐）、胆固醇的摄入较高，是引发慢性病的主要因素。通过实施营养标签标准，要求预包装食品必须标示营养标签内容，一是有利于宣传普及食品营养知识，指导公众科学选择膳食；二是有利于促进消费者合理平衡膳食和身体健康；三是有利于规范企业正确标示营养标签，科学宣传有关营养知识，促进食品产业健康发展。

经预先定量包装，或装入（灌入）容器中，向消费者直接提供的食品称为预包装食品。预包装食品的标签要遵守《预包装食品营养标签通则》的说明要求。

食品标签指食品包装上的文字、图形、符号及一切说明物。食品标签的内容包括食品名称、配料清单、净含量、制造者及经销者的名称和地址、日期和储藏说明、产品标准号、质量等级、批号、食用方法、能量和营养素含量等内容。

食品营养标签是消费者了解食品的营养组分和特征的来源，是消费者正确选择食品的一种基本工具；是对消费者进行营养知识宣教、引导和促进健康消费的主要途径之一；也是保证食品质量、规范食品生产经营行为、保证消费者知情权的一种重要手段。食品营养标签包括营养成分标示和附加营养信息。

1. 营养成分标示

营养成分标示是对食品中营养成分含量用成分表的形式做出的确切描述。营养成分表标有食品营养成分名称、含量和占营养素参考数值（NRV）的百分比。表格中可以标示的营养成分包括能量、营养素、水分和膳食纤维等。在强制或自愿执行的营养标签管理的一些国家，把营养素分为必须标示和可选择标示两种。为强调必须标注的营养素的重要性，将其命名为核心营养素。

一般来说，核心营养素应该是对本国最具有公共卫生意义的营养素。如美国规定 15 种，澳大利亚规定 6 种，我国规定 4 种即蛋白质、脂肪、碳水化合物、钠。其中能量和核心营养素的顺序为能量、蛋白质、脂肪、碳水化合物、钠。

能量、蛋白质、脂肪、碳水化合物和钠在我国是最具有公共卫生意义的营养成分，缺乏可以引起营养不良，影响儿童和青少年生长发育和健康；过量导致肥胖和慢性病发生发展。如钠的摄入量在我国远远高于推荐量（6g/d），导致高血压等疾病日益增加。在营养标签上首先标示出能量和 4 种核心营养素的含量，这是对企业生产健康食品的最基本要求，也是为引导大众健康的膳食模式、保护消费者健康。

（1）营养成分的定义和计算　原则上营养成分的定义应与相应分析方法匹配，但实际上由于技术和认识上的不足，能量和某些营养素采用了计算或换算方法，以下是简要说明。

① 能量：能量是指食品中的供能物质在人体代谢中产生的能量。计算公式和折算系数如下。

$$总能量=碳水化合物(g)\times4+脂肪(g)\times9+蛋白质(g)\times4+乙醇(g)\times7+膳食纤维(g)\times2$$

② 蛋白质：是含氮的有机化合物，以氨基酸为基本单位组成。食品中蛋白质含量可通过“总氮量”乘以“氮折算系数”或食品中各氨基酸含量的总和来确定。

$$食品中蛋白质含量(g)=总氮量\times6.25$$

③ 脂肪和脂肪酸：由于检测方法的不同，脂肪可用粗脂肪（crude fat）或总脂肪（total fat）表示，在营养标签上均可标示为“脂肪”。

a. 粗脂肪：粗脂肪指食品中一大类不溶于水而溶于有机溶剂（乙醚或石油醚）的化合物的总称。除了甘油三酯外，还包括磷脂、固醇、色素等。

b. 总脂肪：通过测定食物中单个脂肪酸甘油酸酯的总和来确定的称为总脂肪。

④ 碳水化合物：是指糖、寡糖、多糖的总称，是提供能量的重要营养素。食品中的碳水化合物可由减法或加法获得。

a. 减法：食品总重量为100，分别减去蛋白质、脂肪、水分和灰分的重量即是碳水化合物的量。该减法包含了膳食纤维成分，当计算能量时，应减去膳食纤维。

b. 加法：淀粉和糖的总和即为碳水化合物，仅适用于普通食物。

⑤ 膳食纤维：是植物的可食部分，不能被人体小肠消化吸收，对人体有健康意义，聚合度不小于3的碳水化合物和木质素，包括纤维素、半纤维素、果胶、菊粉等。膳食纤维或膳食纤维单体成分可通过AOAC规定的测定方法获得。

（2）营养成分分析数据表达及其标示要求　见表5-1-1，营养成分标示是指食品中各种营养素的名称和含量所做出的描述。

表5-1-1　食品标签营养素参考值（NRV）规定的33种营养成分参考数值

营养成分	NRV	营养成分	NRV	营养成分	NRV
能量	8400kJ	维生素 B_2	1.4mg	钠	2000mg
蛋白质	60g	维生素 B_6	1.4mg	镁	300mg
脂肪	<60g	维生素 B_{12}	2.4μg	铁	15mg
饱和脂肪酸	<20g	维生素 C	100mg	锌	15mg
胆固醇	<300mg	烟酸	14mg	碘	150μg
碳水化合物	300g	叶酸	400μg DEF	硒	50μg
膳食纤维	25g	泛酸	5mg	铜	1.5mg
维生素 A	800μg RE	生物素	30μg	氟	1mg
维生素 D	5μg	胆碱	450mg	铬	50μg
维生素 E	14mg α-TE	钙	800mg	锰	3mg
维生素 K	80μg	磷	700mg	钼	40μg

营养素（NRV%）使用每100g（或100mL）食品或每份食品用量的食品中某一种营养素的重量来标示。

$$某营养素\ NRV\% = \frac{某营养素含量 \times 单位重量}{该营养素\ NRV}$$

（3）数据修约　食品营养成分数值的修约规则根据GB/T 8170《数值修约规则》的有关规定执行。修约间隔是制定修约保留位数的一种方式。为统一标示格式和方便消费者，每种营养成分数值的修约间隔见表5-1-2。

2. 附加营养信息

附加营养信息是对食品营养特性的描述，以便增加消费者对食物营养价值的理解。附加信息主要包括营养声称和健康声称。

（1）营养声称是指以文字形式对食品的营养特性做出的描述、建议或暗示。主要包括下面几点。

① 营养素含量声称：描述食物中营养素含量的水平高低，包括“来源”、“含有”、“提

供”、“高”、“富含”、“低”、“不含”、“无”或“零”等的声称。如高钙、低乳糖。

表 5-1-2 营养成分表达和修约间隔

能量或营养成分	单位	修约间隔	能量和营养成分	单位	修约间隔
能量	kJ	1	泛酸	mg	0.01
蛋白质	g	0.1	生物素	mg	0.1
脂肪	g	0.1	胆碱	mg	0.1
饱和脂肪酸	g	0.1	钙	mg	1
胆固醇	mg	1	磷	mg	1
碳水化合物(糖)	g	0.1	钾	mg	1
膳食纤维	g	0.1	钠	mg	1
维生素 A	μg RE	1	镁	mg	1
维生素 D	mg	0.1	铁	mg	0.1
维生素 E	mg α-TE	0.01	锌	mg	0.01
维生素 K	mg	0.1	碘	mg	0.1
维生素 B_1	mg	0.01	硒	mg	0.1
维生素 B_2	mg	0.01	铜	mg	0.01
维生素 B_6	mg	0.01	氟	mg	0.01
维生素 B_{12}	mg	0.1	铬	mg	0.1
维生素 C	mg	0.1	锰	mg	0.01
烟酸	mg	0.01	钼	mg	0.1
叶酸	μg DFE	1			

② 比较声称：在两种或两种以上同类食品中对某营养和同类产品相比较的优势。如是否为天然来源或好的来源，某营养素的含量是高是低。包括“减少”、“少于”、“增加”、“加”、“大于”等的声称。使用比较声称的条件是其能量值或营养成分含量差异必须≥25%。营养声称可以标在营养成分表下端、上端或其他任意位置。

(2) 营养功能声称　指某营养素可以维持人体正常生长、发育和生理功能作用的声称。描述营养素的功能意义。营养素功能声称是健康声称的一种。如：钙是骨骼和牙齿的主要成分，并维持骨骼密度；蛋白质有助于组织的形成和生长；脂肪提供高能量和人体必需脂肪酸，或脂肪是人体的重要组成成分等。营养成分功能声称应当标在营养成分表下端。

(3) 健康声称　则以规定的语言标注食品中某营养素或其他物质在预防疾病方面、健康促进方面的意义。目前多数国家仅允许功能声称，对减少疾病危险的声称较谨慎。在我国减少疾病危险的声称属于保健食品管理，涉及 27 个功能声称，部分涉及减少疾病危险或疾病发生中间生物标识物质，如辅助降低血脂、降血糖等。

(4) 属性声称　属性声称即对食品原料营养特性的声称，如“强化”、“多维”、“脱脂”、“瘦”等声称。

3. 营养标签的推荐格式

推荐的营养标签的基本格式有 4 种，可任选其一。能量和营养成分的含量单位可以用文字或括号内的字母标示。见表 5-1-3～表 5-1-7。

表 5-1-3 基本格式 1-营养成分

项目	每 100 克(g)或毫升(mL)或每份	营养素参考值%或 NRV%
能量	千焦(kJ)	%
蛋白质	克(g)	%
脂肪	克(g)	%
碳水化合物	克(g)	%
钠	毫克(mg)	%

表 5-1-4 基本格式 2-营养成分表

项目	每 100 克(g)或毫升(mL)或每份	营养素参考值%或 NRV%
能量	千焦(kJ)	%
蛋白质	克(g)	%
脂肪——饱和脂肪	克(g)	%
胆固醇	克(g)	%
碳水化合物——糖	克(g)	%
膳食纤维	克(g)	%
钠	毫克(mg)	%
钙	毫克(mg)	%
维生素 A	微克视黄醇当量(μg RE)	%

注：能量和核心营养成分应为粗体或其他方法使其显著。若再标示除核心和重要营养成分外的其他营养素，应列在推荐的营养成分之下，并用横线隔开。

表 5-1-5 附有营养声称和营养成分功能声称的格式

项目	每 100 克(g)或毫升(mL)或每份	营养素参考值%或 NRV%
能量	千焦(kJ)	%
蛋白质	克(g)	%
脂肪	克(g)	%
碳水化合物	克(g)	%
钠	毫克(mg)	%

表 5-1-6 附有外文的营养成分表格式

项目/items	每 100 克(g)或毫升(mL)或每份 per 100g(mL)or per serving	营养素参考值%或 NRV%
能量/energy	千焦(kJ)	%
蛋白质/protein	克(g)	%
脂肪/fat	克(g)	%
碳水化合物/carbohydrate	克(g)	%
钠/sodium	毫克(mg)	%

表 5-1-7 横排格式的营养成分表

项目	每 100 克(g)或毫升(mL)或每份	营养素参考值%或 NRV%	项目	每 100 克(g)或毫升(mL)或每份	营养素参考值%或 NRV%
能量	千焦(kJ)	%	碳水化合物	克(g)	%
蛋白质	克(g)	%	钠	毫克(mg)	%
脂肪	克(g)	%			

二、食品的营养强化

1. 食品营养强化的基本要求

根据不同人群的营养需要，向食物中添加一种或多种营养素或某些天然食物成分的食品添加剂，用以提高食品营养价值的过程称为食品营养强化或简称食品强化，这种经过强化处理的食品称为营养强化食品。目前，我国批准使用的营养强化剂有100多种。

营养强化食品的功能和优点是多方面的，但其强化过程必须从营养、卫生及经济效益等方面全面考虑，并需适合各国的具体情况。进行食品营养强化时应遵循的基本要求归纳起来有以下几个方面。

(1) 有明确的针对性　食品营养强化的主要目的是弥补某些营养素的不足，以保证人们的营养平衡。所以在进行食品强化前，必须对本地区人们的膳食结构和营养状况进行认真细致的调查研究，从而确定需要强化的食品（即载体食品）与所需强化剂的数量和种类。例如，我国南方地区以大米为主食，而且由于生活水平的提高，人们喜欢食用精制米而不食用标准米，这样就可能导致维生素 B_1 不足。因此有条件的地区要对精白米进行适量的维生素 B_1 强化。

(2) 易被机体吸收利用　食品强化用的营养素应尽量选取那些易于吸收、利用的强化剂。例如可作为钙强化用的强化剂很多，有氯化钙、碳酸钙、硫酸钙、磷酸钙、磷酸二氢钙、柠檬酸钙、葡萄糖酸钙和乳酸钙等。其中人体对乳酸钙的吸收最好。在强化时，尽量避免使用那些难溶也难吸收的物质如植酸钙、草酸钙等。此外，钙强化剂的颗粒大小与机体的吸收、利用性能密切相关。胶体碳酸钙颗粒小（粒径0.03～0.05μm），可与水组成均匀的乳浊液，其吸收利用比轻质碳酸钙（粒径5μm）和重质碳酸钙（粒径30～50μm）好。

在钙强化时尚可使用某些含钙的天然物质，如肉骨粉及蛋壳粉，它们分别由脱胶骨和鸡蛋壳制成，生物有效性很高。通常，骨粉含钙30%左右，其钙的生物有效性为83%；蛋壳粉含钙约38%，其生物有效性为82%。

(3) 符合营养学原理　人体对营养素的需求，不仅要求种类要齐全，而且各营养素在数量之间应有一定的比例关系。我们在营养学中所强调的营养平衡就是指各营养素在满足人体的需求中要达到量的平衡。这些营养平衡关系包括：必需氨基酸之间的平衡，产热营养素之间的平衡，维生素 B_1、维生素 B_2、烟酸与热量之间的平衡，钙、磷之间的平衡等。在食品营养强化时，应注意满足它们之间的平衡关系。

(4) 稳定性高　许多食品营养强化剂遇光、热和氧等会引起分解、转化而遭到破坏，因此，在食品的加工及储存等过程中会发生部分损失。为减少这类损失，可通过改善强化工艺条件和储藏方法，也可以通过添加强化剂的稳定剂或提高强化剂的稳定性来实现。同时，考虑到营养强化食品在加工、储藏等过程中的损失，进行营养强化食品生产时需适当提高营养强化剂的使用剂量。

(5) 保证安全、卫生　食品强化的目的是保证营养平衡，促进身体健康。为达到这一目的，一方面要保证食品强化剂的卫生质量符合标准，另一方面要严格控制强化剂的用量，切忌滥用，特别是对于那些人工合成的衍生物更应通过一定的卫生评价方可使用。

在目前常用的必需氨基酸、维生素、无机盐和功能因子四大类食品强化剂中，必需氨基酸过量引起的新的营养不平衡和无机盐过量引起的化学中毒问题已经引起人们的重视。但是维生素过多对人体的不良作用往往被人们忽视，所以在进行维生素强化时，常出现过量使用维生素的问题。

为了保证强化食品的卫生质量，我国已制定出营养强化剂使用卫生标准，见表5-1-8，各食品生产经营单位应严格执行。

表 5-1-8　食品营养强化剂使用卫生标准

品种	使用范围	每千克使用量	备注
赖氨酸	加工面包、饼干和面条的面粉	1～2g	
维生素 A	植物油、人造奶油、乳制品	1000～1500U	
维生素 C	果汁饮料、果泥 固体饮料	500～1000mg 3000～5000mg	果泥量加倍
维生素 D	液体乳 乳制品 人造奶油	400～800U 2000～4000U 4000～5000U	
维生素 PP	玉米粉	40～50mg	
维生素 B_1、维生素 B_2	加工面包、饼干的面粉	4～5mg	
亚铁盐	谷类粉 乳制品 食盐	40mg 60mg 1000mg	以元素铁汁
钙	谷类粉 固体饮料	3g 20g	以元素钙计
锌	谷类粉 乳制品——奶粉 食盐	20mg 60mg 1000mg	以元素锌计
碘	食盐(地方性甲状腺肿病区使用)	20～50mg	以元素碘计

(6) 不影响食品原有的色、香、味等感官性状　食品大多有其美好的色、香、味等感官性状。食品进行营养强化时，有的会明显影响食品应有的色、香、味等，从而影响食品的感官质量和商品价值。例如，用蛋氨酸强化食品，容易产生异味，实际中很少应用。用大豆粉强化食品，容易产生豆腥味，实际应用时多采用大豆浓缩蛋白或分离蛋白进行强化。此外，食品强化剂中，维生素 B_2 和 β-胡萝卜素呈黄色，铁剂呈黑色，维生素 C 味酸，维生素 B_1 即使有少量破坏亦可产生异味，至于鱼肝油则更有一股令人难以耐受的腥臭味。这些特性都会对强化食品的色泽和风味产生一定的影响。

(7) 经济合理，有利推广　食品营养强化是为了提高人们的营养和健康水平。通常，食品的营养强化需要增加食品的成本，但应注意价格不能过高，否则不易推广，起不到应有的作用。要使营养强化食品经济上合理和便于推广，科学地选择载体食品是关键。食品营养强化时，必须选择大众都用得着、买得起的食品作为载体食品。

2. 常用的食品营养强化剂

(1) 维生素类

① 维生素 A：常用于食品强化的维生素 A 有粉末和油剂两类，一般以视黄醇、视黄脂、棕榈酸视黄醇的形式添加。

② β-胡萝卜素：是在许多植物性食品中均含有的色素物质，既具有维生素 A 的功效，又可作为食用天然色素使用，是一种比较理想的食品添加剂。

③ B 族维生素：通常用于强化的 B 族维生素包括维生素 B_1、维生素 B_2、烟酸、叶酸等。

④ 硫胺素盐酸盐：通常多用于强化面粉（面包、饼干等制品）及牛乳和豆腐等。本品添加后稳定性较差，损失较大，储藏应置于遮光容器中，密封保存。硝酸硫胺素稳定性比盐酸硫胺素高，添加于面包等食品中效果较好。

⑤ 维生素 B_2：即核黄素，目前多用亲油性的核黄素丁酸酯，其用量 1.75g 相当于 1g 维生素 B_2；液体食品强化剂型为核黄素磷酸钠，其用量 1.37g 相当于 1g 维生素 B_2。本品对碱、对光不稳定，使用时应予注意。

⑥ 烟酸：也称尼克酸、维生素 PP 或抗癞皮病因子。可用于面包、饼干、糕点及乳制品等的强化。

⑦ 维生素 C：维生素 C 是常用的强化剂。L-抗坏血酸除用于多种食品的维生素 C 强化外，还广泛用于防止氧化、保持鲜度及作为肉的发色助剂等使用。主要用于强化果汁、面包、饼干、糖果等。在橘汁中添加 0.2～0.6g/kg，还具有提高制品风味的作用。

（2）矿物元素强化剂

① 钙：常用葡萄糖酸钙、乳酸钙、碳酸钙、磷酸氢钙等。

② 碘：在碘盐中经常以碘酸钾（KIO_3）的形式来强化。

③ 铁：依铁来源的不同可分为血红素铁与非血红素铁两类。

目前，在食物中应用的铁强化剂主要有元素铁、硫酸亚铁、柠檬酸铁、焦磷酸钠铁、血红素铁和 EDTA 钠铁。

④ 锌：常用的锌强化剂有硫酸锌、乳酸锌和葡萄糖酸锌等可溶解的锌化合物。

（3）氨基酸类强化剂　赖氨酸在大多数植物性蛋白质中含量都较低，是限制其生物利用率的“第一限制性氨基酸”，谷类食品中，按人体氨基酸需要模式添加可成倍提高蛋白质生物价值。常用的赖氨酸强化剂有：L-盐酸赖氨酸、L-赖氨酸、L-天门冬氨酸盐、L-赖氨酸-L-谷氨酸盐等。另外，牛磺酸也是常用的一种氨基酸强化剂。

（4）蛋白质　从经济上考虑，用天然蛋白质或稍加提取加工的蛋白质来补充谷类的蛋白质和氨基酸的缺乏，明显优于完全人工生产的纯氨基酸。大豆蛋白质是优质蛋白质，是理想的蛋白质强化物。目前常用于食品强化的蛋白质有大豆蛋白、乳清蛋白、脱脂奶粉、酵母粉、鱼粉等。

三、保健食品的管理

1. 保健功能概述

通常意义上来讲，保健功能性食品是强调其成分对人体能充分显示机体防御功能、调节生理节律、预防疾病和促进康复等功能的工业化食品。我国对保健食品的定义是：具有特定功能的食品，适宜于特定人群食用，可调节机体的功能，不以治疗为目的。它必须符合下面四点要求。

① 保健食品首先必须是可食用的食品，必须无毒、无害，且符合应有的营养要求。

② 保健食品与一般食品有一定区别，它具有的保健功能是明确的、具体的，而且经过科学验证是肯定的。同时，保健食品的功能并不能取代人体正常的膳食摄入和各类必需营养素的需要。

③ 保健食品是针对需要调整某方面机体功能的特定人群而研制生产的，不存在对所有人群都有同样作用的保健食品。

④ 保健食品不以治疗为目的，不能取代药物对患者的治疗作用。

虽然世界各国对保健食品的定义、称谓或划分范围略有不同，但基本含义是一致的。

2. 保健功能食品的分类

保健功能性食品根据分类尺度的不同可分为以下两大类。

（1）根据消费对象分类

① 日常功能性食品：即根据各种不同的健康消费群体的生理特点和营养需求而设定的，目的在于促进生长发育，维持活力和精力。该功能性食品强调的是其成分能够充分显示身体防御功能和调节生理节律。

② 特种功能性食品：特种功能性食品是针对某些特殊消费群体的特殊身体状况而开发的，强调食品在预防疾病和促进康复方面的调节功能，以解决所面临的健康与医疗问题。

（2）根据科技含量分类

① 强化食品（第一代产品）：强化食品是根据各类人群的营养需要，有针对性地将营养素添加到食品中去。这类食品往往仅根据食品中的各类营养素和其他有效成分的功能，来推断整个产品的功能，而这些功能并没有经过任何试验予以证实。目前，欧美国家和我国都规定这类产品不允许以保健食品的形式面市。

② 初级产品（第二代产品）：初级产品强调科学性与真实性，要求经过人体及动物实验，证实该产品具有某种生理功能。目前我国市场上的保健食品大多属于此类。

③ 高级产品（第三代产品）：高级产品不仅需要经过人体或动物实验证明该产品具有某种生理功能，而且需要查清具有该项保健功能的功效成分，以及该成分的结构、含量、作用机制、在食品中的配伍性和稳定性等。这类产品目前在我国市场上还不多见。

国家食品药品监督管理总局发布的《保健食品申报与审评补充规定（试行）》规定保健食品的申报功能参考见表 5-1-9。

表 5-1-9 保健食品的申报功能参考

保健功能	适宜人群	不适宜人群
增强免疫力	免疫力低下者	
抗氧化	中老年人	少年儿童
辅助改善记忆	需要改善记忆者	
缓解体力疲劳	易疲劳者	少年儿童
减肥	单纯性肥胖人群	孕期及哺乳期妇女
改善生长发育	生长发育不良的少年儿童	
提高缺氧耐受力	处于缺氧环境者	
对辐射危害有辅助保护功能	接触辐射者	
辅助降血脂	血脂偏高者	少年儿童
辅助降血糖	血糖偏高者	少年儿童
改善睡眠	睡眠状况不佳者	少年儿童
改善营养性贫血	营养性贫血者	
对化学性肝损伤有辅助保护功能	有化学性肝损伤危险者	
促进泌乳	哺乳期妇女	
缓解视疲劳	视力易疲劳者	
促进排铅	接触铅污染环境者	
清咽	咽部不适者	
辅助降血压	血压偏高者	少年儿童
增加骨密度	中老年人	
调节肠道菌群	肠道功能紊乱者	
促进消化	消化不良者	
通便	便秘者	
对胃黏膜有辅助保护功能	轻度胃黏膜损伤者	
祛痤疮	有痤疮者	儿童
祛黄褐斑	有黄褐斑者	儿童
改善皮肤水分	皮肤干燥者	
改善皮肤油分	皮肤油分缺乏者	
营养素补充剂	需要补充者	

任务二 营养咨询与教育

【任务导入】 近年来，随着经济的发展，国人的慢性病呈爆发式地增长，比如肥胖症、糖尿病、高血压、脑卒中、冠心病等。越来越多的人也意识到营养和疾病之间的关系，但怎样的饮食和生活方式才能帮助他们重获或维持健康，很多人却并不清楚。这就要求我们专业人员具备为他们进行营养咨询和教育的能力。那么，我们应该如何完成营养咨询和教育工作呢？

【任务分析】 营养咨询和教育是通过与营养有关的信息交流，帮助个体或群体获得营养知识，培养健康的饮食习惯和生活方式的活动和过程。通过交流，主要目的是传播营养的相关知识，提高个体或群体对营养与健康的认识，改善不良的饮食习惯和生活方式，从而达到预防营养性疾病的发生，提高人们的健康水平和生活质量。

营养专业的人才不但要具备丰富的专业知识，还要具备营养咨询和教育的操作技能和服务能力。营养咨询是健康教育的一种重要形式。

【案例一】 营养知识宣讲

熟练掌握营养知识宣讲的技巧。

【操作内容】 根据已学知识编写某部分营养知识宣传，以演示文稿形式做公开宣讲。

【操作要求】

① 明确宣讲对象。

② 宣讲内容通俗易懂。

③ 有具体的解决问题的方法。

④ 营养建议切实可行。

【必备知识一】 营养咨询与教育

一、营养咨询

营养咨询是运用营养学、心理学、行为科学、医学、计算机科学、媒体传播学等方面的知识，通过语言、文字、图片、音像等媒介，借助体格检查、人体测量、膳食调查、实验室检查、计算机软件等方法，对咨询对象进行营养方面的指导，给咨询对象以帮助、启发和教育的过程。可以使营养咨询对象在营养理念、营养知识、营养行为以及营养状况改善技术等方面受益，解决在生理、心理、社会适应等方面的营养问题，从而提高其全面的营养保健知识和能力。

营养咨询实际上包含营养状况评价、营养失调的诊断、营养治疗、营养预防和营养知识、营养行为、营养状况改善等技术上的指导，其内容广泛，效果显著，在卫生保健中占据重要地位。营养咨询是保护人类健康的一项重要工作。营养状况良好是健康的一个重要方面，在这里营养咨询有特殊的作用。如果人们通过营养咨询获得相关的营养保健知识，通过改善饮食结构和提高营养状况，就可以在一定程度上减少和防止营养相关疾病的发展。

营养咨询是个体之间面对面的交流以及指导的形式，是营养教育中最常用的一种方法，具有很强的针对性，同时也需要很强的专业性、较高的实际操作能力和良好的服务能力。

1. 营养咨询的形式

门诊咨询、随访咨询、电话咨询、书信咨询、媒体咨询等。

2. 营养咨询技巧

（1）预约 提前预约咨询者，商订好咨询的时间和地点，并提前做好咨询的相关准备。

（2）开场 刚见面时，通过运用必要的招呼、问候、寒暄、介绍等，调节现场气氛，营造一个轻松愉快的交流氛围，以便引出谈话主题。

（3）交流 交流是咨询中最重要的环节，通过交流要获取咨询者尽可能多的和正确的信息，并把自己的知识传递给咨询者，因此需要恰当的谈话技巧才能更好地完成这个过程。

（4）谈话技巧 ①善于发问：通过提问的方式可以帮助咨询者打开话匣子，以便进一步沟通。提问时要注意问话的方式，常用的有开放型、封闭型、试探型、倾向型、探究型、复合型等。②用心聆听：在对方说话时，要目视对方，专心聆听，适时地做出回应对方的反应，比如点头。不要轻易打断对方的讲话，必要时可以适当引导。③注意观察：全面观察，收集和捕捉交流中的各种信息，尤其是对方的表情和动作，通过这些体会深层的言外之意。④有效指导：使用普通话或咨询者使用的方言，尽量使用简单句，避免使用不易理解的专业术语，正确运用恰当的语音、语调、重音、停顿，必要时可以辅助模型、道具、图画。

（5）结束 要善始善终，结束不仅是简单的终止谈话，有目的、有策略的结束语可以更好地巩固关系和保持联系。

3. 营养咨询的注意事项

① 正确处理与咨询对象的关系。

② 把握咨询时间，每次咨询的时间为30min至1h，一般不要超过1h。

③ 态度鲜明，应答审慎，营养师的态度、观点往往会给咨询对象带来很大的影响。

二、营养教育

营养教育是以改善人民营养状况为目标，通过营养科学的信息交流，帮助个体或群体获得食物与营养知识、形成科学合理饮食习惯的教育活动和过程，是健康教育的重要组成部分。

（1）营养教育对象 ①个体：需要营养指导和营养教育的个体。②社区：主要包括居委会、街道、社区保健站等社会职能机构。③各类组织机构：比如幼儿园、学校、部队等。④政府、企事业单位。⑤大众媒体。

（2）营养教育的工作领域 ①对从事餐饮、医疗卫生、疾病控制、疫病预防等部门的有关的人员进行营养知识的培训。②将营养知识纳入中小学教育内容，安排一定课时的营养知识教育，使学生懂得平衡膳食原则，培养良好的饮食习惯和生活方式，提高自我健康保健能力。③提高初级卫生保健人员和居民的营养知识水平，合理利用当地食物资源，改善居民的营养状况。④利用大众媒体，广泛开展群众性营养宣传活动，倡导合理膳食模式和健康生活方式，提高大众健康水平。

三、营养教育的实施步骤

1. 了解教育对象

任何教育都要因材施教，因此要充分了解教育对象的文化层次、知识结构、工作特点、健康问题、营养需求，以及人力、物力、财力资源等。进一步从知识、态度、行为等方面分析产生营养问题的深层原因。这样才能“对症下药”，保证教育的有效性。

2. 制订营养教育计划

为确保营养教育活动有依据、有目标、有步骤地进行，必须制订较为详细的营养教育计划。

首先根据与教育对象知、信、行关系的密切程度以及行为可改变性、危害性、受累人群、外部条件，确定优先项目；在此基础上确定营养干预目标，包括总体目标与具体目标；

接着制定教育步骤，包括具体的教育内容和日程安排；最后还要确定实施机构、人员、物品、经费等。

3. 查找资料，准备教学用具

根据营养教育计划，选择合适的教育材料和恰当的教育方式。教育材料可以是电子课件、宣传册、传单、挂图、影像资料等。教育方式常用的有讲课、讲座、培训、观看录像、发放宣传册、小组活动、个别劝导等。

4. 实施营养教育计划

按照营养教育计划以及确定好的教育方式，把要宣传的营养内容传播给教育对象。在传播的过程中，要观察教育对象的反应，如果发现有不好的反应，要查找原因，及时纠正，按期完成营养教育目标。

5. 营养教育效果评价

通常分为近期、中期、远期的效果评价。近期效果指目标人群的知识、态度、信息、服务的变化。中期效果指行为和原有危险因素的变化。远期效果指健康状况和生活质量的变化。根据这三方面的变化情况写出营养教育评价报告，并从中总结经验和不足，以便今后取得更好的教育效果。

【案例二】 健康方式调查

【操作内容】 设计健康方式调查（表 5-2-1 和表 5-2-2）

表 5-2-1 健康生活方式调查表 1

(1)您的身体基本情况

姓名		手机	
地址		邮编	
性别	男□ 女□	年龄	
体重/kg		身高/cm	

(2) 血压

收缩压（高压）/mmHg ________ 舒张压（低压）/mmHg ________

□我不清楚

(3) 最近一次体检时，在您的血生化检查中或者血脂检查中测量的血总胆固醇含量：________ mg/dL（毫克/分升）(如果是国际单位 mmol/L 需乘以 38.67 改成 mg/dL)

□ 我不清楚：

(4) 最近一次体检时，在您的血生化检查中或者血脂检查中测量的血高密度脂蛋白的含量 ________ mg/dL（毫克/分升）(如果是国际单位 mmol/L 需乘以 38.67 改成 mg/dL)

如果您最近没有测量过或忘了，请按以下三个标准进行评估。

□ 好/正常 □ 不好 □ 我不清楚

(5) 您吸香烟吗？

□ 目前吸烟 [请接着回答第 (6)、(9) 题] □ 已戒烟 [请接着回答第 (7)、(8) 题]

□ 从未吸过香烟 [请不用回答第 (6)、(7)、(8)、(9) 题]

(6) 您目前每天吸多少香烟？

每天吸________支香烟。

(7) 您戒烟有多少年？

已戒烟________年。

(8) 戒烟的前两年您平均每天吸几支？

□少于 9 支 □10～15 支 □16～19 支 □20 支或以上

(9) 目前您吸下列哪种烟？

烟斗 □是 □没有

雪茄 □是 □没有

无烟烟草 □是 □没有

(10) 你是否经常服用兴奋药或镇静安眠药（包括处方药），可帮助您放松还是影响您的状态？

□几乎每天 □有时 □几乎不

(11) 您每周大约喝多少含酒精的饮料？（一份饮料＝1罐啤酒或1杯色酒或半两二锅头酒或相同酒精含量酒的量）

含酒精的饮料________份

(12) 您上月酒后驾车或乘醉酒司机车的次数？

上月酒后驾车或乘醉酒司机车的次数________（次/上个月）

(13) 在过去12个月您估计亲自开车或乘车去上班、办事或旅游的大概旅程是多少？

A. 各种汽车	B. 摩托车/轻骑（助动车）
□我不开车或乘车	□ 我不驾驶或乘坐摩托车/轻骑
□＜3000km	□＜1500km
□3000～8000km	□1500～3500km
□8000～15000km	□3500～5500km
□15000～25000km	□5500～7500km
□25000～35000km	□7500～10000km
□35000～45000km	□约10000km以上
□45000km以上	

(14) 您通常开车或坐车系安全带的百分比？

□100％ □90％～99％ □80％～89％ □少于80％

(15) 您通常开车平均速度是多少？

□在限速的5km之内 □在限速的6～10km之内

□大于限速的10km以上

(16) 您平时的交通工具是什么？（只选一项）

□步行 □自行车 □小汽车 □摩托车/轻骑

□公共汽车/地铁或城铁/班车

(17) 您每天吃多少高纤维的食品？如大米、白面、全谷类制品、新鲜水果或蔬菜？（1份相当于1两主食或4两蔬菜或4两水果）

□每天5～6份 □每天3～4份 □每天1～2份 □很少或从来不吃

(18) 您每天吃多少脂肪含量高的食品，例如肥肉、猪油、黄油、动物内脏、奶酪、油炸食品或鸡蛋（1份相当于1两肥肉或1个鸡蛋）

□ 每天5～6份□ 每天3～4份□ 每天1～2份□ 很少或从来不吃

(19) 您每周平均参加多少次使您心跳、呼吸加快、全身出汗、每次持续在20min以上的体育锻炼和工作？（例如跑、跳、游泳、球类运动、骑自行车、快走、重体力劳动、砍伐、举重物、挖土、挑、抬、搬运等）

□ 每周少于1次□ 每周1～2次□ 每周最少3次□ 每周4次以上

(20) 总的来说，您对生活的满意程度如何（包括个人和事业方面）？

□非常满意 □大部分满意 □部分满意 □不满意

(21) 您对现有的工作是否满意？

□非常满意 □大部分满意 □部分满意 □不满意

(22) 总的来说，您与您的家人和朋友的关系是否密切？

□很密切 □一般 □不太密切 □不能肯定

(23) 与同龄人相比，您以为您的健康状况如何？

□非常出色 □很好 □好 □一般 □不好

(24) 您的工作时间：

每周平均工作__________（天） 每天平均工作__________（小时）

(25) 您平均每天晚上睡几小时？

□6个或6个以下 □7个 □8个 □9个或9个以上

(26) 在过去一年里，您是否遇到了不幸的事情或失去亲友？（如失业/下岗、离婚、分居、夫妻严重争执、家属或本人重病或伤残、家属或本人受刑事纪律处分、亲人入狱、免去职务、财产损失或亲友死亡等）

□遇到两种或两种以上的不幸 □遇到一种不幸 □没有遇到

(27) 您是否在精神上常感到紧张、焦虑或沮丧？

□经常 □有时 □很少 □从不

(28) 去年，您的精神压力如何影响您的健康？

□很大 □有时 □很少 □无

(29) 在过去一年里，您有多少天因为患病不能上班？

□0 □1～2天 □3～5天 □6～10天

□11～15天 □16天或更多

(30) 在过去的4周里，您的健康问题是如何影响您的工作效率？

□我没有健康问题 □没有影响过 □有时候有影响

□大多数时间有影响 □总是在影响我的工作

(31) 在过去的2周里，您花了多少时间用在照顾生病的孩子、父母或其他的亲戚而没能上班？（包括送孩子就诊、看护生病的孩子或父母、班上打电话给医生或健康保险公司）

合计__________小时

(32) 您的家庭成员是否有（包括兄弟、姐妹、父亲、母亲、爷爷、奶奶、姥姥、姥爷）

高血压	□是	□否	□不清楚	高胆固醇	□是	□否	□不清楚
心脏病	□是	□否	□不清楚	癌症	□是	□否	□不清楚
糖尿病	□是	□否	□不清楚	乙型肝炎	□是	□否	□不清楚

(33) 您是否有下列疾病：

过敏	□从没有	□得过	□目前有	□正在吃药	□正在治疗
关节炎	□从没有	□得过	□目前有	□正在吃药	□正在治疗
哮喘	□从没有	□得过	□目前有	□正在吃药	□正在治疗
癌	□从没有	□得过	□目前有	□正在吃药	□正在治疗
慢性支气管炎或肺气肿	□从没有	□得过	□目前有	□正在吃药	□正在治疗
脑卒中	□从没有	□得过	□目前有	□正在吃药	□正在治疗
糖尿病	□从没有	□得过	□目前有	□正在吃药	□正在治疗
高血压	□从没有	□得过	□目前有	□正在吃药	□正在治疗
心脏病	□从没有	□得过	□目前有	□正在吃药	□正在治疗
更年期综合征	□从没有	□得过	□目前有	□正在吃药	□正在治疗
偏头痛	□从没有	□得过	□目前有	□正在吃药	□正在治疗
抑郁症	□从没有	□得过	□目前有	□正在吃药	□正在治疗
乙型肝炎	□从没有	□得过	□目前有	□正在吃药	□正在治疗
胃灼热或反酸	□从没有	□得过	□目前有	□正在吃药	□正在治疗
慢性疼痛	□从没有	□得过	□目前有	□正在吃药	□正在治疗
骨质疏松症	□从没有	□得过	□目前有	□正在吃药	□正在治疗
高胆固醇血症	□从没有	□得过	□目前有	□正在吃药	□正在治疗
腰背痛	□从没有	□得过	□目前有	□正在吃药	□正在治疗
其他病情	□从没有	□得过	□目前有	□正在吃药	□正在治疗

(34) 您上次做下列健康体检的时间?

大肠癌筛查	□不到1年	□1~2年前	□2~3年前	□3~4年前	□5年前	□无	□不知道
直肠检查	□不到1年	□1~2年前	□2~3年前	□3~4年前	□5年前	□无	□不知道
流感疫苗	□不到1年	□1~2年前	□2~3年前	□3~4年前	□5年前	□无	□不知道
血压测量	□不到1年	□1~2年前	□2~3年前	□3~4年前	□5年前	□无	□不知道
血液胆固醇	□不到1年	□1~2年前	□2~3年前	□3~4年前	□5年前	□无	□不知道
肝癌筛查	□不到1年	□1~2年前	□2~3年前	□3~4年前	□5年前	□无	□不知道
肺癌筛查	□不到1年	□1~2年前	□2~3年前	□3~4年前	□5年前	□无	□不知道

(35) 在过去一年,您做过下列事情多少次?

看西医	□0次	□1~2次	□3~5次	□6次或更多
急诊	□0次	□1~2次	□3~5次	□6次或更多
住院	□0次	□1~2次	□3~5次	□6次或更多
打电话咨询健康	□0次	□1~2次	□3~5次	□6次或更多
阅读自我保健的书籍	□0次	□1~2次	□3~5次	□6次或更多
看中医	□0次	□1~2次	□3~5次	□6次或更多

表 5-2-2 健康生活方式调查表 2

姓名		性别	□男 □女	年龄	
填表日期				手机	

对于每一个问题,请选择符合你情况的答案,并在相应的"□"内打"√"			
	经常	有时	从不
营养			
(1)每天吃各种各样的食物,包括400g或更多的水果或蔬菜	□	□	□
(2)限制饮食中的脂肪和饱和脂肪的量	□	□	□
(3)避免漏餐,每顿饭都吃	□	□	□
(4)控制盐和糖的摄入量	□	□	□
得分:			
运动			
(1)参加中等强度的运动,如快走或游泳,20~60min/d,3~5天/周	□	□	□
(2)一周至少一次进行2次肌肉力量和耐力运动	□	□	□
(3)花一部分业余时间参加个人、家庭或集体活动,如散步、打保龄球或者羽毛球、乒乓球	□	□	□
(4)保持着健康的体重,既不瘦也不胖	□	□	□
得分:			
烟草使用情况			
(1)从来不使用烟草	□	□	□
(2)避免使用烟草	□	□	□
(3)只吸尼古丁含量低的香烟,或抽烟斗、雪茄、无烟烟草	□	□	□
得分:			

续表

酒精和药物			
(1)每天喝酒不多于1～2次或不喝酒	□	□	□
(2)不用酒精或其他药物来缓解生活中的压力或问题	□	□	□
(3)当吃药(如感冒药)或妊娠时很注意避免酒精	□	□	□
(4)在使用处方药和非处方药时,先看说明书并按照说明书用药	□	□	□
得分:			
压力的处理			
(1)有工作或有自己喜欢做的其他工作	□	□	□
(2)很容易放松,并可以自由表达感情	□	□	□
(3)能很好地处理压力	□	□	□
(4)有很好地朋友、亲戚或其他可以与之讨论私人问题的人并且需要时能获得帮助	□	□	□
得分:			
安全			
(1)坐小轿车时系安全带	□	□	□
(2)酒后不开车	□	□	□
(3)驾车时遵守交通规则,不超速	□	□	□
(4)使用有潜在危害的产品如家用清洁剂时,先看说明书并按说明书使用	□	□	□
(5)不在床上抽烟	□	□	□
得分:			
疾病的预防			
(1)知道癌症、心脏病和脑卒中出现的危险信号	□	□	□
(2)使用防晒霜,避免在阳光下暴晒	□	□	□
(3)做健康体检和免疫接种等	□	□	□
(4)每个月都自我检查乳房/睾丸	□	□	□
(5)没有不良性行为或只有一个健康的性伴侣,或者总是进行安全的性行为,并且不用共用针头注射药物	□	□	□
得分:			

【操作要求】

① 人群的调查表具有针对性。

② 做出调查结果评价。

③ 针对调查结果提出营养建议及改进措施。

【拓展知识】　社区营养管理与营养干预

社区营养属于公共营养的一部分，其研究范围比公共营养小，主要是在社区内运用营养科学理论、技术和社会性措施解决社区营养问题。主要包括食物生产、供给、膳食结构、饮食文化、营养教育以及营养性疾病的预防等内容。社区营养的目的是通过开展营养调查、营养干预、营养监测、营养教育等工作，提高社区人群的营养知识水平，改善膳食结构，增进健康，进一步提高社区人群的生活质量；同时为国家或当地政府制定食物营养政策、营养政策及卫生保健政策提供科学依据。

一、营养师角色能力要求

1. 社区公共营养师的角色要求

社区公共营养师的工作范围决定了其在社区服务中将扮演多种角色，其主要角色有6个。

（1）照顾者　向社区居民提供各种照顾服务，包括生活方面的营养照顾及特殊情况下的营养照顾。

（2）教导者　向社区居民提供各种营养方面的健康教育和健康知道服务，包括个人教育、人群教育、单位的指导。

（3）咨询者　向社区居民提供有关公共卫生、营养保健及营养疾病防治方面的咨询服务，解答社区居民有关营养的疑难问题。

（4）管理者　根据社区的具体情况及居民的需求，设计、组织各种促进和维护社区居民营养健康的活动。

（5）协调者　协调社区内各类人群的关系，加强社区人员之间、家庭之间和机构之间的协调和配合，调动全体居民的积极性，共同促进和维护社区人群的营养健康。

（6）研究者　社区公共营养师不仅要向社区居民提供各种营养和保健服务，同时还要注意观察、探讨、研究和营养相关的问题，为社区营养的发展及社区服务的不断完善贡献自己的力量。

2. 社区公共营养师的能力要求

社区公共营养师的角色和工作范围决定其应具备较高的素质，即每个公共营养师都应具有以下7种能力。

（1）良好的沟通能力　社区营养工作的开展不仅需要其服务对象的理解、配合，还需要合作者的支持、协助。社区公共营养师的主要合作者包括其他社区卫生服务人员、社区的管理者、服务对象及服务对象的家属或照顾者，面对这些具有不同年龄、家庭、文化及社会背景的合作者，社区公共营养师必须具有社会学、心理学及人际沟通技巧方面的基本知识，掌握与各种对象交往、沟通的基本技能，以便更好地开展工作。

（2）综合的服务能力　根据公共营养师的职责及角色要求，社区公共营养师应具备营养教育、营养管理等多方面知识和技能。社区公共营养师面度的服务对象包括不同性别、年龄、性格、健康状况等各类人群。因此，只有具备了综合服务能力，才能胜任社区营养工作，满足社区各类人群的需求。

（3）独立工作的能力　社区公共营养师在工作中，常常处于独立工作状态，即到每个社区居民家庭中独立地进行各种营养调查、营养咨询、营养指导等，期间可能遇到各种情况和问题，这就要求公共营养师具备较高的独立判断、解决问题或应变能力。

（4）一定的预见能力　社区公共营养师要善于发现一些潜在的营养问题或食品安全方面可能出现的问题，并提前采取相关的预防措施。

（5）组织管理的能力　社区公共营养师在向社区居民提供直接营养服务的同时，还要调动社区的一切积极因素，开展各种形式的健康促进活动。社区公共营养师有时要负责人员、物资和各种活动的安排；有时要组织本社区有同类兴趣或问题的人员、机构学习，如老人院中服务员的培训或餐厅人员消毒餐具的指导。这些均需要一定的组织、管理能力。

（6）调研科研的能力　社区公共营养师不仅担负着向社区居民提供社区营养服务的职责，同时也肩负着发展社区营养、完善营养学科的重任。因此，社区公共营养师应具备科研的基本知识，能独立或与他人共同进行社区营养科研活动。在社区应营养实践中，善于总结经验、提出新的观点，探索适合我国国情的社区营养模式，推动我国社区营养事业的发展。

（7）自我防护的能力　社区公共营养师的自我防护能力主要包括两个方面。①自我法律意识，社区公共营养师常常在非医疗机构场所提供有风险的营养健康服务，所以应具有法律意识。比如：在提供一些服务前，可以与个人或家属签订有关协议书，以作为法律依据；在咨询和服务中，要完整、准确地记录个体情况和服务内容，做好备案。②自我人身防护意识，社区公共营养师在家庭提供营养服务时，应避免携带贵重物品，并注意自身的防护。

二、营养与健康信息的收集

社区营养管理工作的第一步是收集完整的营养与健康信息并进行科学的营养状况及健康危险因素分析，营养与健康信息是进行社区营养工作的基本保障，只有通过科学、准确、完整的信息收集和管理才能保障后续的社区营养管理工作顺利进行。

1. 社区调查和资料收集方法

社区调查的目的即是掌握社区人群健康或疾病状况的分布特征及变动趋势，探索健康的影响因素，经过综合分析，明确和推测社区人群现在和将来要出现的健康问题，从而采取必要的措施，以达到促进健康、控制疾病、提高社区健康水平的目的。调查方法按调查范围分为普查和抽样调查。资料收集方法有观察法、访谈法、自填问卷法、专题小组讨论法等。

营养与健康信息调查包括专项调查、综合信息调查等，调查形式根据目标而设定，而调查表设计是保障信息收集的最关键步骤。

2. 调查表编制

（1）调查表的编制应遵循的基本原则

① 相关性：即表格中所有的问题都应与调查研究的主题有关，否则产生大量无效信息，干扰调查结果的分析。

② 客观性：即所有问题都不允许带有调查者的某种暗示，让被调查者做出真实的选择。

③ 适宜性：即表格所设计问题的内容、用语均能让被调查者接受和理解，避免使用专业术语来提问。

④ 全面性：a. 表格问题的设计中各个变量的选择要准确且无缺失。b. 在封闭性问题中给出的答案应包括所有的可能回答，例如一些人可能记不起来或者不关心某些问题，因此该问题的答案应适当提供“不知道”。

⑤ 设计合理性：即问题的排列应有一定的逻辑顺序，符合被调查者的思维程序。问题与问题之间要具有逻辑性、连贯性、条理性、程序性，所提的问题最好是按类别进行“模块化”。

（2）调查表的内容　调查表一般需包括：调查表名称、封面信、指导语、被调查者基本情况、主体问题、答案、编码、调查者编号、访问日期等。

① 封面信：写给被调查者的短信，它的作用在于向被调查者介绍和说明调查者身份、调查内容、调查目的和意义、说明保密性、致谢等。如“我们是某健康管理中心的调查员，为了加强社区居民血压的健康管理，我们正在进行社区老年人健康状况的

调查。我们挑选了一部分居民作为全市居民的代表，您是其中的一位，您的回答对我们的工作是非常有帮助的。调查以不记名方式进行，我们将对您的个人信息和资料保密，感谢您的合作。”

封面信的篇幅宜短不宜长，100～200 字最好。虽然它的篇幅短小，但在问卷调查过程中却有特殊的作用。研究者能否让被调查者接受调查，并认真如实地填写问卷，在很大程度上取决于封面信的质量。最好还能附上单位的地址、电话号码、邮政编码、联系人姓名等，这样更能够体现调查的正规性。

② 指导：即“填表说明”，一般指导语在封面信之后。如“请直接在每个问题最右边的‘□’写上答案号码”；“请只选一个答案”等提示用语。

③ 主体问题与答案

a. 从形式上分类

ⓐ 开放式问题：这是一种不提供可选择答案的形式，让应答者自由回答如“您的饮食结构合理吗?”，这类问题的缺点是对回答者要求高、费时且回答准确率低和统计困难。

ⓑ 封闭式问题：这是一种需要应答者从一系列应答项中做出选择的问题，根据应答项的多少又可以分为两项式问题和多项式问题。设计者提出问题后，提供被选择的答案，让回答者在其中选择，只有两个相互排斥答案的称为两项式，有两个以上备选答案的称为多项式。如：“下列哪种食物中的钙最容易被人体吸收？①大米；②动物肝脏；③牛乳；④蔬菜”。它的主要优点是容易回答、省时且便于统计分析。目前的调查表多以封闭式问题为主。

答案的设计除了要与问题一致外，还要注意做到答案具有穷尽性。穷尽性是指答案要包括所有可能的情况。如果无法列举所有答案，常在主要答案后加上“其他”之类的答案，以作补充。如：“锻炼方式①步行；②跑步；③游泳；④骑自行车；⑤健身操；⑥球类运动；⑦其他”。

b. 从内容上分类

ⓐ 第一类是有关被调查者个人背景资料的，如年龄、性别、文化程度、职业、婚姻状况、收入、家庭人口等。

ⓑ 第二类是有关行为生活方式。例如：

您是否吸烟①是　②否　□

吸烟量③＜10 支/日　④1 盒/日　⑤＞1 盒/日　□

是否饮酒①是　②否　□

饮酒次数③偶尔应酬 ④经常（＞3 次/周）⑤每天一次或以上　□

饮酒量⑥1～2 两/次　⑦3～5 两/次　⑧＞5 两/次　□

第三类是有关态度、意见、看法等问题，例如：

您认为高血压与食盐量多少有关吗？①有关　②无关　③不知道　□

每日建议食盐摄入量是多少？①12g 以下　②10g 以下　③6g 以下　④不知道　□

问题的数量和调查表的长度要适中，通常以 20min 内完成为宜，不超过 30min。问题的排列原则：一般将简单问题放在前面，复杂难答问题放在后面；同类问题和有关联的问题放在一起；引起被调查者兴趣的问题放在前面，容易引起他们紧张或产生顾虑的问题放在后面；一般先问行为方面的问题，再问态度、意见和看法的问题。

三、营养与健康档案的建立与管理

营养与健康档案是记录个体和群体营养健康状况的系统化文件，与一般健康记录不同的是，健康档案具有综合性、持续性、全面性的特征。健康档案在内容上分为三个部分，即个人健康档案、家庭健康档案和社区健康档案。居民健康档案内容主要由个人基本信息、健康体检记录、重点人群健康管理及其他卫生服务记录组成。

1. 个人健康档案

个人健康档案主要是由以问题为中心的个人健康问题记录和以预防为导向的周期性健康检查记录两部分组成。

(1) 基本资料　一般包括人口学资料，如年龄、性别、教育程度、职业、婚姻状况、民族、家庭关系、社会经济状况、宗教信仰、身份证号及家庭住址等。健康行为资料，如吸烟、酗酒、滥用药物、饮食习惯、运动、精神状态评价等。生物学基础资料，如体重、血压、血型等指标。临床资料，如主诉、现病史、过去史、家族史、药物过敏史、月经生育史、各种检查结果、心理评估等资料。

(2) 问题目录　所记录的问题指的是过去影响过、现在正在影响或将来遥远影响患者健康的异常情况。可以是明确的或不明确的诊断，可以是无法解释的症状、体征或实验室检查结果，也可以是社会、经济、心理、行为问题（如失业、丧偶等）。分主要问题目录和暂时性问题目录，前者多指慢性问题以及尚未解决的问题。

(3) 问题描述及问题进展记录　问题描述即将问题表中的每一问题依序号顺序逐一以“S-O-A-P”（S—subjective data 患者主管资料；O—objective data 患者客观资料；A—assessment 评估；P—plan 计划）的形式进行描述。若某一问题有更进一步的诊断名称时，则将该问题更正，并将最新资料添入各问题 SOAP 内；如在追踪中发现新问题，则在进展记录中添加新的问题及编号。

(4) 病情进展记录　对于主要健康问题，尤其需要长期监测的慢性疾病应该对其病情变化及治疗情况做连续性记录。

(5) 会诊及转诊的记录　会诊、转诊是社区医生协调性服务的重要手段。

(6) 周期性健康检查记录　周期性健康检查记录是个人健康档案中的预防性资料。它是根据社区主要健康问题的流行状况，针对居民的不同性别、年龄而设计的终身制的健康体检计划。

2. 家庭健康档案

家庭健康档案是记录与居民健康有关的各种家庭因素及家庭健康问题的系统资料。家庭健康档案是居民健康档案的重要组成部分。

(1) 家庭基本资料　包括家庭地址、家庭成员及成员的基本资料、建档医生和护士姓名、建档日期等。

(2) 家系图　以绘图的方式表示家庭结构及成员的健康状况和社会资料，是简明的家庭综合资料。

(3) 家庭生活周期　可分为 8 个阶段（新婚→第一个孩子→有学龄前儿童→有学龄儿童→有青少年→孩子离家创业→空巢期和退休）

(4) 家庭卫生保健记录　记录家庭环境的卫生状况、居住条件、生活起居方式，为评价家庭功能，确定健康状况的参考资料。

(5) 家庭主要问题目录及描述　记载家庭生活压力及危机的发生日期，问题描述及结果等。

3. 社区健康档案

社区健康档案是居民健康档案中最主要的部分。

(1) 社区基本资料　包括社区的自然环境状况，社区的人口学特征，社区的人文和社会环境状况，社会的经济和组织状况等。

(2) 社区卫生资源　包括社区的卫生服务机构和卫生人力资源状况等。

(3) 社区卫生服务状况　包括一定时期内的门诊量统计，门诊服务量，门诊服务内容，患者的就诊原因分类，常见健康问题的分类及构成卫生服务利用情况，转会诊病种，转会诊率及适宜程度分析等。

（4）社区健康状况　包括社区健康问题的分布及严重程度，社区居民健康影响因素评估，社区疾病谱，疾病年龄、性别、职业、分布，死因谱等。

四、社区营养干预方案设计和实施

随着我国卫生系统改革速度的加快，服务体系改革的重点是保证居民的基层医疗保健，提高公众健康的有效性，降低医疗费用。为适应改革的要求，公共营养师必须迎合和满足民众和社会发展的需要，通过社区营养干预给予居民更好的健康照顾。

营养干预是指有组织、有计划地开展一系列活动，以创造有利于健康的环境，改变人们不健康的饮食行为，降低危险因素水平，预防营养相关疾病，促进健康，提高生活质量。营养干预不仅限于个人知识、行为的改变，还需要政府进行环境、政策改变等，目的是要解决具体的营养问题，改善高危人群的营养状况。

营养干预常针对特殊营养问题的不同危险因素而选择不同的干预活动。干预内容和方式很多，如营养强化、营养教育、营养政策和行为等。

1. 社区营养干预的步骤与方法

（1）收集各种定量和定性背景资料　社区背景资料的相关内容见社区营养调查，但获得社区资料的主要途径有以下三种。

① 收集现有的统计资料：可从政府行政部门（卫生、财政、统计、环境、交通等）、卫生服务机构（医院、疾病控制中心、妇幼保健院等）、科研学术部门（院校、研究所）及其他部门现有相应的统计报表、体检资料、学术研究报告或调查数据中获得所需的信息。在利用现有资料时应注意对所获得的资料进行质量评价，检查发表的时间是否符合客观实际，论据是否充分，经确定资料可靠后再进一步分析数据，同时还应注意某些特殊的资料是否存在保密问题。

② 定性资料的收集：常用两种方法。a. 访谈法：调查人员带着问题去面对面地向某些人征求意见和看法。访谈的对象包括领导者、社区居民、医务人员及专家等，内容可包括与营养相关的主要疾病和健康问题、造成这些问题的主要原因、解决这些问题的方法等，并对访谈过程做好记录。b. 专题小组讨论：根据调查目的确定讨论主题，讨论的对象可以是本社区的居民代表、行政管理人员、卫生人员等，通常6～12人为一组围绕主题进行1h左右的讨论，主持者或者制定人员对讨论过程做好记录。

③ 定量资料的收集：要获得人群发生某种事件的数量指标，如患病率或探讨各种因素与疾病、营养之间的数量依存关系，这种研究称为定量研究。定量资料的收集方式有以下几种：现场调查、信函调查、电话调查。现场调查可通过面对面调查和自填式调查两种方式进行。面对面调查具有形式比较灵活、调查对象文化程度要求不高，问卷回收率较高、准确性较高等特点。自填式调查一般较节省时间、人力及物力，但问卷回收率较低，内容也不够准确。信函调查和电话调查一般覆盖面较广，但回收率较低。

（2）确定社区存在的主要营养问题　经过对收集的营养问题资料进行整理和分析，要弄清以下问题：①哪个社区存在营养不良？②社区中的哪些人患营养不良？③该人群存在何种营养不良或营养缺乏？④该人群营养不良的程度如何？⑤该人群会出现营养不良的原因是什么？

（3）建立营养不良的因果关系模型　营养不良或营养缺乏病往往由于多种原因引起，有直接原因，也有间接原因。为了清楚地表示营养不良或营养缺乏病的原因，可绘制一个简单的原因示意图。通过原因示意图（图5-2-1），可对营养不良的原因及相互之间的关系一目了然。

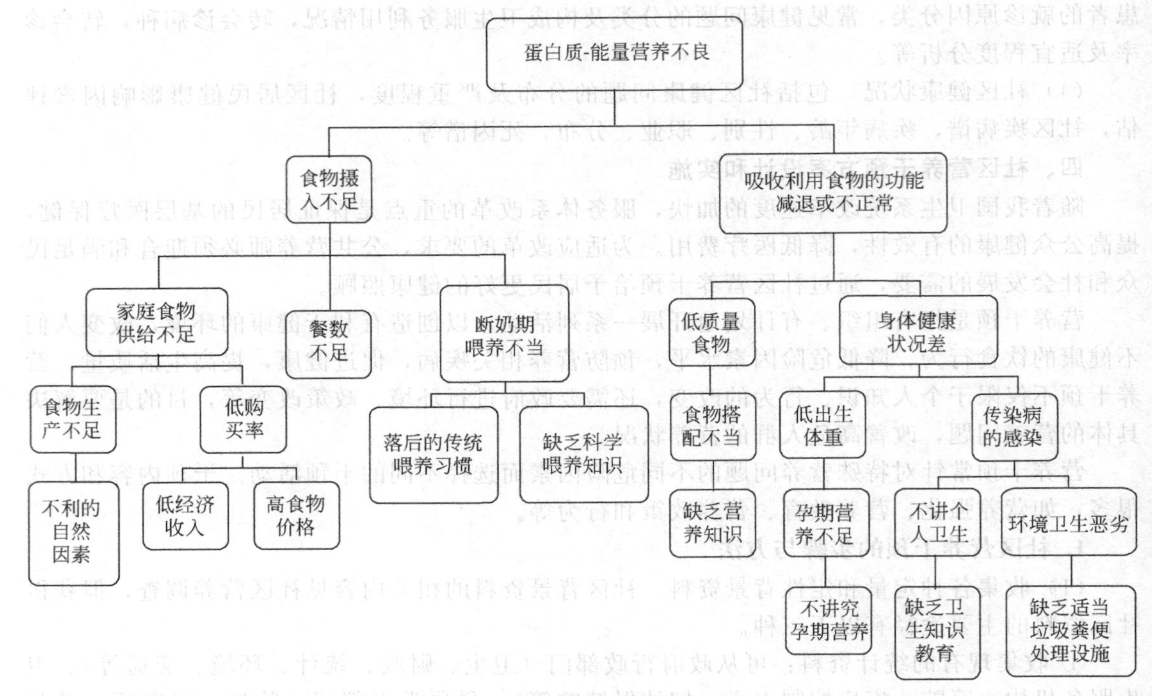

图 5-2-1　蛋白质营养缺乏原因示意

（4）制定社区营养干预项目目标　制定社区营养干预项目目标时遵循的原则有三个。①项目目标应描述得非常准确、清楚，使得项目执行者明确该做什么。②项目目标应有一定衡量标准，以便能辨别活动开展得是否顺利。这些标准应包括项目所花的时间及活动应达到的质量等。③项目目标要根据当地条件而制定，做到切实可行。

（5）制订社区营养干预计划　首先，要列出项目活动安排的具体时间和方法，例如要列出何时社区动员、何时举办培训班、何时家庭随访等一系列时间和方法表。其次，要列出各参加的组织和人员名单，包括所有项目执行组织机构、领导及各协作单位的参加人员名单。再次，绘制人力、物力保障的清单表格。人力保障清单包括培训班师资、家庭菜园农业技术指导员等。物力保障清单包括社区营养宣传资料、蔬菜种子、化肥等。最后，要预算活动的经费支出，估算每一项活动所需的费用和项目的总费用。经费预算包括现场组织管理、培训班、现场调查、实验室检查、营养教育材料制作印刷、采购实物和工具等。

（6）确定项目执行计划的评价方案　包括过程评价、效果评价等。

2. 社区营养干预项目计划的要求

（1）有针对性　项目计划应符合目标人群的特点，具有较强的针对性。通过安排的活动计划能够实现项目目标。

（2）有可行性　计划能否在执行过程中顺利开展，主要取决于计划活动所涉及的资源、技术、经费、时间、社区的参与性等是否能符合或满足要求。

（3）目标明确　活动计划应能够针对项目所选定的高危人群产生的效果。

（4）成本较低　经费开始要选择最低限度的经费开支，应优先选用既花钱少又效益高的措施。

（5）易于评价　活动计划能较好地体现预期的项目目标，有一定的评判标准和可测性。

五、平衡膳食测评

平衡膳食是指热量和各种营养素含量充足、配比适宜，既能满足人体的正常生理需要，又能避免膳食构成的比例失调和某些营养过量而引起机体不必要的负担与代谢上近期或远期的紊乱，达到合理营养的一种膳食结构。

1. 设计膳食调查表

见表 5-2-3～表 5-2-5。

表 5-2-3　膳食调查表 1

<table>
<tr><td colspan="4">姓名</td><td colspan="3">性别</td><td colspan="3">年龄</td><td colspan="2">日期</td></tr>
<tr><td rowspan="2"></td><td colspan="2">主食</td><td colspan="2">肉禽鱼蛋</td><td colspan="2">蔬菜</td><td colspan="2">水果</td><td colspan="2">其他</td><td rowspan="2">餐时地点</td></tr>
<tr><td>品名</td><td>量/g</td><td>品名</td><td>量/g</td><td>品名</td><td>量/g</td><td>品名</td><td>量/g</td><td>品名</td><td>量/g</td></tr>
<tr><td rowspan="5">早餐</td><td></td><td></td><td></td><td></td><td></td><td></td><td></td><td></td><td></td><td></td><td rowspan="5">时间
家◇
外◇</td></tr>
<tr><td></td><td></td><td></td><td></td><td></td><td></td><td></td><td></td><td></td><td></td></tr>
<tr><td></td><td></td><td></td><td></td><td></td><td></td><td></td><td></td><td></td><td></td></tr>
<tr><td></td><td></td><td></td><td></td><td></td><td></td><td></td><td></td><td></td><td></td></tr>
<tr><td></td><td></td><td></td><td></td><td></td><td></td><td></td><td></td><td></td><td></td></tr>
<tr><td rowspan="5">午餐</td><td></td><td></td><td></td><td></td><td></td><td></td><td></td><td></td><td></td><td></td><td rowspan="5">时间
家◇
外◇</td></tr>
<tr><td></td><td></td><td></td><td></td><td></td><td></td><td></td><td></td><td></td><td></td></tr>
<tr><td></td><td></td><td></td><td></td><td></td><td></td><td></td><td></td><td></td><td></td></tr>
<tr><td></td><td></td><td></td><td></td><td></td><td></td><td></td><td></td><td></td><td></td></tr>
<tr><td></td><td></td><td></td><td></td><td></td><td></td><td></td><td></td><td></td><td></td></tr>
<tr><td rowspan="5">晚餐</td><td></td><td></td><td></td><td></td><td></td><td></td><td></td><td></td><td></td><td></td><td rowspan="5">时间
家◇
外◇</td></tr>
<tr><td></td><td></td><td></td><td></td><td></td><td></td><td></td><td></td><td></td><td></td></tr>
<tr><td></td><td></td><td></td><td></td><td></td><td></td><td></td><td></td><td></td><td></td></tr>
<tr><td></td><td></td><td></td><td></td><td></td><td></td><td></td><td></td><td></td><td></td></tr>
<tr><td></td><td></td><td></td><td></td><td></td><td></td><td></td><td></td><td></td><td></td></tr>
<tr><td>合计</td><td></td><td></td><td></td><td></td><td></td><td></td><td></td><td></td><td></td><td></td><td></td></tr>
<tr><td colspan="12">水：　杯/天　mL/d　盐：　g/d　油：　g/d　酒；　mL/d　糖：　g/d</td></tr>
</table>

表 5-2-4 膳食调查表 2

<table>
<tr><td>姓名</td><td></td><td>性别</td><td></td><td>年龄</td><td></td><td>身高</td><td></td><td>体重</td><td></td></tr>
<tr><td>住址</td><td colspan="5"></td><td>邮编</td><td></td><td>电话</td><td></td></tr>
<tr><td>口味</td><td colspan="9">烧□烤□炸□煎□炒□煮□蒸□炖□腌□氽□酸□甜□苦□辣□咸□生□熟□凉□热□清□淡□肥□厚□</td></tr>
<tr><td>五谷</td><td colspan="9">大米□小米□玉米□薏米□高粱米□白面□燕麦□荞麦□莜面□黄豆□绿豆□红豆□黑豆□蚕豆□豌豆□</td></tr>
<tr><td>主食</td><td colspan="9">米饭□○△杂米饭□○△馒头□○△杂面馒头□○△烙饼□○△芝麻饼□○△面条□○△杂面条□○△包子□○△饺子□○△小米粥□○△大米粥□○△八宝粥□○△玉米粥□○△燕麦粥□○△灌肠□○△担担面□○△面皮□○△油条□○△年糕□○△油糕□○△汤圆□○△汉堡包□○△面包□○△糕点□○△</td></tr>
<tr><td>汤</td><td colspan="9">火锅□○△骨头汤□○△肉汤□○△鱼汤□○△鸡汤□○△番茄汤□○△蘑菇汤□○△蛋汤□○△</td></tr>
<tr><td>蔬菜</td><td colspan="9">白菜□○△油菜□○△生菜□○△菠菜□○△芹菜□○△香菜□○△韭菜□○△青菜□○△油麦菜□○△菜花□○△西蓝花□○△卷心菜□○△白萝卜□○△胡萝卜□○△西葫芦□○△番茄□○△苦瓜□○△丝瓜□○△冬瓜□○△南瓜□○△佛手瓜□○△黄瓜□○△茄子□○△莴苣□○△芦笋□○△青椒□○△蒜薹□○△洋葱□○△豆角□○△豌豆□○△茴香□○△莲菜□○△香椿□○△黄花菜□○△辣椒□○△山药□○△马铃薯□○△红薯□○△芥菜□○△葱□○△蒜□○△姜□○△豆芽□○△芥蓝□○△蒜苗□○△</td></tr>
<tr><td>肉禽蛋鱼</td><td colspan="9">牛□○△羊□○△猪□○△狗□○△鸡□○△鸭□○△鹅□○△兔□○△驴□○△鹌鹑□○△鸽子□○△野味□○△内脏□○△血□○△骨头□○△皮□○△鸡蛋□○△鸭蛋□○△鹅蛋□○△鹌鹑蛋□○△松花蛋□○△淡水鱼□○△甲鱼□○△鳝鱼□○△泥鳅□○△河蟹□○△河虾□○△海水鱼□○△海鲜类□○△鱼子□○△鱼内脏□○△鱼油□○△海参□○△贝类□○△虾类□○△</td></tr>
<tr><td>水果</td><td colspan="9">苹果□○△梨□○△桃□○△杏□○△李□○△香蕉□○△柿子□○△葡萄□○△草莓□○△柑橘□○△橙子□○△柚□○△山楂□○△樱桃□○△猕猴桃□○△菠萝□○△荔枝□○△芒果□○△龙眼□○△枣□○△人参果□○△西瓜□○△哈密瓜□○△火龙果□○△柠檬□○△杨梅□○△</td></tr>
<tr><td>菌藻</td><td colspan="9">黑木耳□○△银耳□○△蘑菇□○△猴头菇□○△海带□○△海菜□○△紫菜□○△金针菇□○△</td></tr>
<tr><td>坚果</td><td colspan="9">核桃□○△栗子□○△松子□○△开心果□○△榛子□○△花生□○△芝麻□○△葵花子□○△</td></tr>
<tr><td>乳类</td><td colspan="9">牛乳□○△羊乳□○△全脂奶粉□○△脱脂奶粉□○△酸乳□○△奶片□○△奶油□○△奶酪□○△</td></tr>
<tr><td>腌烤</td><td colspan="9">腌菜□○△腌蛋□○△腌肉□○△腐乳□○△烤鸡□○△烤鸭□○△烤肉□○△烤肠□○△烤鱼□○△</td></tr>
<tr><td>油脂</td><td colspan="9">菜子油□○△豆油□○△花生油□○△芝麻油□○△橄榄油□○△胡麻油□○△玉米油□○△调和油□○△</td></tr>
<tr><td>调味</td><td colspan="9">味精□○△酱油□○△醋□○△酱□○△白糖□○△红糖□○△冰糖□○△胡椒□○△花椒□○△</td></tr>
<tr><td>酒水</td><td colspan="9">白酒□○△黄酒□○△米酒□○△红葡萄酒□○△白葡萄酒□○△果酒□○△药补酒□○△洋酒□○△</td></tr>
<tr><td>垃圾食品</td><td colspan="9">油炸类食品□○△烧烤类食品□○△腌制类食品□○△饼干类食品□○△加工类食品(肉干、肉松、香肠等)□○△冰冻类食品(冰淇淋、冰棒、雪糕)□○△汽水可乐类食品□○△蜜饯类食品(果脯)□○△罐头类食品(鱼、肉类、水果类)□○△方便类食品(方便面、膨化食品)□○△</td></tr>
</table>

注：□为每天食用一次以上，○为每周食用一次以上，△为每月食用一次以上，选中打“√”。

表 5-2-5 膳食调查表 3

姓名		性别		年龄		编号	
消瘦，皮下脂肪减少或消失，皮肤干燥无弹性，色素沉着，肝脾大，头发稀少、细软、易脱落，颧骨突起，贫血，免疫力低下，大脑迟钝，记忆力、思考力减弱，易疲劳，精神状态差，情绪不好，表情冷漠，水肿							
结膜角膜干燥、有灼烧感，畏光、流泪，经常眨眼，夜视力差，暗适应障碍(夜盲症)，皮肤干燥、脱屑、粗糙，骨骼牙齿生长缓慢、龋齿，呼吸道、胃肠道易感染，贫血，尿道结石							
儿童期出牙晚、牙齿排列不齐、釉质发育不良，肋骨串珠，胸廓畸形，手足抽搐，肌张力过低，鸡胸，骨质软化、骨质疏松							
伤口愈合缓慢，皮肤无光泽、弹性差，色素沉着，肌肉僵硬，运动能力下降，淤血，静脉曲张，快速出现更年期症状，性欲低下，流产							
疲乏无力，烦躁不安，易激动，头痛，食欲缺乏，下肢倦怠，协调性差，眼睛疼痛，感觉减退，麻痹疼痛，膝腱反射消失，肌肉酸痛，记忆力减退，幻觉，水肿							
虚弱，疲倦，触痛，眼部发热，痒，唇炎，口角炎，角膜血管增生，贫血，脑功能失调，脂溢性皮炎，视物模糊，畏光、流泪，视力疲劳，肛门糜烂，口腔黏膜溃疡							
肌肉痉挛，抽搐，末梢神经炎，皮炎，贫血，唇炎，舌炎，眼、鼻、口周围有皮脂溢出							
巨幼红细胞性贫血，神经系统疾病，手指刺痛，记忆力减退，易激动，味嗅觉不正常，运动能力弱							
皮肤灼热肿胀瘙痒，出现红斑(糜烂、结痂、脱屑变粗癞、色素沉着)；胃肠黏膜受损伴有吞咽困难、恶心、呕吐、心前区烧灼感，伴有腹泻；头晕、头痛，失眠、紧张、惶恐不安，下肢无力、四肢麻木，疲倦、忧郁、冷漠，幻听、幻觉，智力发育障碍，出现痴呆							
头晕、乏力、精神萎靡、面色苍白、舌炎、食欲减退、腹泻(巨幼红细胞性贫血)；胎儿宫内发育迟缓，早产及新生儿低出生体重，胎儿神经管畸形；高同型半胱氨酸血症							
烦躁不安，食欲减退，消化不良，腹痛，恶心，头痛，精神抑郁，意志消沉，疲倦无力，手足麻木，刺痛，臂腿抽筋，脚有烧灼感							
毛发变细、失去光泽，皮肤干燥、鳞片状皮炎，红色皮疹，食欲缺乏，恶心，疲乏							
不育，生长迟缓，骨质异常，造血障碍，诱发癌细胞增殖							
易激惹，低热，腹泻，面色苍白、倦怠无力，食欲减退，抑郁，牙龈出血，牙齿松动脱落，皮肤黏膜出血、鼻出血，贫血，伤口愈合不良，多疑，抑郁，嗜睡，易感冒							
下肢肌肉麻木、无力、瘫软，心动过速，呼吸困难，厌食，恶心，呕吐，胀气，肾功能障碍(多尿、夜尿、口渴、多饮)							
倦怠，淡漠，无神，起立时昏倒，口渴，面部潮红，软弱无力，烦躁不安，精神恍惚，血压下降，水肿							
“X”或“O”型腿，鸡胸，身材矮小，手足抽搐，烦躁，腰脊疼痛，小腿抽筋，骨质脆弱、易骨折，骨质增生，骨质疏松，肥大性关节病变，龋齿，牙齿发软							
肌肉震颤，听觉过敏，幻觉，心动过速，手足抽搐，麻木刺痛，高血压，四肢厥冷							
精神错乱，肌无力，厌食，关节僵硬，神经兴奋，骨痛，全身虚弱，易感染，感觉异常							
腹泻，呕吐，易掉头发、牙齿，肌肉收缩不良							
贫血，生长发育缓慢，疲乏无力，心慌，气短，头晕，眼花，面色苍白，集中力下降，食欲缺乏，对寒冷敏感，毛发干枯、脱落，指甲无光泽、易断，月经紊乱，萎缩性胃炎							
生长迟缓、矮小、瘦弱，第二性征发育迟缓，性能力低下，味觉、嗅觉异常，食欲缺乏、厌食、偏食，伤口愈合不良，胃肠道疾病，肝脾大，头发脆、无光泽、易断							
精神不佳，反应迟钝，甲状腺肿大，生长发育迟缓，呼吸困难，容易肥胖，智力、体格发育障碍，听力、语言障碍，斜视，运动功能障碍							
易衰老、感染，四肢乏力、麻木、活动不灵活，手脚指(趾)关节增粗变形，易疲劳，气短，心悸，头晕恶心，上腹阻塞感，出冷汗，四肢厥冷，脉搏微弱							
贫血，厌食，腹泻，肝脾大，生长停滞，肌张力减退，精神萎靡							
便秘，痔疮，肥胖，高血压，高血脂，糖尿病，动脉硬化，十二指肠溃疡，心脏疾病							

注：请在出现的症状上打“√”。

2. 进行膳食调查

根据事先拟定的调查表对受试者进行调查，应特别注意以下几点。

① 填表前要对测试者进行培训。

② 询问连续 3～7d 的膳食摄入内容，最好包括一天节假日。

③ 每天用一张新的记录表。

④ 确保填入姓名和日期，这样方便对照是工作日还是休息日，利于测定的准确性。

⑤ 记录的量是吃掉的量，而不是购买的量或做饭的量。

3. 整理分析调查数据

根据食物营养成分表，整理分析调查数据后，取平均值填写表格 5-2-6。

表 5-2-6 膳食状况测评报告

名称	每天摄入量测定值/g	每天摄入量正常值/g	每天摄入量测评值/g	每天摄入种类测定值	每天摄入种类正常值	每天摄入种类测评值
主食						
肉禽蛋鱼						
蔬菜						
水果						
油脂						
乳制品						
豆制品						
菌藻						
调味品						
咸菜						
盐						
酒						
茶						
咖啡						
碳酸饮料						
果汁						
垃圾食品						
营养品						

4. 评估膳食结构

根据调查分析结果评估膳食结构。

① 符合平衡膳食食物组推荐的量的食物为：________________。

② 少于平衡膳食食物组推荐的量的食物为：________________。

③ 多于平衡膳食食物组推荐的量的食物为：________________。

因此，膳食结构属于植物性食物为主（　　），动物性食物为主（　　），动植物性食物平衡（　　），地中海膳食结构（　　）。请在符合选项的（　　）里打“√”。

5. 提出改进意见

根据分析结果，提出恰当、合适的改进意见。

六、健康生活方式的测评

生活方式（lifestyle）是一个内容相当广泛的概念，它包括人们的衣、食、住、行、劳动工作、休息娱乐、社会交往、待人接物等物质生活和精神生活的价值观、道德观、审美观以及与这些方式相关的方面。可以理解为在一定的历史时期与社会条件下，各个民族、阶级和社会群体的生活模式。

世界卫生组织对影响健康的因素进行过如下总结。

健康＝60％生活方式＋15％遗传因素＋10％社会因素＋8％医疗因素＋7％气候因素

由此可见，健康的生活方式管理是新兴起的个人健康管理中最重要的一个策略。健康生活方式是需要培养的，培养的主动性在人们自己。生活方式管理的观念就是强调个体对自己的健康负责。健康生活方式管理核心是养成良好的生活习惯。很长一段时间内都是人们自己制订一系列的健康计划，由执行者靠毅力自觉执行，由于较枯燥、难坚持，通常半途而废者居多。

1. 常见的不健康生活方式

（1）膳食结构不合理，饮食习惯不良　包括畜肉类及油脂消费过多，谷类食物消费偏低，乳类、豆类制品摄入量过低，蔬菜摄入量不足，喜食甜食、熏烤、油炸食品，不吃早餐，暴饮暴食，过度节食等，直接导致食源性营养不良和疾病，比如肥胖、糖尿病、高血压、高脂血症、癌症等。

（2）极度缺乏体育锻炼　很多人的工作习惯是一旦坐下来，除非上厕所，就轻易不站起来。久坐，不利于血液循环，会引发很多新陈代谢和心血管疾病；坐姿长久固定，也是颈椎、腰椎发病的重要因素。几乎不锻炼，很少参加体育运动，这极易造成疲劳、昏眩等现象，引发肥胖和心脑血管疾病。

（3）吸烟　吸烟是心血管疾病和肺癌发生的重要危险因素，吸烟对女性的危害更大，尤其是处于孕产期的妇女，会导致早产、新生儿体重不足、新生儿畸形、婴儿免疫功能降低等。被动吸烟即俗称的“吸二手烟”同样很危险，一些与吸烟者共同生活的人，患肺癌的概率比常人多出6倍。被动吸烟对婴幼儿、青少年及妇女的危害尤为严重。对儿童来说，被动吸烟可以引起呼吸道症状和疾病，并且影响正常的生长发育；对于孕妇来说，被动吸烟会导致死胎、流产和低出生体重儿；被动吸烟也会增加成人呼吸道疾病、肺癌和心血管疾病发病的危险。

（4）饮酒过量、酗酒　长期过量饮酒，可损害心、肝功能，可增加肝硬化、胃癌、心肌损害、高脂血症、脑卒中猝死的危险性。此外，酒后驾车易发生车祸，造成自己或他人的财产和生命损失，更给家庭和社会带来不幸。饮酒要适可而止，把握分寸，饮酒后不开车。

（5）心理失衡　主要是精神紧张、情绪压抑。持续的心里紧张和心理冲突会造成精神疲惫、免疫功能下降，甚至发生疾病。精神刺激和强烈的情绪变化会带来许多生理上的变化，比如心跳加快、血压升高、呼吸急促，严重时甚至危及生命。

（6）不能保证睡眠时间　有的人经常不能保证8h睡眠时间，还有些人经常失眠。睡眠不足，不但身体的消耗得不到补充，而且容易造成身体内环境失调，免疫功能下降，对健康非常不利。

（7）面对电脑过久　现在很多人，特别是年轻人，经常每天使用电脑超过8h。过度使用和依赖电脑，容易患眼病、颈腰椎病、精神性疾病。

（8）长时间处在空调环境中　很多上班族一年四季除了外出办事外，几乎常年窝在空调房中。“温室人”的自身机体调节和抗病能力下降。

（9）有病不求医　调查显示，将近一半的人在有病时自己买药解决，有1/3的人则根本不理会任何表面的“小毛病”。许多上班一族的疾病被拖延，错过了最佳的治疗时间，一些疾病被药物表面缓解作用掩盖而积累成大病。

（10）与家人缺少交流　很多人和家人交流时间过少，即使家人主动关心，也常抱以应付的态度。在缺乏交流、疏导和宣泄的情况下，患精神疾病的概率与日俱增。

2. 健康生活方式的测评步骤

（1）选择或设计调查问卷表　调查问卷涉及的生活方式可以是多方面的，也可以是其中的一部分，但主要是要对饮食方式进行测评。

（2）询问和填写调查问卷　最好可以采取一对一，面对面的咨询方式，这样可以更准确地完成调查表，如果条件不允许，也可以由受试者自己填写，但在填写前必须给受试者讲清楚每个选项的确切含义，以免产生误解，导致获取的信息不准确。

注意：调查者要提前培训，掌握相关的调查技能，才能确保调查的有效性。

（3）整理和分析调查问卷　整理并分析已经填写好的调查问卷，可根据事先设定好的评分标准进行评分，见表5-2-7。

表5-2-7　健康生活方式调查评分标准

	经常	有时	从不
营养			
(1)每天吃各种各样的食物,包括400g或更多的水果或蔬菜	3	1	0
(2)限制饮食中的脂肪和饱和脂肪的量	3	1	0
(3)避免漏餐,每顿饭都吃	2	1	0
(4)控制盐和糖的摄入量	2	1	0
	得分:		
运动			
(1)参加中等强度的运动,如快走或游泳,20～60min/d,3～5天/周	4	1	0
(2)一周至少一次进行2次肌肉力量和耐力运动	2	1	0
(3)花一部分业余时间参加个人、家庭或集体活动,如散步,打保龄球或者羽毛球、乒乓球	2	1	0
(4)保持着健康的体重,既不瘦也不胖	2	1	0
	得分:		
烟草使用情况			
(1)从来不使用烟草	10	0	0
(2)避免使用烟草	2	1	0
(3)只吸尼古丁含量低的香烟,或抽烟斗、雪茄、无烟烟草	2	1	0
	得分:		

续表

	经常	有时	从不
酒精和药物			
(1)每天喝酒不多于1～2次或不喝酒	4	1	0
(2)不用酒精或其他药物来缓解生活中的压力或问题	2	1	0
(3)当吃药(如感冒药)或怀孕时很注意避免酒精	2	1	0
(4)在使用处方药和非处方药时,先看说明书并按照说明书用药	2	1	0
得分:			
压力的处理			
(1)有工作或有自己喜欢做的其他工作	2	1	0
(2)很容易放松,并可以自由表达感情	2	1	0
(3)能很好地处理压力	2	1	0
(4)有很好地朋友、亲戚或其他可以与之讨论私人问题的人并且需要时能获得帮助	2	1	0
得分:			
安全			
(1)坐小轿车时系安全带	2	1	0
(2)酒后不开车	2	1	0
(3)驾车时遵守交通规则,不超速	2	1	0
(4)使用有潜在危害的产品如家用清洁剂时,先看说明书并按说明书使用	2	1	0
(5)不在床上抽烟	2	1	0
得分:			
疾病的预防			
(1)知道癌症、心脏病和脑卒中出现的危险信号	2	1	0
(2)使用防晒霜,避免在阳光下暴晒	2	1	0
(3)做健康体检和免疫接种等	2	1	0
(4)每个月都自我检查乳房/睾丸	2	1	0
(5)没有不良性行为或只有一个健康的性伴侣,或者总是进行安全的性行为,并且不用共用针头注射药物	2	1	0
得分:			

(4) 根据评分进行评价　根据评分对受试者的生活方式进行评价，一般可分为几个等级：非常好、好、不好、非常不好。

例如，根据表5-2-8健康生活方式调查评分标准的评价等级。

表5-2-8　健康生活方式调查评分标准

分值/每部分	评价	说　明
9～10分	非常好	表示对这部分和健康的关系认识很清楚,并能付诸实践。已经做得很好,继续保持就可以
6～8分	好	表示对这部分和健康的关系认识较清楚,也能付诸实践。已经做得较好,但还有可以改进的地方
3～5分	不好	表示对这部分和健康的关系认识不太清楚。应该加以重视,否则会对健康造成影响
0～2分	非常不好	表示对这部分和健康的关系认识极不清楚。应立即改正,否则会严重危害健康

（5）提出改进意见　针对不良的生活方式，说明其对健康的危害性，并提出相关的改进措施。

七、体力活力水平的测定

体力活力已经被普遍接受的是Caspersen等人的定义：“任何由骨骼肌收缩引起的导致能量消耗的身体运动”。

日常生活的体力活动可以分为工作、家务、体育运动、娱乐活动等。

这里应该指出的是锻炼（exercise）的概念不同于体力活动，前者从属于后者。Caspersen将锻炼定义为有最终和阶段目标的、有计划的、有组织的、重复的、以保持或提高体适能（physical fitness）为目的的体力活动。

1. 体力活动的组成要素

（1）频率（frequency）　在指定的时间内体力活动的次数。

（2）持续时间（duration）　一次体力活动的时间。

（3）强度（intensity）　参加体力活动的生理努力程度。

（4）其他因素　体力活动类型和环境。

2. 体力活动的推荐量

合理选择有益健康的活动量（包括活动的形式、强度、时间、频度和总量），应遵循以下四项基本原则。

（1）动则有益　对于平常缺乏身体活动的人，只要改变静态生活方式、增加身体活动水平，便可使身心健康状况和生活质量得到改善。

（2）贵在坚持　机体的各种功能用进废退，只有经常锻炼，才能获得持久的健康效益。

（3）多动更好　低强度，短时间的身体活动对促进健康的作用相对有限，逐渐增加身体活动时间、频度、强度和总量，可以获得更大的健康效益。

（4）适度量力　多动更好应以个人体质为度，且要量力而行。体质差的人应从小强度开始锻炼，逐步增量；体质好的人则可以进行活动量较大的体育运动。

体力活动具体指标如下。

① 每日进行6～10千步当量身体活动：人体各种身体活动的能量消耗量可以用千步当量数值来统一度量，即以千步当量作为尺子，如以每小时4km中速步行10min的活动量为1个千步当量，其活动量等于洗盘子或熨衣服15min或慢跑3min。千步当量相同，其活动量即相同。见表5-2-9。

表5-2-9　完成相当于1个千步当量的中等强度活动所需时间

活动项目		千步当量时间/min	强度分类
步行	4km/h，水平硬表面；下楼；下山	10	中
	4.8km/h，水平硬表面	9	中
	5.6km/h，水平硬表面；中慢速上楼	8	中
	6.4km/h，水平硬表面；0.5～7kg负重上楼	6	中
	5.6km/h上山；7.5～11kg负重上楼	5	高
自行车	<12km/h	10	中
	12～16km/h	8	中
	16～19km/h	5	高
家居	整理床铺；搬桌椅	10	中
	清扫地毯	9	中
	拖地板；吸尘	8	中
	和孩子做游戏；中度用力（走/跑）	7	中

续表

	活动项目	千步当量时间/min	强度分类
文娱活动	舞厅跳舞(如华尔兹、狐步、慢速舞蹈),排球练习	10	中
	早操、工间操、家庭锻炼、轻或中等强度	9	中
	乒乓球练习、踩水(中等用力)、打太极拳	8	中
	爬绳、羽毛球练习、打高尔夫球、小步慢跑、舞厅快舞	7	中
	网球练习	6	中
	一般健身房练习、跳集体舞(骑兵舞、邀请舞)、蹲起	5	中
	起跑结合(慢跑成分少于10min)、篮球练习	5	高
	慢跑、足球练习、轮滑旱冰	4	高
	跑(8km/h)、跳绳(慢)、游泳、滑冰	4	高
	跑(9.6km/h)、跳绳(中速)	3	高

千步当量可以用于度量能量消耗，各种身体活动的能量消耗都可以用千步当量数结合体重和活动时间来计算。1个千步当量身体活动约消耗能量22kJ/kg（0.525kcal/kg）。

② 经常进行中等强度的有氧运动：有氧运动是促进心血管和代谢系统健康不可或缺的运动形式，但要求活动强度至少达到中等。人们日常活动的强度大多较低。中等强度活动对心肺和血管增加适度的负荷，可起到锻炼和改善其功能的作用。

按照物理强度计算，推荐身体活动量达到每周8～10代谢当量小时，相当于以每小时6～7km速度慢跑75min，或以每小时5～6km速度快走150min。若用千步当量（以每小时步行4km的速度步行10min）作为参照单位，则相当于24～30个千步当量。见表5-2-10。

表5-2-10 不同活动完成24个千步当量所需时间

	活动项目	完成24个千步当量时间/min	活动能量消耗/(kcal/10min)
步行	4.8km/h,水平硬表面	218	24.2
	5.6km/h,水平硬表面;中慢速上楼	180	31.5
	6.4km/h,水平硬表面;0.5～7kg负重上楼	144	42.0
	5.6km/h上山;7.5～11kg负重上楼	120	52.5
骑车	12～16km/h	180	31.5
	16～19km/h	120	52.5
文娱活动	早操、工间操	206	26.3
	乒乓球练习、踩水(中等用力)、打太极拳	180	31.5
	羽毛球练习、打高尔夫球	160	36.8
	网球练习	144	42
	一般健身房练习、跳集体舞(骑兵舞、邀请舞)	131	47.3
	起跑结合(慢跑成分少于10min)、篮球练习	120	52.5
	慢跑、足球练习、轮滑旱冰	103	63
	跑(8km/h)、跳绳(慢)、游泳、滑冰	90	73.5
	跑(9.6km/h)、跳绳(中速)	72	94.5

③ 日常生活“少静多动”：日常活动是一个人身体活动总量和能量消耗的重要组成部分。日常居家、交通出行和工作中，有意安排尽量多的步行、上下楼和其他消耗体力的活动，培养和保持少静多动的生活习惯，有助于保持健康体重。短时间的步行、骑车和上下楼梯等达到中等强度的活动也有锻炼心血管功能的作用。

日常家居、工作和出行有关的各种活动可以根据能量消耗折算成千步当量，这些活动的千步当量数可以累加计算总的活动量。以一周为时间周期，合理安排有氧运动，体育文娱活动、肌肉关节功能活动和日常生活工作中的身体活动内容。但不论设定的每周活动量目标高低，其中至少应该包含 24～30 个千步当量的中等强度有氧运动。见表 5-2-11。

表 5-2-11 根据千步当量计算一日活动举例

一日活动举例		有氧运动	体育娱乐活动	肌肉关节练习	日常身体活动	合计
1	活动内容	20min 中速步行			15min 拖地	
	千步当量数	2			2	4
2	活动内容	20min 快走		20min 肌力训练		
	千步当量数	2.7		2		5
3	活动内容	45min 快走		10min 关节活动		
	千步当量数	6		0		6
4	活动内容	40min 中速步行		20min 肌力训练		
	千步当量数	4		2		6
5	活动内容	30min 快走		2 套广播体操		
	千步当量数	4		2		6
6	活动内容	30min 中速步行		20min 肌力训练	30min 手洗衣服	
	千步当量数	3		2	2	7
7	活动内容	25min 慢跑		10min 肌力练习		
	千步当量数	8.3				8
8	活动内容	20min 中速步行	60min 秧歌		10min 室内清扫	
	千步当量数	2	6		1	9
9	活动内容	60min 中速步行	30min 太极			
	千步当量数	6	3.8			10
10	活动内容	30min 中速自行车	30min 篮球	10min 关节练习		
	千步当量数	4.4	5.7			10
11	活动内容	50min 中速自行车		20min 肌力练习	7min 中速上下楼	
	千步当量数	7.1		2	1	10

3. 体力活动水平测评步骤

（1）选择测评方法　常用的测评方法分为两类：一类是估算测量方法，比如问卷调查、整体水平评估、定量化回顾等。另一类是客观测量方法，比如双标记水法、间接热量测量法、心率测量法、采用运动传感器测量等。我们一般常用的是估算测量法中的问卷调查，客观测量方法更适合于研究或特殊情况。

（2）设计调查问卷　根据调查目的、调查对象设计合适的调查问卷（表 5-2-12）。

表 5-2-12　学生体力活动调查问卷

姓名＿＿＿＿＿＿　性别＿＿＿＿＿＿　年龄＿＿＿＿＿＿　电话＿＿＿＿＿＿

在过去的一周中，下列哪些活动是你经常参加的	你是否经常参加这项活动	星期一至星期五总共参加了多少小时	从星期六至星期日总共参加了多少小时	在这些活动中，你有无吃零食的习惯？1. 从不；2. 很少；3. 有时；4. 经常
例如：看电视/影碟	是　否	5 小时	4.5 小时	3
1. 上课	是　否			
2. 做作业/课外补习	是　否			
3. 看电视/影碟	是　否			
4. 上网	是　否			
5. 玩电脑游戏/游戏机	是　否			
6. 看课外书	是　否			
7. 乘车上下学	是　否			
8. 其他(如聊天、练习乐器等)	是　否			

在过去的一周中，下列哪些体力活动是你经常参加的？

活动项目	你是否经常参加这项活动？	星期一至星期五		星期六及星期日		自我感觉	组织类型
		总共参加了几次	总共参加了多少分钟	总共参加了几次	总共参加了多少分钟	①轻松 ②有点累 ③很累	①学校 ②个人
例如：跑步	是　否	2	40	1	15	②	①
1. 篮球	是　否						
2. 排球	是　否						
3. 足球	是　否						
4. 羽毛球	是　否						
5. 乒乓球	是　否						
6. 手球	是　否						
7. 广播操	是　否						
8. 舞蹈	是　否						
9. 健身操	是　否						
10. 体操(引体向上、仰卧起坐等)	是　否						
11. 武术(太极拳、跆拳道等)	是　否						
12. 跑步	是　否						
13. 跳高	是　否						
14. 跳远	是　否						
15. 投掷	是　否						
16. 跳绳	是　否						
17. 游泳	是　否						
18. 轮滑旱冰	是　否						
19. 踢毽子	是　否						
20. 户外游戏	是　否						

续表

活动项目	你是否经常参加这项活动？	星期一至星期五		星期六及星期日		自我感觉	组织类型
		总共参加了几次	总共参加了多少分钟	总共参加了几次	总共参加了多少分钟	①轻松 ②有点累 ③很累	①学校 ②个人
21. 骑自行车	是 否						
22. 步行	是 否						
23. 劳动	是 否						
24. 上下楼梯	是 否						
25. 其他	是 否						

（3）调查、填表（表5-2-13） 最好可以采取一对一，面对面的调查方式，这样可以更准确地完成调查表，如果条件不允许，也可以由受试者自己填写，但在填写前必须给受试者讲清楚每个选项的确切含义，以免产生误解，导致获取的信息不准确。注意：调查者要提前培训，掌握相关的调查技能，才能确保调查的有效性。

表5-2-13 体力活动水平判断标准

级别	以每天平均步行的步数判断	以每天平均步行的步数判断	以每天平均步行的步数判断（达到下列任何一种状态）
静态	每天步行<5000步		
低	每天步行5000～7000步	<30min中等强度运动	不属于“中等”和“高”中的任何一种情况
中（较活跃）	每天步行7000～9999步	30～60min中等强度运动	① 每天至少20min高强度运动或重体力活动，≥3天/周 ②每天至少步行30min或中等强度体力活动，≥5天/周 ③每天至少步行30min，≥7天/周
较高（活跃）	每天步行10000～12500步		
高（非常活跃）	每天步行>125000步	>60min中等强度运动或>30min高强度运动	①高强度体力活动≥3天/周 ②每天步行和中等强度或高强度体力活动，7天/周

（4）整理和分析调查问卷 整理并分析已经填写好的调查问卷，主要是归纳总结数据。

（5）判断体力活动水平。

【案例三】 撰写一篇营养知识科普文章

【操作内容】 撰写一篇介绍宣传健康生活方式的科普文章。

【操作要求】

① 营养知识科普文章形式选择。

② 营养知识科普文章格式排布。

③ 营养知识科普文章内容编写。

【拓展知识】 营养保健科普文章的撰写

作为公共营养师，在对群众的健康教育中，常常需要撰写健康科普文章。那么，什么是健康科普文章呢？简单来讲，以文章形式进行健康科普传播的，就称为健康科普文章。

一、健康科普文章常见的几种形式

① 一般健康科普文章。

② 歌谣（朗朗上口，便于记忆）。

③ 问答形式。

④ 健康科普演讲文案。

⑤ 学术论文形式。

⑥ 记者采访形式、案例分析形式。

二、健康科普文章的特点

1. 科学性

科普作品担负着向大众普及科学知识、启蒙思想的职责，必须保证科学性。对于科普作品的创作者而言，应尽力发掘自己的专业特长，从自己熟悉的领域开始，用全面发展的观点，把成熟的、切实可行的知识介绍给广大读者。在撰写时要做到真实、成熟、准确、全面、先进。

2. 思想性

科普作品宣传科学的世界观和方法论，提高人们的科学素质和思想素质。因此，科普作品要通过普及介绍科学知识，让人们深刻地理解科学的世界观和方法论，即唯物主义和辩证法。

3. 通俗性

科普作品，只要简明扼要，深入浅出，同人们的实际生活和工作联系起来，就能达到通俗化。切忌庸俗化，或简单得残缺不全。

4. 艺术性

科普作品的创作过程中，不仅使用逻辑思维来达到以理服人的效果，同时还采用形象思维，使之以情动人。撰写者要具有一定的文学修养，使科普文章内容充实、形式活泼、语言生动，为人民群众喜闻乐见。

5. 知识性

科普文章一定要有知识性，在阅读的过程中，传递知识，达到教育的目的。

三、科普文章创作的技巧

科普作品不同于其他科技论文，可采用多种表现手法使之通俗易懂、引人入胜。下面介绍几种常见的创作技巧。

1. 命题

科普作品的命题方式有直叙式，如“青少年吸烟危害大”；疑问式，如“小儿缺钙会影响智力吗?”；警句式，如“气候纵横谈——宇宙、日、月”；故事式，如“从《血疑》谈到白血病”；比喻式，如“植物的‘医生’——啄木鸟”；此外还有寓意式、启迪式、成语式等多种命题方法。

2. 开头

科普作品的开头有技巧，如以生动的故事开头；以发人深省的提问开头；开门见山，起首点题开头；描述性开头；议论性开头等。如“艾滋病究竟离我们有多远?”就是以提问的方式开头；而茅以升《没有不能造的桥》中，就是开门见山点题的。“人是需要桥的，同时人也能造桥。只要有能修的路，就没有不能造的桥……”再看秦牧《海滩拾贝》，一开篇就用描述性文字把我们带到了景色诱人的大海边：“在艺术摄影中，常常看到这样的画面：无边无际的海滩上，一个人俯身在拾些什么；天上漂浮着云彩，远处激溅着浪花……”

3. 结尾

科普作品的结尾也像文学创作一样要令人回味无穷，并与文章的开头相照应。其方式有总结性的结尾、启发性的含蓄结尾、鼓动型结尾、首尾照应型结尾等，无论哪一种结尾方式，都要求文字简洁。如："由此推算地球上的人口极限是 80 亿，如超过 80 亿，吃饭就成了严重问题。所以，打开'昆虫粮仓'就是自然而然的事情了。"就是总结性结尾。有一篇题名为《健康长寿之路》的科普文在分析了造成衰老的原因、抗衰延寿的措施及其作用机制后，坚定地相信"……善于把古人留下的宝贵经验结合近代生命科学进行研究，就一定能够找出一条抗老防衰的正确途径，使更多的人达到健康长寿……。"这种有鼓动意味的结尾，能够感染读者的情绪，激发读者为科学献身。

除了这些技巧之外，在行文过程中，还可以采用其他技巧如比衬、比喻、虚拟、曲笔、白描等。

思考题

1. 某男子，52 岁，来咨询体重问题和膳食指导。经测量，他身高 172cm，体重 86kg，血甘油三酯增高，血压正常，血胆固醇正常。该男子目前从事轻体力劳动。请回答以下问题：

① 该男子的 BMI 值为________

A. 28.9　　B. 29.18　　C. 27.8　　D. 30.1

② 该男子的标准体重是________kg

A. 63　　B. 67　　C. 70　　D. 75

③ 该男子属于________

A. 超重　　B. 肥胖　　C. 正常　　D. 过轻

④ 作为公共营养师，在生活方式方面你会给出的建议是________

A. 每天步行 5000 步　　B. 多喝白开水

C. 每天步行 10000 步以上，达到较高的身体活动水平　　D. 多喝白开水

⑤ 在膳食安排上，应给出的建议是________

A. 多吃蔬菜水果　　B. 多吃粗杂粮　　C. 少吃油腻的食物　　D. 完全拒绝猪肝和蛋黄

2. 某女性，35 岁，身高 158cm，体重 72kg，血压正常，血甘油三酯正常，血胆固醇正常，从事中等体力劳动，她一日的食谱如下。

早餐：牛乳，面包，鸡蛋。

午餐：大米饭，红烧肉，黄瓜炒鸡蛋。

晚餐：小米粥，馒头，咸菜。

① 计算该女性的 BMI 值，并评价其营养状态。

② 在不考虑定量分析的前提下，指出食谱的不合理之处。

③ 对其进行膳食指导。

3. 小王刚参加工作，为了完成好工作，得到上司的表扬，近半年来加班加点地工作，大多数时间都是靠方便食品过日子，很少吃蔬菜、水果。尽管每天喝 6～8 杯水，大便还是不好，3～4 天解一次，又干又硬，有时还带血丝。

① 你推测造成这种情况最可能的原因是什么？

② 为了评估小王对这种营养素的摄入情况，接下来将如何开展工作？

③ 给出合理性的膳食改进建议。

4. 老王 60 岁，试图减重并强壮身体，因此每天登山、爬楼、推大车超过 2 小时，为加强运动，不管是夏天或是冬天，他都会坚持这些运动。有一天他正在登山时，而突然腿疼，并发心肌梗死而被送往医院。

① 老王的运动是否合理，为什么？

② 针对普通成人应该遵守什么样的运动指南。

5. 一个 14 岁男童，身高 155cm，体重 75kg，平时喜欢喝可乐、果粒橙，请对其饮料选购进行指导？

6. 现在一些中学女生为了漂亮，盲目节食，造成低体重率和贫血率升高，请针对此现象编写一份科普宣传讲稿。

参考文献

[1] 刘志皋．食品营养学．北京：中国轻工业出版社，2006.
[2] 刘会文．现代饮食营养指南．济南：山东人民出版社，2003.
[3] 蒋家騉．餐桌上的致癌物和抑癌物．上海：上海科学技术出版社，2005.
[4] 孙文广等．肝·胆·胰腺病食谱．哈尔滨：黑龙江科学技术出版社，2005.
[5] 李润国，宁莉．公共营养师（技能分册）．北京：化学工业出版社，2011.
[6] 蔡智军．食品营养与配餐．北京：化学工业出版社，2011.